风翅堂中医师承丛书

# 医门凿眼

## 心法真传与治验录

樊正阳 编著



中国科学技术出版社
·北 京·

图书在版编目（CIP）数据

医门凿眼：心法真传与治验录 / 樊正阳编著. 一北京：
中国科学技术出版社，2017.1（2024.6 重印）

ISBN 978-7-5046-7310-7

Ⅰ. ①医… Ⅱ. ①樊… Ⅲ. ①中医学一临床医学一经
验一中国一现代 Ⅳ. ① R249.7

中国版本图书馆 CIP 数据核字（2016）第 303609 号

策划编辑　焦健姿
责任编辑　焦健姿　王久红
装帧设计　华图文轩
责任校对　龚利霞
责任印制　徐　飞

出　　版　中国科学技术出版社
发　　行　中国科学技术出版社有限公司销售中心
地　　址　北京市海淀区中关村南大街 16 号
邮　　编　100081
发行电话　010-62173865
传　　真　010-62173081
网　　址　http：//www.cspbooks.com.cn

开　　本　710mm×1000mm　1/16
字　　数　217 千字
印　　张　15
版　　次　2017 年 1 月第 1 版
印　　次　2024 年 6 月第 3 次印刷
印　　刷　河北环京美印刷有限公司
书　　号　ISBN 978-7-5046-7310-7/ R・1955
定　　价　49.00 元

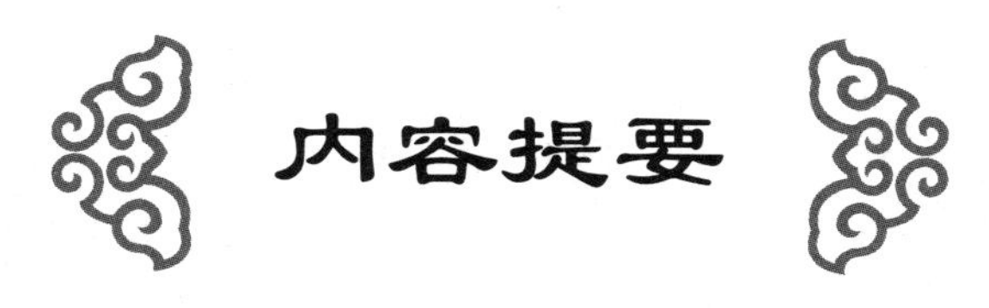

# 内容提要

本书所辑为作者临证三十年来的治病心得与感悟，所举案例均为作者亲历治验，涉及中医内、外、妇、儿、伤等各科，翔实可靠，治法经得起临床验证。其中很多治病理念为几代师传的秘法，方药为长期实践所得的验方，重复性强。本书内容通俗易懂，说理透彻，如面谈亲授，趣味浓厚，读书如听书，适合基层中医师阅读参考，对初入中医之门的学子有领路作用，也可作为科普作品供中医爱好者阅览。

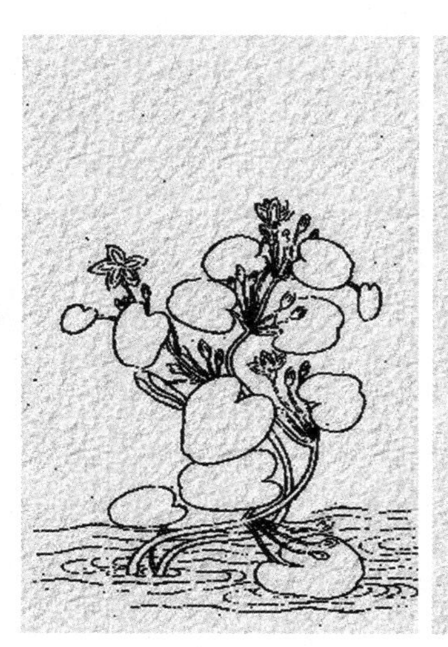

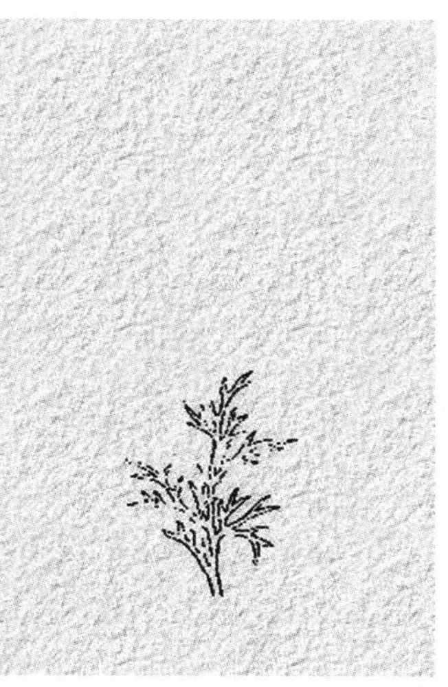

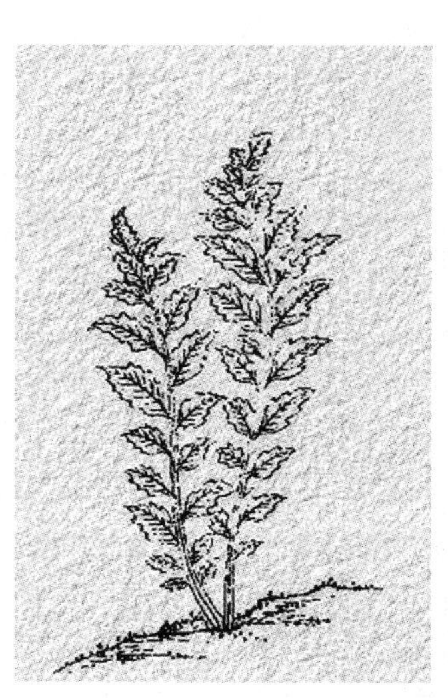

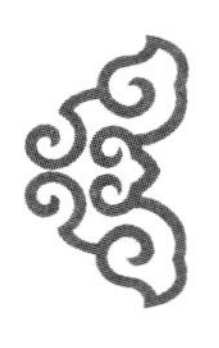

# 编者的话

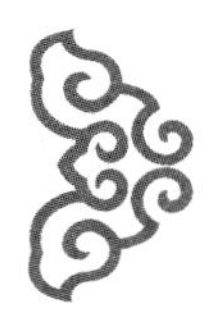

愚幼年目睹先父师医病多有奇验，又受父师之诱导教诲，立志学医。16岁父授业，从《医宗金鉴》入手，学习仲景全书，背诵研习3年，爱之愈深。20岁临证，如今近三十年矣！看书诊病，无有息时，读伤寒、究温病，旁及诸杂家，治病涉及内、外、妇、儿、五官诸杂科，论治取法仲景为上，用药多师叶、薛、吴、王。因一直在基层行医，故危急重症少遇，然杂病之奇难者常有，潜心辨治，细致用药，皆有响应。谈常见疑难病之治，论用药之法，焉敢妄自尊大？仅凭己之记载数千病案之得失，30年治病之心得，说治病之眼目。欲愈天下之疾为己愿，笃信“读经典、做临床”能成为中医大家。治妇科杂症、内科杂病、男科疾病、皮肤病、风湿病、胃病等小有心得，精通中医外科，今欲通透医理，抛砖引玉，乃作《医门凿眼》，皆我习医感悟，以馈吾医门之友。见仁见智，勿嫌浅陋；管窥之见，皆我效验，亦不失为沧海一粟、泰山一壤云尔。

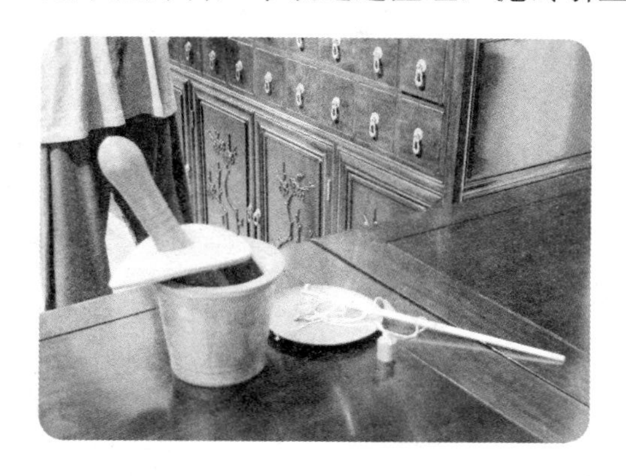

书中处方用药，不敢自秘，剂量服法，唯求其详。诸方皆可供读者参考，然需量病制方，切不可胶柱鼓瑟。

樊正陽

丙申年夏于襄阳凤翅医堂

目 录

# 医门凿眼

## 心法真传与治验录

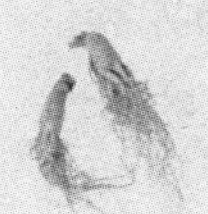

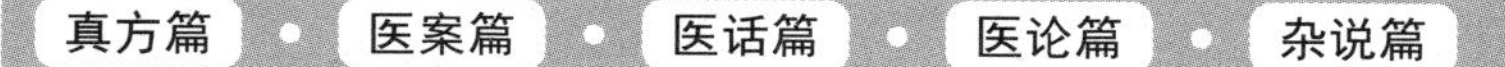

真方篇 · 医案篇 · 医话篇 · 医论篇 · 杂说篇

## 001 第一讲 真方篇

本书篇篇有方，此篇所谓真方，只是在众多的方子中先拿一些作为开场白。方之所以立，全在理法，然理法虽备，落实到治病愈疾，还是要由方来实现，有谓：方者一定之法，法者不定之方，立一方必有一方之精义存其中。由方可测法，求其精义推而广之，即可师法而不泥方。孙思邈云：人命至重，贵于千金，一方济之，德逾于此。我之方有师传者，有自己实践得来者，所谓授人玫瑰，手留余香，不愿私藏也！

## 026 第二讲 医案篇

医案是医者诊病疗疾的真实记录。本篇所书案例都为理法方药浑然一体者，从中也可窥探立法处方的一般规律与学术渊源。



## 047 第三讲 医话篇

临证随笔是为医话。述医理言而有据，说治法独出心裁；文字流露出乎心中，读之领会兴趣盎然。此篇多以我治案为题，深入浅出，真切体现我治病的心路历程，还有一些诊余感悟，由博返约，阐述经方之秘及医理药理，是本书的重要章节。或写法严谨有序，或闲谈随意温馨。若静心而细阅之，必然渐入佳境，获益匪浅。欲寻幽探微，请跟我来！

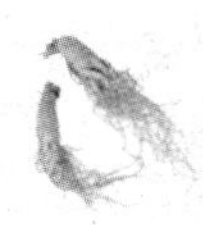



本篇为医者个人学术见解。虽书中篇篇有论，然此篇之论，为读经典、做临床三十余载所得精华的映射。论理必欲平易，说法定然通俗；制方只为求效，遣药不在于奇！

## 215 第五讲 杂说篇

此篇由短小精悍的文章组成，可作为前几篇的补充，虽短也见眼目，读之必有所获。



## 226 跋

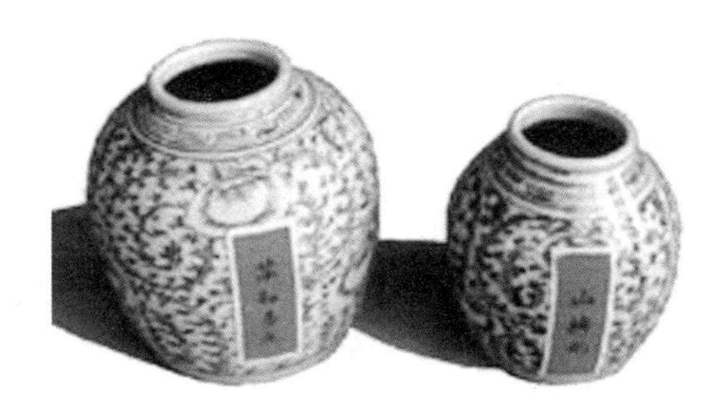

# 第一讲　真方篇

本书篇篇有方，此篇所谓真方，只是在众多的方子中先拿一些作为开场白。方之所以立，全在理法，然理法虽备，落实到治病愈疾，还是要由方来实现，有谓：方者一定之法，法者不定之方，立一方必有一方之精义存其中。由方可测法，求其精义推而广之，即可师法而不泥方。孙思邈云：人命至重，贵于千金，一方济之，德逾于此。我之方有师传者，有自己实践得来者，所谓授人玫瑰，手留余香，不愿私藏也！

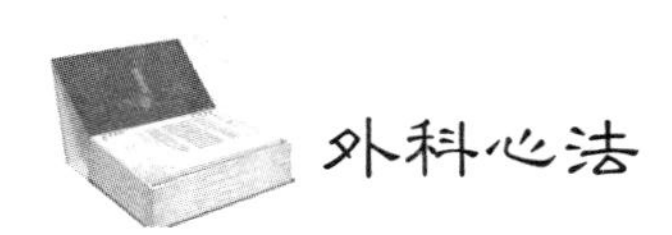

## 外科心法

传统黑膏药在老百姓的心目中有很好的印象。一般书里说的制法比较繁杂，没有师傅指导几乎做不成。我原来也是按传统的制法制作的，但在实践中又摸索出了比较简单的法子，和书上讲的不完全一样。药油的熬制就不细说了，根据需要来配药物，泡几天，炸老黄趁热滤出就可以了。关键是下丹的问题，一般来说，广丹先炒去水分是必要的，以免下到油中爆裂，溅到人身上。药油加热到冒青烟就够了，不必加热到滴水成珠的程度，这个程度一般掌握不好的，且下丹时较危险，容易溢出，会有火患。下丹时不要一次下完，

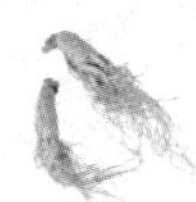

逐渐加入并用木棍搅拌，下后因油温达不到反应的高度，丹还是红的，不要着急，继续加热，在一个瞬间达到化合的温度就起反应变黑了。说一斤香油四两丹，也不是绝对的，根据气温的不同，用量也不一样，若不好掌握，可在下丹的过程中，用木筷蘸药膏滴水中，凉后用手指捻捻，稀了就加丹，硬了就加油，总以软硬适合为度，在摊膏药时也如此，因为熬的膏药不可能一次用完，下次摊时就可能与刚熬好时不一样了，随着气温高低就需要加油或加丹了。需要芳香透皮的药物如冰片、樟脑等一般不下入膏中，用时撒布在膏药上就可以了，这样不会挥发，以保持最好的药效。最后要说摊膏药了，俗话说“学艺三年，膏药摊不圆”，用右手持筷子蘸膏，左手持药纸，右手不动，左手逆时针转动药纸，最多转两圈就摊圆了，不过这个技巧是不好掌握的，需要经常练习。

（一）

中医外科是建立在内科基础上的一个科。但外科往往有秘传，俗言道：“金眼科，银外科”，是说外科有立竿见影之效果。

传统外科包括皮肤、内痈、疮疡。本文只谈谈疮疡，单纯的感染性问题，包括肿疡和溃疡。现在由于抗生素的大量应用，疮疡一般在早期即得到了控制，用中医的行话说，就是在未成形之前消散了，体现了治法中的一个“消”法，但也有很多消散不了，也化不了脓，长期存在一个硬结，机体也吸收不了，此时要用“箍围”药，以软化、消散之。用鱼石脂软膏是个不错的选择，我常常在其中加入青黛、五倍子、冰片等，令疗效增强，有些就消散于无形，也有些在肿块中央出一小脓头，脓出即愈。当然，很多传统配方是很不错的，像如意金黄散、回阳玉龙膏等是典型的代表，医者可见病而选择之。只是鱼石脂软膏用起来方便而已。

有些硬结很“顽固”，怎么办？就用霸道的药来对付它——丹药。丹药有白降丹和红、黄二升丹，均可。视肿块大小，用针头大小若干点于膏药或风湿膏上贴之，对于这些“冷结节”犹如面中加了酵粉，立马见效，待发红、

肿大后如溃疡治法。

现在再谈溃疡。溃疡就是肉腐脓成，如熟烂的桃子，以手扪之，质软而有波动感，自行破溃或助以针刀使其破口。这就存在排脓与长肉收口的矛盾。首先是引流，现代外科治此，常予清创，剪去腐肉，表面上看，此法甚好，殊不知是去除了长肉生肌的物质基础。古云：无脓不生肌。这个脓是机体的白细胞与致病因子斗争的病理产物，也是保护措施，去除的应该是完全腐化的组织，若半生半熟尚有血脉的绝不可去之，不然影响日后长肉收口，在中医疡科就叫“治夹生了”。可视疮口大小，用软皮纸或棉花搓成捻子（这个搓药捻有手法，右手拇指、食指捏住皮纸或棉花条，左手拇指、食指逆时针方向旋紧，对折，右手拇指、食指拿折处，左手拇指、食指和右手拇指、食指同时逆时针方向搓紧即成），插入脓腔，蘸脓液在所用药粉中滚动，再旋转插入脓腔，如是几次，药粉即达脓腔各处，最后留药捻稍退外一点于脓腔中以做引流之用，更可防止疮口闭合。若脓腔过大，可行“垫棉法”，再予膏药或敷料盖定。换药时，看脓液形态，即可知疮之冷热。脓液清稀则冷，愈合无期；黄稠则热，收口在望。若冷则用去腐，热则用生肌。

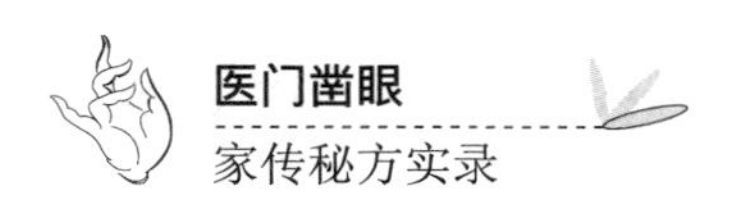


### 去腐散

飞赤石脂3份，飞煅龙骨3份，血竭1份，红升丹（或黄升丹）1份，轻粉1份，冰片1份，广丹（少许套色），共研极细末。

### 生肌散

飞赤石脂4份，飞煅龙骨4份，血竭1份，红升丹（或黄升丹）0.5份，冰片0.5份，广丹（少许套色），共研极细末。

以上二方是我家传之秘方，只要明白一点，用药体现在去腐与收敛之不同。需研无声为度，不然上疮则痛。待脓液日见少，疮口日渐浅，则去除药捻，可几日一换药，切勿强力去除非自己脱落的脓液，收口指日可待，结痂后任其脱落。

升丹中有红、黄二物，乃是炼丹时升在药碗不同位置的结晶，下口边缘结红升，碗底结黄升，或红、黄夹杂红老黄嫩之不同，配制以上二方常用红升丹。若遇疮口既无分泌物，又长久不长皮收口，可见疮口有肉芽组织，此物妨碍上皮生长导致不收口，特征是轻刮之即出血，可用黄升丹撒布其上，如轻纱漫布即可，不可用多，蚀去肉芽，待有脓液分泌，即可用生肌散。

久疮不愈可形成窦道，行话叫“生管”。因为腐败的组织长久结聚而机化，常流稀水，不可自愈。如脓液糊口可呈假愈合，移时又发，脓水淋漓，甚是恼人。若刀割之，常常再生，可用丹药（升、降二丹均可）腐蚀之。降丹效宏痛重，疗程短，常一鼓作气，三日管即提出，柔韧如蹄筋。

外科方书有某痈、某疽、某发之名，只不过是病位、深浅、大小不同而已，治理相通。若外有六病形证，辨证而施以内服药可助早愈。

## （二）

升丹炼法：《医宗金鉴·外科心法要诀》红升丹条下有云：“此丹治一切疮疡溃后，拔毒去腐，生肌长肉，疮口坚硬，肉黯紫黑。用丹少许，鸡翎扫上立刻红活。疡医若无红白二丹，决难立刻取效。”这段说得不错，今天就其炼制法来个解析与纠正。

朱砂五钱（用一两，市制，相当于今之 30 克，余类推），雄黄五钱，水银一两，火硝四两，白矾一两（用一两半），皂矾六钱（用一两半）。

先将白矾、皂矾、火硝研碎，入大铜勺内，加火硝一小杯（没有准确剂量）炖化，一干即起，研细，另将汞、朱砂研细，至不见星为度，再将硝、矾末研匀（不切实际，若将水银与他药共研至不见星，必须研到天上星星出来方可。上一段是讲各药研细混匀之义。可将朱、雄、硝、二矾于日下正午时晒一时许，勿太燥，共研细，用一托盘盛装，铺匀。另将水银用细绢包住，用细线扎紧，

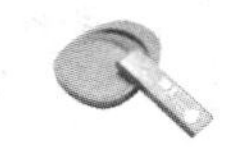

用力挤出，像浇花一样，均匀撒在托盘里的药上，用药匙左右顺序抄一遍；再挤，汞尽，再上下顺序抄一遍，打个比方，与农村晒谷子翻晒用木耙抄几遍同理。这样反复两次，水银细珠就均匀地混在其他药之中了，不可过抄，以免水银结块），先将阳城罐用纸筋泥搪一指厚，阴干，常轻轻扑之，不使生裂纹（看书能使人看糊涂，无需如此繁杂，那个阳城罐恐怕几十岁的老医生也没见过呢；再者，不论怎样糊，就是用熟石膏恐怕还是要漏气的，密封不严，汞还是要飞了。选一个一尺大小的生铁锅，把前面已混好的药用大药匙分次抄入铁锅内，动作要轻盈，以防水银结聚，铺平，用研药锤轻轻压实，再用木筷扎十几个眼儿，上以大瓷碗盖定。瓷碗半切面要半圆的好。现在要解决密封的问题。有条件在大河边住的，可取细青沙一大盆，放铁锅中炒红，放凉备用。没条件的用黄沙筛细也可。取黄土用浓盐水拌湿，不可用沙土，不黏，搓成泥巴，熟透为止，这样的盐泥很黏，高温不炸裂。再捏成细条，如水杯口般粗细，在瓷碗周围压实，指搪无缝即可，倒入细沙至碗底平），盏上加炭火两块，使盏热，罐口封固易干也，用大铁钉三根钉地下，将罐子放钉上，罐底下置坚大炭火一块，外砌百眼炉（这样搞还要请瓦匠，恐怕找来也不会砌。还是用炭火炉子吧！煤炉用炭生着，直接放上药锅），升三炷香，第一炷用底火，如火大则汞先飞上；二炷香用大半罐火，以笔蘸水擦盏（把人看糊涂了，估计写书的老师们也没搞过，听说的。再说了，烧香计时现在也不好算啊，汞先不先飞上你也看不见，用火如何掌握呢？注意了，说个诀窍，放几粒大米于瓷碗底上，炭火自然燃烧，至大米熟了为止。如何知道熟了？可用嘴尝尝，焦香了就熟了。这只是烤胎哩。别松劲，移药锅加木炭满炉，用力扇，不用计时间。米焦黄了，下火，等其自然凉，可千万别着水啊。凉后扫去细沙，别倒掉了，下次练降丹还要用的。再去掉已经烧干的泥，注意，动作要轻盈，以免土掉到药锅中。开碗看看，呵，碗中尽是药喽！碗边是红色的叫红升丹，碗底黄色的叫黄升丹，分别用竹片刮下研细，有色玻璃瓶收藏。锅底还有药，那叫丹底。丹底可是治癣奇药哩）。

依括号中我说的方法操作，看此文宜翻开《医宗金鉴》对照就明白了。

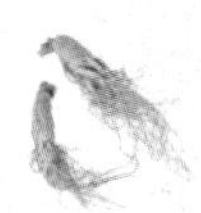

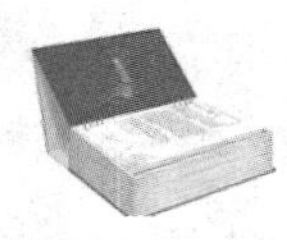

## 战痘得来的经验

青春痘这东西，司空见惯，无论男女，在青春发育期可能或多或少都长过，多少轻重不一而已。长得极少不影响美观可以说不是病，注意饮食清淡，不熬夜就可以了。痘痘是体内雄激素分泌的象征，酷男长几颗还多了男子汉气概哩！当然喽，女孩子也分泌激素，只不过雄性激素不占主导地位罢了。

我初行医时也遇过不少，辨治或效或不效，常为之苦恼。说病人才是最好的老师，一点也不假。我在2002年治过一例至今也没有遇到过的严重病例，终于获愈，此后治疗青春痘随心应手，再没失败过。

黄姓男孩，18岁，自14岁起开始长痘痘，此起彼伏，常用手抠，导致发炎，是疙瘩摞疙瘩，汗孔粗大，还有黑头。掀开上衣，背上也满是疙瘩。可是中西药治疗了几年，效果不佳。

陈实功在《外科正宗》中说:“粉刺属肺……总皆血热郁滞不散所致”,《医宗金鉴·外科心法·肺风粉刺》说:“此证由肺经血热而成，每发于面鼻，起碎疙瘩……破出白粉汁……宜内服枇杷清肺饮，外搽颠倒散，缓缓自收工”。

此证脉舌无多大异常，以往治或效、或不效，必有误哉。思此疾虽非肿疡，但不妨把它看作肿疡，仙方活命饮可视为疡科起手第一方，枇杷清肺饮和枇杷叶丸是古医家的经验方，合在一起效果如何？值得一试。

处方：生枇杷叶20克，连翘10克，金银花6克，牛蒡子6克，防风6克，当归6克，赤芍6克，牡丹皮6克，黄芩6克，天花粉6克，生甘草6克。此为基本方，肿痛者不消加皂角刺6克，浙贝母6克；软和有白头者去皂角刺、浙贝母，加白芷6克；消化不好，加陈皮6克。外以大黄、硫黄各等份，捣筛为细末5克，与生石灰饱和水30毫升混合，此时药液呈棕红色，是大黄所含蒽醌和石灰水（碱性）反应所致，熟石灰效力不及。用时震荡均匀，棉签蘸药水稍用力搽患处，一日数次，杜绝用各类化妆品，脸上油大的，可以用硫黄药皂洗脸。大概1周左右（看气温高低）药液气味变臭便不可再用，

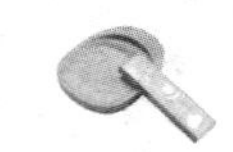

须重配。至此，内外结合治疗月余，告愈。续吃丸药2个月收工。只是脸上有些许乌瘢。2005年大学暑假回家又复发，续吃原方20余剂。

自此，我治疗此病一直按此法用药，不需要详细辨证，只根据药后反应增减药味，作为专病专方，疗效十分肯定。其中，枇杷叶为方中主药。汤剂一日量在20克左右，丸散在5～10克，余药为辅助。许叔微的《普济本事方》载用单味枇杷叶焙干研末，茶调下一二钱，一日3服，治肺风鼻赤。

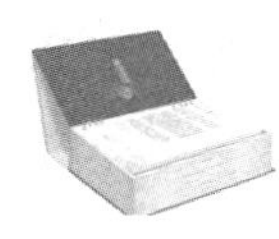

## 独特小技黑膏药

黑膏药的简单熬制方法在前面已讲过，此处不再赘述。这个传统的外治剂型深藏民间，各地都有专以贴膏药为业的民间中医，用药方法也不尽相同。我以大内科业医，故膏药只是我的一个治病方法，不以此为主。外治之法即内治之理，通晓内科者，一点即通。故不精内科之理者，学外科只会老师教的那么一点，不会灵活变通，随证施治。

黑膏药的起源要追溯到《内经》。《素问•痈疽》即有“疏砭之，涂以豕膏”的记载，葛洪的《肘后备急方》已有油丹熬炼成膏的方法，孙思邈的《千金翼方》“乌麻膏”方有“内油铜器中，微火煎之，至明旦油减一分，下黄丹消尽，下蜡令沫消以膏成”的制膏方法。到明清时期更有发展，出现了吴尚先的膏药专著《外治医说》。然现在此法在有些医者的眼中视为宵小伎俩，不予重视而丢弃之，实为憾事。膏药外贴药力直达病所，常可补内服汤药之不逮，是为治病捷径，焉可小觑之！徐大椿有“今所用之膏药，古人谓之薄贴。其用法有二，一以治表，一以治里。治表者如呼脓去腐，止痛生肌，并遮风护肉之类，其膏宜轻薄而时换，此理人所易知；治里者或驱风寒，或和气血，或消痰痞，或壮筋骨，其方甚多，病亦随方加减，其膏宜厚而久贴，此理人所难知何也”之论。又说“用膏贴之，闭塞其气，使药性从毛孔而入其腠理通贯经络，或提而出之，或攻而散之，较之服药尤有力，此至妙之法也”，

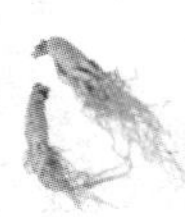

明确阐述了透皮吸收治病的机制。

我外用膏药治多种疾病，涉及风湿疼痛、跌打损伤、乳房结块、妇科癥积、内科疼痛、无名肿毒等。常以麻黄、乌头、当归、白芷、独活、威灵仙、姜黄、大黄等药为基本药料熬药油，下黄丹摊制膏药以备用。疼痛局限者再在膏上撒布以樟脑、白降丹底混合的药粉（名为“千里香”）贴患处，如难治的“网球肘”、颈椎病及其疼痛、肩关节炎、胸胁腰部扭挫伤等。腰椎间盘突出症，可在病变部位和穴位，如压痛点、环跳、承扶、委中、承山等处贴之，配合汤药内服，常可有事半功倍之效。再如冠心病心绞痛者，可在膏药上加红花、川芎、乳香、没药、冰片的细粉，贴膻中和心脏部位，药物透皮吸收，直达病所，可立时活血通脉，散寒止痛，为药物治疗打前锋。再如胃痛、胆胀、胁痛等也可外贴千里香，可明显缩短病程。妇女乳房结块，不论性质，均可外贴千里香以软坚散结，消肿止痛。少腹癥积，如输卵管的炎性包块、附件囊肿、子宫肌瘤等，可以千里香贴其下腹部，其中的白降丹底内含的硝、盐、矾、硼砂均为化积消散之药，加上樟脑宣发气分、走泄宣通作用能透渗入里，补内服药力之不及。无名肿毒者，可用樟脑、冰片合新青吹口散撒布膏药上贴患处，常在早期即可消散，即使治不及时者也可早日使脓熟外透。

用千里香，因其中含有白降丹底，须预防特殊体质者汞过敏，万一遇到，可以用大量土茯苓内服以排毒，不过此类情况甚少。膏药一旦贴上，最少三日一换，以防频揭泄气。贴久者可使皮肤充血、潮红，这样即达到开腠理、达药力的最好效果。若贴药之处红肿瘙痒，即形成所谓的“膏药风”，其实只是接触性皮炎而已，这个红痒宜与过敏相鉴别，过敏者常泛发全身症状，膏药风只是局部，可外搽烧酒，待皮肤基本复原即可再贴之。

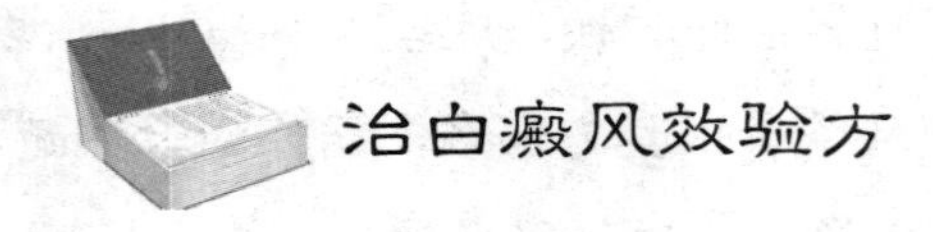

## 治白癜风效验方

文献中称白癜风，是因皮肤变白、大小不同、形态各异的局限性白斑而

得名。严重者泛发全身，给人心理健康造成很大的危害。此病的发病机制中西医各有论述，中医认为风、瘀是主因。《医宗金鉴·白驳风》说："由风邪相搏于皮肤，致令气血失和"，王清任的《医林改错·通窍活血汤所治证目》有"白癜风血瘀于皮里"之说，各有各理，众说纷纭。

此病初起，多是无意中发现，因不痛不痒。多在面部发际、鼻旁、口唇四周或眉梢有不规则的细小白斑，形态不规则，或在手、四肢、躯干偶尔发现，有的长期不变化，也有的在短期内就融合成片。施治或效或不效，特别是大面积的病人给予内服药，疗程长、代价高，多不能坚持治疗。

此病的基本病理表现是皮肤的色素脱失。治疗大范围的病变缺乏经验，治疗较小或局部发生的病例经验尚多，一般不予内服药。总结父辈经验，我筛选几味药，制成酊剂，名为"白驳酊"，疗效尚可。

补骨脂是治此病的首选药，内含补骨脂素有促进色素新生的作用。白芷内含羟基补骨脂素，"祛皮肤游走之风"（《滇南本草》）。白附子为黄花乌头的块根，含次乌头碱，"主治疥癣、风疮、头面痕"（《海药本草》），《简便单方》用白附子、硫黄治赤白汗斑。白僵虫"去皮肤诸风"。刺蒺藜"去恶血，破癥结积聚"（《神农本草经》），"治诸风疮疡，破宿血"（《药性论》），为散风要药，俗称蒺藜菁葜子。红花是活血要药，能破血、活血、养血。

配方如下：补骨脂 50 克，白芷 20 克，白附子 10 克，红花 10 克，白僵蚕 10 克，白蒺藜 10 克，共捣粗末，70% 乙醇浸泡。为增强渗透性，加樟脑 5 克。

为便于记忆，附歌诀一首：

"故纸白芷白附子，红花僵蚕菁葜子，要问此药做何用，专治白斑花豹子。"

用时切姜一块，滴药酒于姜上，用力搽患处至微热微痛，一日 2 ～ 3 次。有条件的可用梅花针隔 2 日打刺皮肤至有微微出血点再搽药，搽药后可在日光下晒一刻钟。因补骨脂有光敏作用，少数患者用药不久可在患处出现红斑甚至水疱，可暂时停药。面积大的可分区用药。多在用药几日后病患处白色渐红，皮下充血，为色素生成创造了条件。周围或中心有深色斑点出现即为好转迹象。

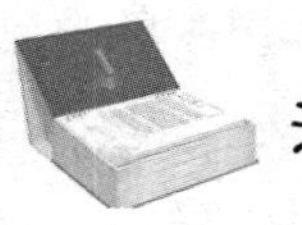

## 治扁平疣效验方

扁平疣常发生在女孩子脸上，是一种病毒性的皮肤病，影响美观，此病虽不是什么大病，却着实难愈。不过，掌握了治疗方法就不难。

我曾在2006年治过一宋姓女孩，是个很典型的案例。此女当时15岁。脸上生疣已5年整，大医院去过，激光烧过，液氮冻过，抗病毒药吃过，抗病毒软膏搽过，提高免疫力的针剂打过，反正折腾了几年，钱花不少，就是不见效。

初诊见整个脸部，特别是右脸上部，密密麻麻一大片，抚之如摸粗沙硌手，右眉梢近太阳穴处有融合成片的一块，蚕豆大小，出皮面，色呈暗褐，此处激光烧过几次，就是除不掉。

民间有用新鲜紫背苏叶擦扁平疣法，但时处冬日，无药可寻。处方：紫苏叶50克，荆芥20克，苦参20克，蛇床子10克，煎取300毫升，用洗澡搓身子的小手套（上有小毛刺）蘸药汁洗脸，稍用力擦洗约15分钟，至皮肤微热微红为止，下次烧热再用，每日2次，可用2日。同时取薏苡仁1～2两熬粥吃，每日1顿。此法治约半个月时，有疣的地儿都发红，小瘊子都变大了，微痒，似炎症反应，续用药几日，疣渐脱落，最后掉的是那个大疙瘩，至今日皮肤上还留有一小坑儿。

我用上法多次治扁平疣，疗效好，费用低，几乎没失过手。

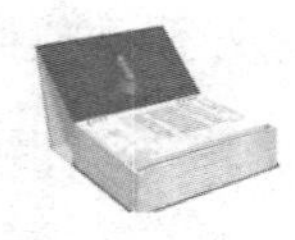

## 瓜贝宁肺治慢支

咳嗽、吐痰、气急反复发作是慢性支气管炎的特征。很多人得上了就成了终身疾病，不易根治。西医往往着眼治这个“炎”症，会用消炎抗菌的药。咳嗽咳痰厉害久了，往往会造成肺的通气功能下降，出现气急，喘不过来气，

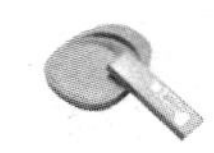

西医称为喘息性支气管炎，西药也有止咳化痰平喘的。本病往往由感冒诱发。拿个案例来说吧。

孙某，男，53岁，自30多岁起就得了个爱咳嗽的毛病。这几年明显加重，一咳就是几个月，并伴有气喘。到我这儿来吃中药治疗。时见此人黑而精瘦，高嗓门大喉咙，吭、咯、唾，一口接一口吐的尽是黄痰，时不时把脖子伸长猛吸一口长气。脉滑大有力，舌苔黄燥，询之大便不爽，明摆着的是肺有痰热。处方：杏仁（打）20克，炒瓜蒌子（打）20克，浙贝母（打）12克，百合20克，麦冬15克，炒紫苏子（打）10克，白芥子（打）10克，莱菔子（打）10克，桑白皮15克，葶苈子15克，大黄6克，石膏（打）15克。服药5剂后，大便通畅，舌苔渐退，去大黄、石膏。续10剂，临床治愈。此后1年多，除了有时轻微的咳嗽几声外，再也没犯过老毛病。

本案所用之方，是我多年来治慢性咳嗽，辨为肺燥有热、痰浊壅塞的验方，名之为"瓜贝宁肺汤"（傻瓜宝贝之意），较之《医学心悟》之贝母瓜蒌散，意义又更进一层。程国彭谓"燥痰涩而难出，多生于肺，肺燥则润之，瓜蒌贝母散"，其方除贝母、瓜蒌、天花粉外，橘红为燥药，名不符实。此方又与焦树德先生的麻杏二三汤之治肺家寒饮咳喘者为对待。杏仁宣肃肺气以平喘，瓜蒌润肺化痰兼以润肠通便，浙贝母清热化痰软坚，若热象不显者，可与性平之川贝母每日3～6克研粉冲服。百合、麦冬润肺养阴。紫苏子下气，此类咳嗽常有老痰扯丝，白芥子化皮里膜外之痰，正好派上用场，莱菔子消化食痰而下气，此三药为名方三子养亲汤。桑白皮、葶苈子为治咳嗽喘急之对药，泻肺下气，功效无有出其右者，随寒热加味可也。大黄、石膏为灵活加减者，以胃肠之热有无、舌黄厚薄润燥为准绳。

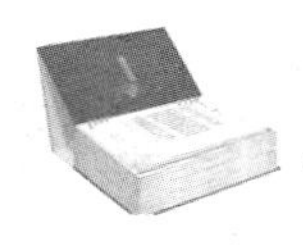

## 膝关节的滑膜炎

膝关节肿胀疼痛的传统病名叫鹤膝风，这个病原来专指的是膝关节的骨

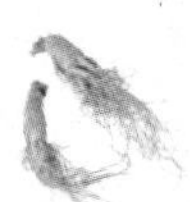

结核。王维德在《外科证治全生集》中说："鹤膝风之初起，膝盖骨内作痛，如风气一样，久则日肿日粗，而大腿日细者是也，因形似鹤膝而名"，治以"阳和汤日服，外以白芥子为粉，白酒酿调涂亦消"。《医宗金鉴·鹤膝风》说："鹤膝风肿生于膝，上下枯细三阴虚，风寒湿邪乘虚入，痛寒挛风筋缓湿"，从所列的症状治法也指的是膝关节结核，可见鹤膝风是膝关节结核的专用病名了。治法除辨证内服汤药之外，外贴丹药是个捷径。现在膝关节结核所致滑膜炎已不多见了，膝关节肿大多见于创伤性关节炎，也是痹证，损、瘀、湿是主要的病因。

外伤所致的膝关节滑膜炎，疼痛肿胀，除了理疗之外似乎没有什么好办法治疗，半月板损伤、韧带撕裂者还有手术治疗的可能。我治此症积累了一定的经验，今拿出来与医友分享。本病的轻症患者只是膝关节的疼痛不适。有无积液可以用两个简单的方法鉴别，第一是与健侧关节对照，最直观。第二是患者的主观感觉是不是有腘窝的牵拉紧张感或是闷胀感，若有，即使看不出肿胀，也有少量的关节积液。予外搽治痛方就可，同时嘱患者勿胡乱牵拉按摩，以免加重损伤，休养即是治疗。若有严重的肿胀，疼痛，浮髌试验阳性者，必须加内服药才可。

朱某，女，60 岁。自从退休后，天天跳舞舞剑。一日舞剑时动作幅度大了些，不小心脚下一滑，就感觉右膝内闷闷地咔嚓了一声，当时就跳不成了，龇牙咧嘴坚持着走回了家，搽了红花油。第二天就更难受了，膝关节不但痛得厉害，还肿了起来，走路都艰难，过了几日还不见好，便到医院拍了 X 线片，骨头没啥问题，关节间隙倒是增大了不少。医生检查后说她侧副韧带撕裂了，造成了创伤性的滑膜炎，关节内有积液，经过一段时间的理疗，还抽过积液，除了疼痛减轻外，没见多大好转，来找我看时已月余了。时见走路一瘸一拐，右膝明显肿胀。

此问题虽然由外伤所致，也可看作痹证，由损伤瘀血内停，阻滞经脉运行，水湿结聚而然。《金匮要略》在"痉湿暍"篇和"水气"篇两次提到防己黄芪汤，都是治水与湿相关的病，可以师法。《温病条辨》治湿热、暑湿所致痹证的

宣痹汤和加减木防己汤都用防己为君药，《长沙药解》谓："汉防己泄经络之湿淫，木防己泄脏腑之水邪，凡痰饮内停，湿邪外郁，皮肤黄黑，膀胱热涩，手足挛急，关节肿痛之证，悉宜防己"。"膝为筋之府"，可见古人对膝关节的生理结构复杂性已有充分的了解，是以治膝关节的肿痛以舒筋活络为要法。病由外力伤损所致，瘀血是原始病因，活血化瘀为重要治则。

处方：绵黄芪 20 克，粉防己 15 克，茅苍术 10 克，炙甘草 10 克，威灵仙 15 克，薏苡仁 30 克，宣木瓜 12 克，川牛膝 15 克，苏木丝 12 克，泽兰叶 15 克，鸡血藤 15 克。

头煎取 500 毫升，分 3 次内服，再煎取 500 毫升热敷。药尽 5 剂，肿痛大消。减其制，再进 10 余剂，肿消痛止，治愈。再嘱运动适度，不可再伤。

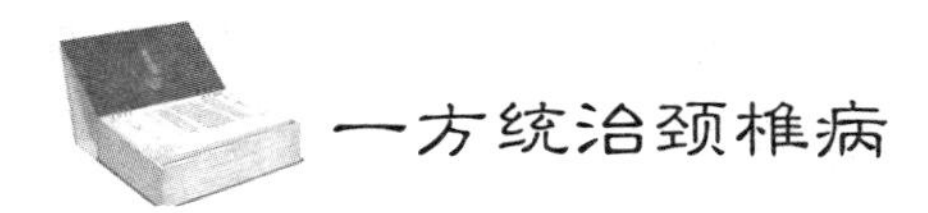

## 一方统治颈椎病

由于影像检查的广泛应用，被诊断为颈椎病的在临床上似乎很多。这其中有老年、中年甚至有一部分是青年人。颈椎病是个症状较复杂的疾病，也称颈椎关节综合征，因颈椎间盘退行性变性、周围骨质、小关节及软组织发生的一系列病变，压迫或刺激颈神经根、脊髓、椎动脉等组织而产生的一组综合病症，且因受累部位、受压迫组织及压迫程度不同而有不同的表现，如眩晕、颈肩疼痛、上肢麻木疼痛、肌肉无力甚或萎缩、头重脚轻、步履蹒跚，甚至猝倒等。

颈椎病一名，中医并无记载，但根据其临床特点可以归纳在眩晕和痹证内，并且以痹证为多见。沈金鳌《杂病源流犀烛》说："凡颈项强痛，肝肾膀胱病也，三经受风寒湿邪"而成。程国彭的《医学心悟·项脊强》谓："项脊者，太阳经所过之地，太阳病则项脊强也"，《证治准绳》谓："颈项强急之证多由邪客三阳经也"。因风寒湿侵袭、长期劳损导致气血运行不畅，致使经气不利，络脉痹阻，不通则痛，也可致痰瘀互结。总而言之，本病由诸多因素导致筋膜、

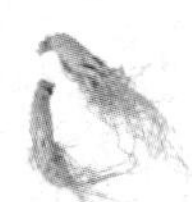

肌肉失养而不能很好地约束关节致使关节失稳，从而产生“骨错缝、筋出槽”，压迫软组织、神经，造成颈椎病，也是筋病。那么颈椎病的症状这么复杂，能不能有一个约法来统治呢？以我的经验来看，除了急性眩晕见症可以从痰饮论治外，其余见症均可以痹症论治。张仲景说：“太阳病，脉浮，头项强痛而恶寒”“太阳病，项背强几几，无汗恶风者，葛根汤主之”“太阳病，项背强几几，反汗出恶风者，桂枝加葛根汤主之”，看来，项背强的情况是太阳病，要葛根主治了。至于上肢的麻木、沉重、疼痛，可治从血痹证，处以黄芪桂枝五物汤。

尚某，54岁，供销社职工，下岗多年，闲来无事，爱上了打麻将，常酣战一天两夜而不下火线，久而久之，患上了颈部僵痛的毛病，休息休息也就缓解了。后因到广州探亲，症状明显加重，整天头昏昏沉沉的，眼睛看东西定不准位，脚底下像踩着棉花，双臂酸困、沉重，手麻，心脏还时不时地乱跳。有一次出门还因为头晕眼黑摔了一跤，去广州某医院检查，除了颈椎有多个椎间盘膨出外，其他未见异常。住了1个月医院，除了长胖了几斤肉，没有任何疗效，他又不接受医生的建议做手术。问清前因后果后，我让他坐正，按压头顶，就觉得两臂酸麻得厉害，脖子不强痛，可是俩肩胛骨之间牵扯强痛不适。脉诊、舌象都无大异。按常法治疗，黄芪五物汤合葛根加味：绵黄芪20克，桂枝尖20克，白芍20克，粉葛根30克，威灵仙15克，桑枝尖30克，川芎片12克，鸡血藤30克，生姜30克，7剂。同时把脖子扳了1次。端坐，嘱患者意念放松。先用手法轻轻按摩松弛颈部肌肉，左手托住枕部，右手托住下颌，上提、左右摇晃数次，感觉晃脑袋如摇“拨浪鼓”一般轻松无抵抗力了，加大左右摆动角度，再稍运力，往右侧（先往左侧也可）做一次最大角度的转动，就听得“咔吧”一声，对侧也如此。当然，也不可强求听到声音，很多时候也只能听到一侧出现响声。这个扳脖子的力度要以意念控制，力道小了达不到目的，大了就有可能造成损伤！术毕，贴千里香两张。7剂药后即感各种症状都减轻了不少。

颈椎关节综合征按压迫部位不同，可分为上颈椎病变、中颈椎病变、下颈椎病变。上颈椎的病变可引起枕后疼痛、颈强直、头晕、耳鸣、视力障碍，

以及发作性昏迷、猝倒；中颈椎的病变可产生根性疼痛及颈后肌、椎旁肌萎缩，甚至膈肌也可受累；下颈椎的病变可产生颈后、上背、肩胛区、甚至胸前区的疼痛。还有按临床表现不同的分类法，有神经根型，以颈枕部及颈肩部阵发或持续疼痛为主，这类最多；椎动脉型，以发作性眩晕、恶心、呕吐为主；还有以肢体麻木、酸胀无力、步态不稳等为主的脊髓型及头晕、视物模糊、心律失常为主的交感型。这几种类型常常混合出现，特别是年纪较长者更常见到，给治疗带来了困难，常使人有无从下手之感，我治疗此病也经过了一个摸索的过程，最后得到了一个定法，不管是何种表现，最终以益气舒筋宣痹为主治，随见症加减药物，收到了较好的疗效，拟定处方为：黄芪 20 ～ 50 克，桂枝 10 ～ 20 克，（赤）白芍 10 ～ 30 克，葛根 20 ～ 50 克，威灵仙 10 ～ 30 克，桑枝 20 ～ 30 克，鸡血藤 30 ～ 50 克，此为基本方。后脑痛、肩背困重加羌活，上肢麻木加当归、川芎，疼痛加片姜黄、醋延胡索，有瘀血表现者加苏木，甚者加服“乳没血甲散”。常抓住最主要病痛侧重用药，表现不重要者即可忽略，多 10 剂以内见效。

我夫人的堂弟，因颈椎间盘突出，做了手术，拆去一节，安装了一个进口的金属构件。手术已过去 2 年了，基本丧失了劳动力，今年夏天某日在汉江里泡了几小时，其后双手麻木，再也不敢去医院，他那个装了金属骨节的脖子是谁也再不敢乱动的。找我吃了 15 剂药，基本方加薏苡仁 30 克，苏木 10 克，获效。

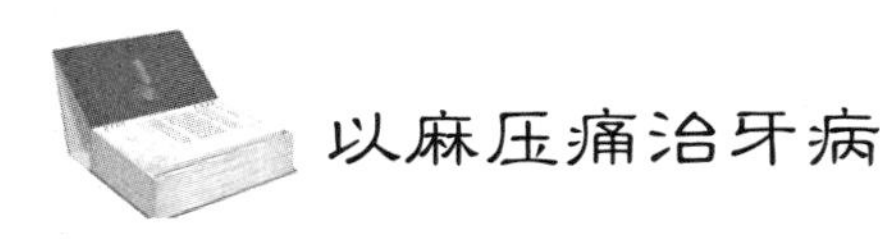

## 以麻压痛治牙病

“牙痛不是病，痛起来要人命。”和网友闲聊说及牙痛的问题，这个牙痛治法多呀，看西医消炎，看牙医拔牙，看中医辨一辨风火、风寒、实热、虚热，还分上牙、下牙，吃药、扎针都是治法。

有一次母亲半夜三更牙痛得厉害，不时用冷水含到嘴里，含热了就吐，

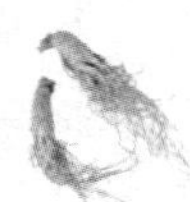

一盆水到天亮快用完了，父亲从药柜里抓了一把大黄，一把甘草，一大撮芒硝，这就是调胃承气汤。喝下肚去跑了几次厕所，不痛了！夫人大牙有个洞，一不小心吃多了辣椒，再加上龋洞里塞了肉丝没掏出来，有几次半夜痛急了，自己爬起来打吊针，可是自己给自己打针哦，也是痛急了没办法忍了。静脉滴注甲硝唑注射液 0.5 克，再加一瓶林可霉素 1.2 克，地塞米松 7 毫克。平时遇到牙痛，这一组配方有很好的效果，往往是一两针就解决了。我胆小，从不用青霉素和头孢菌素。这两样药都抗厌氧菌，林可霉素能深入骨质，效果没说的。再配几样吃的药片，复方新诺明、甲硝唑、螺旋霉素（本来用红霉素更好，太刺激胃）、大黄苏打片，一般不会失手。

经验再丰富也还会遇到麻烦事。有一年，晚上 10 点了，我准备下班，急匆匆进来一位病人，捂住左腮帮哼哼唧唧的想哭，上颌第二磨牙有洞，经常痛，还补过 2 次，还是痛，只得再找牙医拔掉了事。事与愿违，牙冠倒是去除了，牙根还在肉里。打了几天消炎针，疼痛仍不止，我用下方试治：制草乌、川芎、白芷、荜茇、花椒、丁香、细辛各一大撮，再用生石膏一大把制一制燥热药性，内服药不是有个川芎、细辛、白芷与石膏的配伍嘛，取意相同。上火急煎取半斤，凉了让他含到嘴里，热了吐出来再含。嗨！十几分钟就不痛了，一个劲儿的喊嘴麻。剩下的药给他带回去，没见再来。不过剩下的那个牙根还是要找牙医取出来的。有了这次的经历，治牙痛又多了个法宝，要交代病人千万可别把药咽下去了，怕中毒是小事情，俗话说，吃了花椒闭了气，花椒细辛水呛到嗓子眼儿里可不是好事，刺激引起气管痉挛就麻烦了。这个用法对于牙釉质损伤导致的牙本质过敏疼痛也有很好的疗效，多用些时间，可以除根。

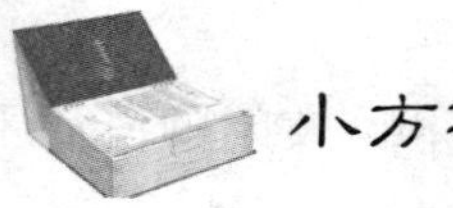

## 小方巧治熊猫眼

眼眶周围皮肤很薄，在外力撞击的情况下，再碰到眶骨，内外夹击，毛细血管很容易破裂出血，又不能及时吸收，就会出现皮下血肿，即熊猫眼。

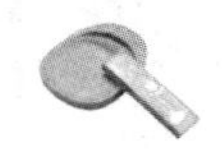

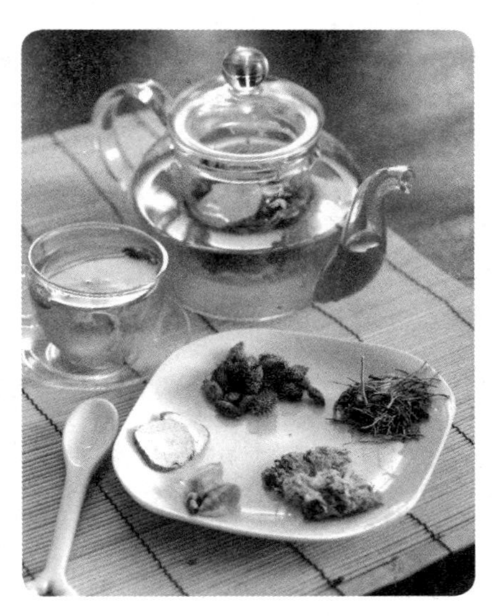

我见过不少这样的伤员，想尽快消散血肿，只有借助药物了。一般不需要内服药，外治即可达到目的。中医伤科历来有热敷熏洗的治法，古代叫溻渍、淋拓等，叫法不一。我常用生地黄30克，桂枝20克（或肉桂10克），苏木10克，红花10克，大黄10克，栀子10克，白芷10克，黄酒与水各半煎取500毫升，趁热再加入樟脑（或冰片）少许，若肿胀明显，再趁热加芒硝10～20克，消肿效果更好。每次用时加热，热度以能忍受为度，毛巾厚叠蘸药汁绞个半干，敷在眼上，凉了再加热，如此一次热敷15～30分钟，每天敷2～3次。若在受伤后24小时左右就用药，消散得更快，一般三五天，瘀紫可消于无形。当然，其他的地方若受伤出现瘀紫也可用这个方法，疼痛重的，还可加入制川草乌10～20克才好。这叫药热结合治疗法。

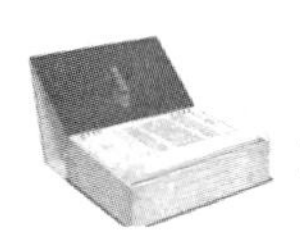

## 妇科炎症外治法

妇女阴道炎症为临床常见病，以瘙痒、白带异常为主要表现。现代医学检验多是真菌或滴虫感染，西药所用药物疗程长，不良反应大，花费高，效果也不甚满意，多复发。中医辨证治疗较复杂，一般医生不易掌握，又内服药较麻烦，病人多难接受。我在临床中常用一捷效法，就是外治。

处方：苦参50克，黄柏30克，蛇床子30克，荆芥30克，土茯苓30克，五倍子10克，明矾10克。

用法：水煎，取汁500毫升，每用时取150毫升开水稀释成300毫升，用冲洗器先冲洗内阴约15分钟，再洗外阴，每日2次即可。经期不可冲洗内阴。

此法体现了“简、便、验、廉”的特点，病人多易接受，疗效确切。一般一周为1个疗程。

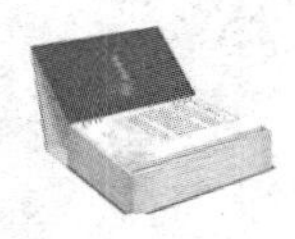

## 用于小儿的小方

1. 咳嗽　此小验方是从一个搞防疫的老医那儿学来的，用了十几年了。就是用西药仿中药的配方一样，我们笑称“八大味”。常用的药有中成药感冒清片、咳特灵片，麻黄碱（25毫克）、异丙嗪（12.5毫克），合研为细末，服用方便又便宜，疗效可不能忽视。视儿大小，病情轻重，常用感冒清3～6粒、咳特灵4～6粒、麻黄碱1/3～1/2粒、异丙嗪1/2～1粒。此为1天用量，一般配个3天的，分9包，日三服，间隔6～8小时，无不良反应，异丙嗪和麻黄碱不良反应抵消了，同时治疗作用又协同了。一天费用几块钱，医患皆乐。当然，若病儿病情严重的话，就莫用此方了。

2. 泄泻　小儿好乱吃东西，或受了凉，还有就是因病输液抗生素用多了，常致拉稀不止，家长常形容“顺屁股直流”，有个小窍门，就是用赤石脂（选大块，颜色纯者良）研细末，温水调服1～5克，可收立竿见影之效，价廉又安全，消化不良可配吃点儿山楂丸。如果有脱水现象的，也可输盐水配点儿能量合剂，但千万不要再用抗生素。

上二方常同时配用，治小儿咳嗽，泄泻无数。

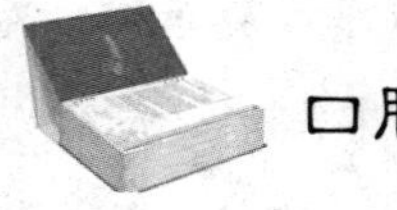

## 口腔溃疡方

口腔溃疡不管是什么原因造成的，基本的病变都是黏膜糜烂，参考外科治疗溃疡用药不外两点，即败毒祛腐和收敛生肌。鉴于口腔的特殊性，用药要用相对无毒的药物。古今这样的方子不少，但从我个人的角度看，均不理

想。百姓都知道的一个名方冰硼散，从它的组方看，祛腐有余，无收敛功效，只适用于咽喉肿痛。顾伯华先生主编的《实用中医外科学》有青吹口散方，组成为：煅石膏、煅人中白、青黛、薄荷、黄柏、黄连、煅硼砂、冰片。立方有深意，但收敛亦觉不足，且口味过苦，不适宜小儿。我筛选药物组成一方，多年应用颇为得意，取名“新青吹口散”，组成为：青黛 5 份，枯矾 10 份，五倍子 10 份，煅人中白 10 份，玄明粉 2 份，硼砂 2 份，冰片 1 份，薄荷脑 0.5 份。按比例称取，冰片、薄荷脑分别与枯矾研细，余药共为极细末，后和匀即成。用时可取细吸管切斜口抄药末少许吹入，也可用手指蘸药涂搽。

凡黏膜、皮肤的糜烂、流滋均可运用，如妇科宫颈糜烂，可用棉团细线缚定，清水沾湿捏干滚药末，送入宫颈处，皮炎可用粉也可调膏，小儿异位皮炎甚是难治，用此以蛋黄油调搽，效果很好，中耳炎用此药吹耳也效佳，等等。还可以推广应用范围。此也可以是异病同治吧！

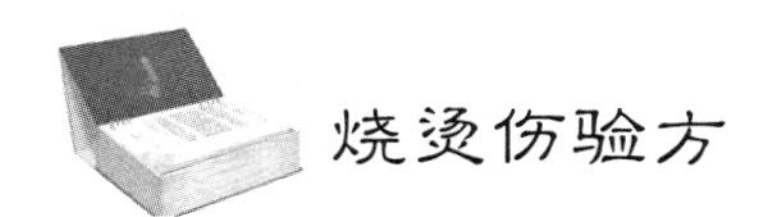

## 烧烫伤验方

烧烫伤古今医籍，民间验方很多，各有千秋。

临床所遇甚多，常思如何简单、快捷的治疗。多年来，考古今医书，参以己见，拟一方，名曰“火龙膏”。（理不赘述）

紫草 10 份，地榆 3 份，大黄 3 份，黄柏 3 份，五倍子 3 份。以麻油或菜子油泡 3 日（油以淹药为准），上火炸焦黄勿煳，趁热沥出药油备用。

冰片 1 份，樟脑 2 份，轻粉 0.5 份，血竭 2 份，赤石脂 5 份。合研为细末备用。

视病变范围大小，深度而合药，大、浅者，油多用；小、深者，药加量。调匀如稀米汤，棉签蘸药涂疮面上，每日三五次不等。药后痛即减轻，一日渗液便少，二三度烧烫伤一般 3 日结痂。疮面有大疱者，针破放液，切勿去皮。若保持疮面清洁，无有感染者。

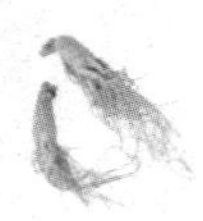

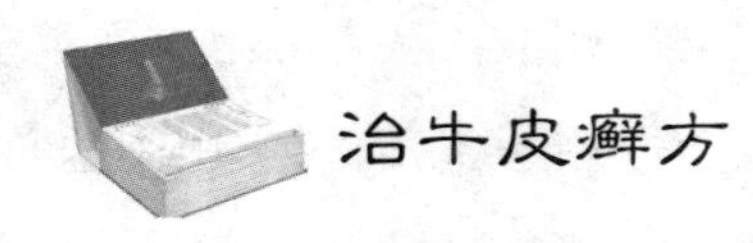

## 治牛皮癣方

“牛皮癣”因状如牛领之皮，厚而且坚，故名，类似于现代医学的神经性皮炎。对于苔藓化的“牛皮癣”，治疗吹牛皮是不行的，说大夫不治癣，治癣就丢脸，大概就是指的此类了。很多患者治了很多年，医生看了很多，方子吃了很多，当然钱也花了很多了，实在没办法，干脆不看了。抓抓痒痒，痒痒抓抓，抓的流血了，心里也美了。皮是越来越厚，心是越来越烦。

原来我治此疾，也是走的老路，什么辨证施治呀，滚刺艾灸呀，包裹热烘呀，不是效果不理想，就是治得太麻烦，有时干脆不接此活了。细想想，不管是啥原因造成的，这个痒和厚皮要同时解决了，不都治好了吗？古方有一些都太毒，现在不能用。我经过筛选，选着了一味毒性中药——斑蝥。

斑蝥一物，古医籍推选它治癣的很多，药理就不说了，只说它的用法，我是经过 10 多例病例得到的经验，疗效肯定。

斑蝥研钵中轻轻捶破，加 10 倍的烧酒泡半个月余就可用。取上清液棉签蘸涂患处，注意不要涂到好皮上。开始不要涂次数太多，每日 1 次即可，以厚皮起疱为度，刺破后棉签擦净坏水，莫让流走。干后皮便脱落。如范围太大，不要性急，来个蚕食法，慢慢围歼。脱一层涂一层，厚皮越来越薄，慢慢变成正常，只是有色素沉着。在治疗过程中，剧痒也慢慢消失。这样，恶痒、抓挠、出血、结痂、增厚的恶性循环就阻断了。

这个治法，有个要点，就是不能性急，慢慢来。

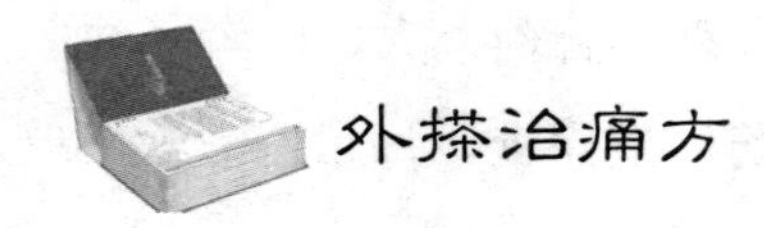

## 外搽治痛方

中医外治良法已久，良方众多。我自制一外搽治痛方运用多年，效果肯定。拿出以馈众友，勿嫌浅薄。

肉桂3份，川草乌（各）2份，白芷2份，姜黄2份，公丁香1份，红花1份，栀子1份，樟脑2份。

上药共捣粗粉，兑60度以上白酒泡1周即可。密封勿泄气，陈久尤良。用时药酒少许置于掌中，涂搽患处，力道勿大，擦至发热，看皮肤耐受度而施次数。

除外伤有皮肤破损外，所有肌肉、关节疼痛均可用（酒精过敏者勿用）。实疼痛科外治之良方。

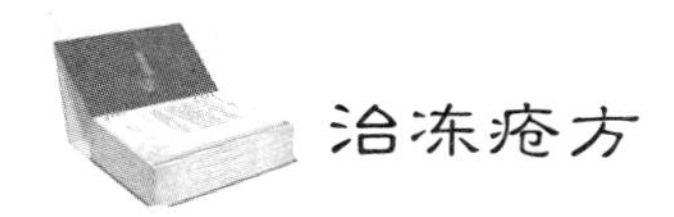

## 治冻疮方

此方是我十几年前医院里的一个护士给逼出来的。药房里一王姓女孩，双手每年冬天不管怎样保暖必生冻疮，双手背尽是乌瘢，一不小心就肿得像两个发面馒头，弄不好还破了，奇痒无比，又不敢挠抓，很烦恼。方法用了不少，就是不行，便请求我给想个办法，吃药不现实，还是试试外治法吧。

处方：桂枝15克，红花10克，制川乌10克，干姜10克，红辣椒10个，樟脑5克，共同打碎，70%酒精泡，又加入山莨菪碱（654-2）针药水10毫升。用时双手心搓热，倒出药酒少许，慢慢摩擦双手背至发热，用几次后便不痒了，几日肿便消。嘱来年秋后便一日擦一次以预防，观察几冬未发。此方我用了这么多年，未有不效者。若有水疱，针挑破涂上聚维酮碘以防感染，擦药时勿沾到破口上，随着别处痒止肿消，破溃处也好了。

## 桃花丹

金眼科，银外科。眼科用药素以用药精巧为特点，特别是外用药常常构

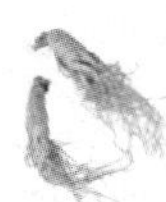

思巧妙而愈疾，以避刀针之害。翼状胬肉现在之法以手术割除，但很易复发，据此病特点，我施一方，因色如桃花而名“桃花丹”。

处方：海螵蛸2份，紫硇砂1份，硼砂1份，玄明粉1份，朱砂（水飞）备用，冰片备用。

制法：海螵蛸用小刀刮取细末，与硇砂、硼砂、玄明粉合研极细末，以舌尝之无颗粒为度，后逐步加入冰片研，以舌尝之微辣为度，最后加入水飞朱砂以颜色如桃花嫩红为度。药成小瓶存储勿泄气。

用法：大号缝衣针柄蘸药少许点大眦内，闭目。此时眼内微痛，辛凉感可刺激流泪，少顷药力过后即止，睁目备感清凉，重者每日2次，药不可多点，根据耐受度增减，多则眼肿如桃！

此方治翼状胬肉很多，关键是要用药坚持，重者一般2个月化掉，愈后可隔日点一次月余，以杜绝复发。

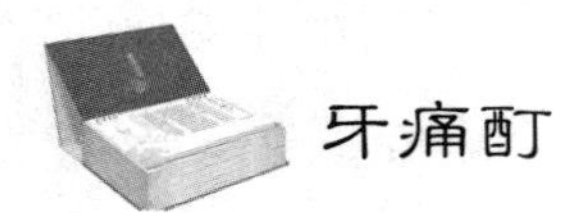

## 牙痛酊

俗言牙痛不是病，痛起来要人命。牙痛原因很多，但痛终究是牙神经感受的。龋齿便是其中病因之一，三天两头就牙痛的人，多有龋齿。捂着腮帮子要立马止痛，看看，牙根子上有个洞洞，吃消炎药，镇痛药管一会，移时又痛，耐不住干脆拔了，愿意花钱的，花个几百元补上，可那牙根弄不好还要痛。牙质破坏了，神经外露，吃饭不小心，饭粒进去了，掏又不好掏，刺激刺激就痛起来了，更有甚者，凉气都不敢吸，小小毛病还挺折腾人的。我有一方可片刻止痛，常用之可烧坏牙神经，便感觉不到痛了。

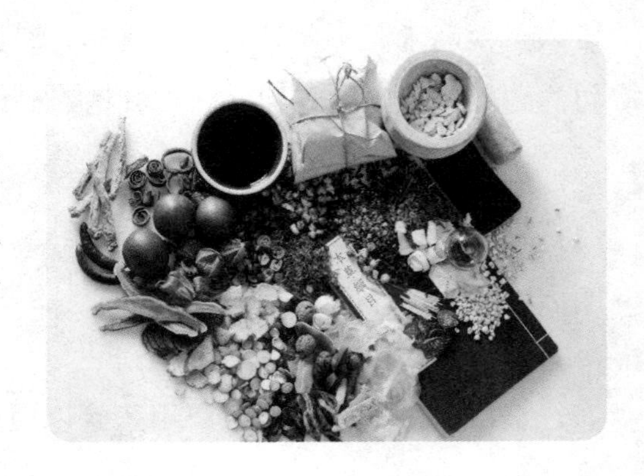

处方：公丁香3份，细辛2份，

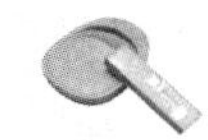

荜茇穗 1 份，花椒 1 份，生川乌 1 份，共捣粗末，加 70% 酒精淹过药面 2 寸，再加樟脑半份、冰片半份即成，密封备用。

用法：看龋洞大小，捏一棉团，钳子夹住蘸药酒塞进洞中，咬定，口水便流出来了，不可咽下，刺激咽喉。若洞太小，棉球塞不进去，可用小号注射器抽药酒顺小眼注入，片刻痛止。

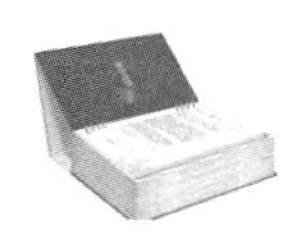

## 尖锐湿疣方

尖锐湿疣俗名瘙瘊。病理表现不说了，我用一验方，效尚好。

内服方：苦参 10 克，蒺藜 12 克，大青叶 30 克，薏苡仁 50 克，水煎取汁 400 毫升，分 3 服。连服 1 周至半个月。

外用方：苦参 20 克，蒺藜 20 克，大风子肉 10 克，明矾 10 克，生石灰 10 克，共捣为粗末，加水 150 毫升，泡 3 天，经常振荡，取汁过滤。棉棒蘸药汁涂搽疣体，每日数次，连用 1 周至半个月。

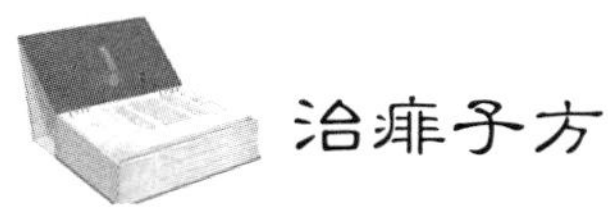

## 治痱子方

夏季来了，暑热熏蒸，汗流浃背，小娃娃特别是胖娃娃们有点受不了啦！娃娃皮肤娇嫩，汗渍多了就长痱子了。药店里有很多治痱子的药，炉甘石搽剂、痱子粉，还有用庆大霉素涂抹的，都有疗效。我有一个治痱子方，简单、实用，即使生痱成毒也可使用。

枯矾（最好自己用明矾烧枯，如发面团，白如雪）10 克，滑石粉 20 克，研细混匀，再分 2 份，分别和入冰片 3 克（研细），薄荷脑 1 克（研细），再混匀即成。（冰片和薄荷脑不可同研，合研即化为液态）。

勤给娃娃洗温水澡，最好不用各种洗涤用品，洗后棉团扑药面于疹上，

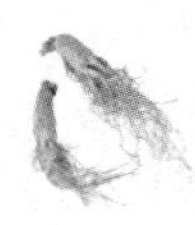

可消疹止痒，使皮肤嫩滑。此药芳香宜人，大人小儿皆可使用。

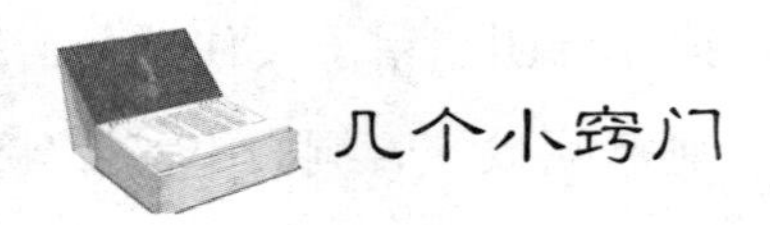

## 几个小窍门

1. *鼻息肉*　瓜蒂10克，枯矾10克，硼砂6克，硇砂5克，五倍子6克，海螵蛸10克，细辛3克，冰片3克，共为极细末，棉球裹药塞息肉上，每日换药2次。可收涩消肿，使息肉慢慢萎缩干燥变小。其配方有高渗性，吸附力强，可使组织水肿消失，用药过程中可有黄水流出，是药物起效的标志。

2. *包皮水肿*　小儿多喜爱抚弄小鸡鸡，常导致发炎，包皮肿胀，严重可致包皮嵌顿，医治常无良法。可取芒硝用开水化开，饱和为度，待温，把小鸡鸡放入其中浸泡，严重者不过2日可收炎消肿退之效。成年人做包皮割除术后也可发生此问题，治疗同法。

3. *痔疮肿痛*　痔疮多有炎性外痔、静脉曲张性外痔，虽有注射、割治法，但有痛苦大、费用高、易复发的缺点，用中药保守治疗，简、便、效、廉。可先用苦参30克，地榆20克，枯矾10克，五倍子10克，大黄10克，石榴皮10克，芒硝10克煎汤，温敷病灶，每次约15分钟。再用下方扑之：五倍子10克，枯矾10克，玄明粉5克，冰片3克，为极细末。上法每日可用三五次，洗、扑药方有个共同的特点，就是含有大量鞣质，有消炎、收涩功效。

以上3个小窍门所治的病症都是不长汗毛的黏膜处病变，水肿、组织淤血是共同特征，所出治法方药是根据药物功能特点，具有很强的针对性。

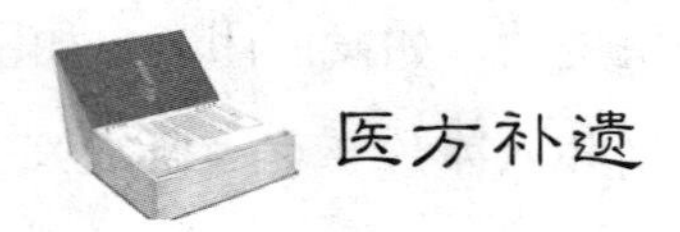

## 医方补遗

1. *少腹化癥丹*　水蛭（生）50克，虻虫（微炒去足翅）20克，桃仁30克，

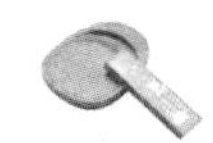

大黄（酒炒）30克，肉桂20克，土鳖虫30克，小茴香（盐炒）30克，上药共为细末，老蜜为丸如黄豆大，一次3～5克，每日2服。此方从桃核承气汤、抵当汤丸化来，治妇女少腹癥结。

2. *痹痛丸* 制川草乌（各）30克，威灵仙150克，五灵脂80克，醋延胡索80克，酒大黄100克，土鳖虫80克，血竭30克，青盐30克，制马钱子50克，上药共为细末，醋打糊丸如黄豆大，每服3～5克，如有反应可减量。治所有痹症，一身上下尽痛者。在辨证用药基础上加服更妙。

3. *化核丹* 香附子50克，王不留行（炒开花）50克，浙贝母50克，白芷50克，大戟（醋熬）20克，甘遂（面裹煨）20克，白芥子（微炒）50克，牡蛎50克，玄参50克，制马钱子20克。上药共为细末炼老蜜为丸如黄豆大，每服2～3克，每日2服，若微利即减量。此方从控涎丹、消瘰丸加味而来，治体表一切有名、无名肿块。

4. *头风丹* 白芷、生川乌、白僵虫、川芎、甘草，等份为末，老蜜为丸如黄豆大，每服1～2克，治偏正头痛，勿论年久，见效即停服，也可间断服药，以防乌头中毒。

5. *痰嗽丸* 北沙参50克，茯苓50克，姜半夏30克，橘红30克，甘草30克，杏仁30克，炙枇杷叶30克，炒瓜蒌子30克，上药共为细末，蜜丸如弹子大，每服2丸，每日3服。治久年咳嗽吐痰。

6. *拔毒去腐散* 红升丹9克，轻粉9克，熟石膏20克，冰片4克，研极细末，治溃疡脓腐不尽，撒布其上，敷料盖定，两日一换。

7. *拔毒生肌散* 轻粉10克，熟石膏50克，炉甘石50克，海螵蛸50克，冰片4克，共研极细末，治溃疡久不收口，撒布其上，敷料盖定，两日一换。

8. *结石丸* 火硝50克，玄明粉20克，鸡内金50克，硼砂30克，共为细末，每服2～5克，每日3次。肝、胆结石以枳实为引，肾、输尿管结石以川牛膝为引，均用金钱草50～100克为一日量煎水冲服药末。

# 第二讲　医案篇

医案是医者诊病疗疾的真实记录。本篇所书案例都为理法方药浑然一体者，从中也可窥探立法处方的一般规律与学术渊源。

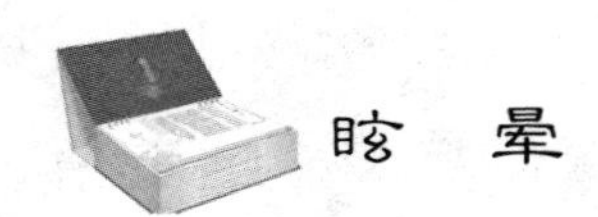

## 眩　晕

《金匮要略·痰饮咳嗽病脉证脉证并治第十二》有云："心下有支饮，其人苦冒眩，泽泻汤主之"，"卒呕吐，心下痞，膈间有水，眩悸者，小半夏加茯苓汤主之"。

《医学从众录·眩晕》有云："《内经》云：诸风掉眩，皆属于肝……由金衰不能制木，木旺则生风，风动则火炽，木火皆属阳而主动，相持则为眩转……仲景论眩以痰饮为先，丹溪宗河间之说，亦谓无痰不眩，无火不晕，皆言有余为病……盖风者非外来之风，指厥阴风木而言，与少阳相火同居，厥阴之逆则是风升火动，故河间以风火立论也。风生必挟木势而克土，土病必聚液而成痰，故仲景以痰饮立论，丹溪以痰火立论也。究之肾为肝母，肾主藏精，精虚则脑海空虚而头重，故《内经》以肾虚及髓海不足而立论也，其言虚者，言其病根，其言实者，言其病象，理本一贯。"

圣人及前贤之说有理。余认为眩晕呕吐实痰饮为患，理不赘述，举一案

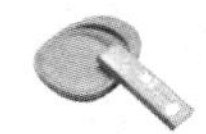

以述之。

亢某，女，57 岁，房管局干部，素体肥胖，患眩晕症久矣！自 1997 年至 2004 年，住院数次，诊断为颈椎病、高血压、高血脂、心脏病、眩晕症、糖尿病等不一，治疗只是缓解。2004 年 7 月，发作最重，晕而不敢睁眼，如坐舟船，睁眼即吐，以至于不进饮食多日，卧床不起。邀余诊治，言有诸多药物，看哪个能吃。见药箱眼花缭乱，心血管药、神经药、维生素、中成药等。诊脉左弦右滑，舌胖苔滑，心动悸不安。

疏方：泽泻片 60 克，生白术 20 克，生半夏 20 克，茯苓片 30 克，炙甘草 10 克，生姜 50 克。2 剂，汤药煎成，随所欲不论温凉，一次只服一小口，待呕吐不严重时逐渐加量。2 剂服完，晕平吐止。继以半夏白术天麻汤善后。至今病不复发矣！

眩晕伴呕吐之证实多，现代医学所述之高血压脑病、脑动脉硬化、高血压、高血脂、内耳眩晕症、颈椎病之椎动脉型等，凡符合辨证为饮证者，投泽泻汤、小半夏汤复方，无不效！

后世之二陈汤、温胆汤、黄连温胆汤皆以仲景方为祖方，治眩晕症皆不可轻视！

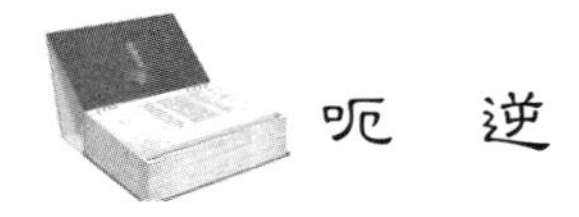

## 呃　逆

卜某，56 岁，2009 年 8 月 10 日诊。

1 个月前感冒在当地诊所输液 3 天，用药不详。感冒好后，胃中觉不适，未在意，数日后，渐发呃逆，越来越重，以致影响饮食睡眠，在当地治疗，用药不详。时好时差，病友介绍来诊。

刻下：呃声连连，冲气上逆，面红耳赤，说话受影响而中断。述心中嘈杂，时泛酸水，饥而不能食，渴而不能饮，睡而不能眠，痛苦不堪。诊脉沉弦而细迟，舌红苔白。此胃寒肝逆，土木双凘。投丁蔻理中加味。

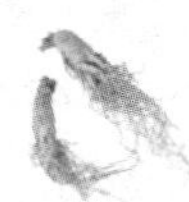

党参15克，白术15克，炙甘草10克，干姜10克，半夏10克，丁香6克，白豆蔻10克，柿蒂15克，枳实10克，吴茱萸10克，3剂。

每日1剂，煎取400毫升，频而少服。

电告曰：服1剂变呃逆为嗳气，再服遂愈，药太苦，余一剂，若发再吃。

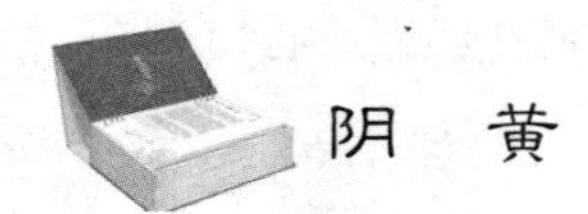

## 阴　黄

黄疸分类始自《金匮要略》，分为五疸。

《伤寒论》曰："伤寒发汗已，身目为黄，所以然者，以寒湿在里不解故也，以为不可下也，于寒湿中求之。"

《诸病源候论·黄疸诸候》分为二十八候。

《圣济总录·黄疸门》九疸三十六黄。还把黄疸的危重证候称为"急黄"，并提出"阴黄"一证。

《伤寒微旨论》特设"阴黄证篇"，曰："发黄者，古今皆为阳证治之……无阴黄治法"。

《卫生宝鉴》进一步把阳黄和阴黄治法系统化。

《临证指南医案·疸》曰："阴黄之作，湿从寒化，脾阳不能化热，胆液为湿所阻，责之于脾……色如熏黄，阴主晦，治在脾"。

《温病条辨·中焦篇》曰："足太阴寒湿，舌灰滑，中焦滞痞，草果茵陈汤主之，面目俱黄，四肢常厥者，茵陈四逆汤主之"。

黄疸一证，阳黄固多，其证多急而易治，阴黄亦复不少，其证多危而重，多难治，且医者多不识或识而不敢治，今特举两案以示之。

案一：周某，女，74岁，本院职工亲属。1997年秋，因腹满腹胀，恶心厌食而住院，诊断为甲型肝炎。治疗1周，毫无起色，遂邀门诊中医会诊。查体温36.2℃，身面微黄，色晦暗，倦卧不语，四肢逆冷。数日来只进少许稀粥，大便数日未解，小便黄而少。诊脉沉细而迟，舌苔腻而微黄。此寒湿阴黄证。

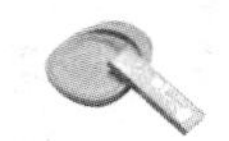

同诊一老医处龙胆泻肝汤加茵陈，力辨之。

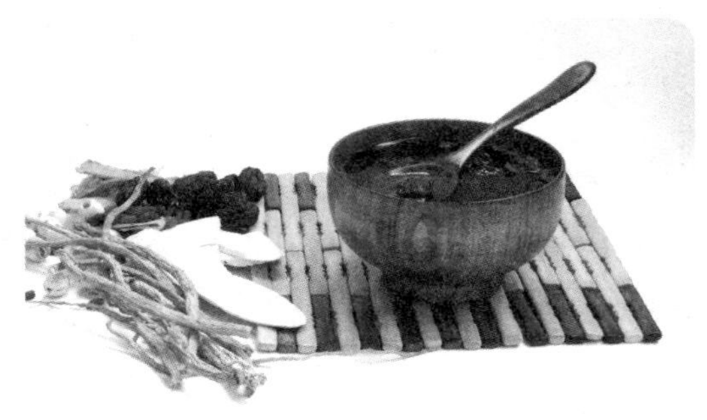

处方：茵陈 20 克，草果 6 克，干姜 10 克，乌附片 10 克，炙甘草 6 克，茯苓 30 克，数剂而出院。

案二：王某，男，32 岁，2005 年诊。素有慢性肝炎，2005 年春，因发黄住襄樊市传染病医院半月余，后转至中心医院肝病科，诊为重症肝炎，治月余而病势垂危，下病危通知数次，欲行换血之类的疗法，一次即需6000余元，且医生说疗效不敢肯定，家属惶恐。经朋友介绍来诊。见色如烟熏，如灶灰，目珠昏暗。查体温 37.6℃，腹大如鼓，腹水已成，二便秘涩，肛门外翻，阴囊肿大。述心中胀闷之极，时而烦躁欲死。诊脉沉细而滑，舌暗苔黄腻。此湿热困顿日久，脾之阳气衰微，欲变为死阴矣。

处方：茵陈 60 克，栀子 15 克，大黄 10 克，干姜 10 克，乌附片 10 克，滑石 30 克，猪苓 15 克，泽泻 15 克，大腹皮 30 克，苍术 10 克，草果 6 克，枳实 15 克。

服中药周余，诸症悉退而出院，续调治 2 个月余而安。

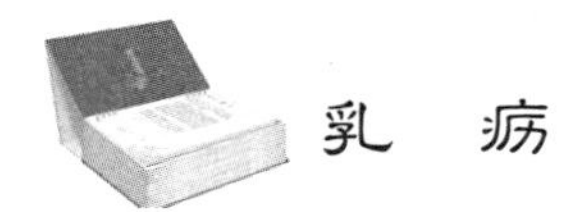

## 乳疬

师某，男，28 岁。2010 年 5 月 10 日初诊。左乳头下肿块约 2.5 厘米大小，发病 3 个月。刺痛。诊脉左弦右滑，苔薄黄，舌边尖多红点，此肝有郁火，炼津为痰。

处方：柴胡 10 克，夏枯草 10 克，橘叶 10 克，天花粉 10 克，青皮 10 克，甘草 6 克，赤芍 12 克，醋延胡索 10 克，橘核 12 克，皂刺 12 克，浙贝母 10 克，牡丹皮 10 克，牡蛎 30 克。守方 30 剂，愈。

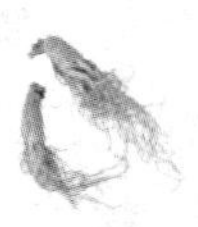

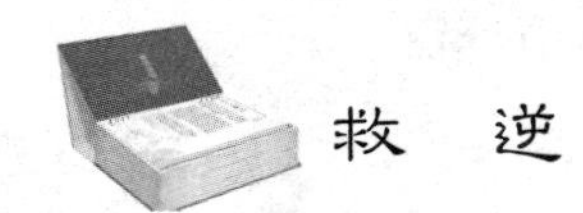

## 救　逆

1. *干姜黄芩黄连半夏人参汤救中焦格拒案*　苏某，女，45岁，平素脾胃虚弱，大便常溏薄，因故生气后，情怀抑郁，出现头晕，胸胁满闷，呕吐不止。自购开胸顺气丸，服之无效，求医与龙胆泻肝汤服之。两日后病情加剧，饮食入口即吐，不得饮食，头晕懒言，诊见舌苔滑润而薄黄，脉沉细无力，此中焦虚寒，阳气格拒，升降反作，治宜辛温通阳，苦寒降泄。

处方：干姜10克，黄芩10克，黄连6克，红参10克，姜半夏30克，吴茱萸5克，茯苓15克，甘草6克，生姜汁兑服。

一剂呕止，继以健胃调理而愈。

2. *真武汤救真寒假热案*　刘某，男，30岁，身体素弱，易于感冒，大便常溏薄，三伏恣食冷饮，又当风乘凉，触感风寒，遂发热恶寒，头痛身痛，无汗鼻塞，口干咽痛。曾服柴葛解肌汤，汗出热不退，延至周余，渐心烦困顿，头晕欲仆，心悸满闷，饮食不思，淋漓汗出，全身肌肉阵阵跳动。诊见舌胖嫩，苔水滑，脉沉细无力。此肾阳欲脱，真寒假热之险证。

处方：乌附片20克，生白术15克，茯苓30克，白芍20克，生姜30克。

2剂后，热退汗敛，神清气爽。

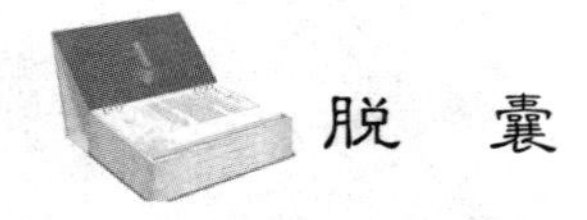

## 脱　囊

2004年曾治一脱囊，时至今日常忆之。

李某，男，56岁，卖煤者，于7月6日初诊。述10日前觉阴囊瘙痒不止，常以手挠之，2日后红热且痒更甚，自服消炎药无效，到附近诊所输液抗炎3天而病益甚。输液5日，阴囊皮肤湿裂，色变黑，继而腐烂，流污秽黄水，因囊中羞涩，无力去医院，甚是恐惧，有病友介绍来求诊。刻下诊脉

滑数，舌苔黄而厚腻，发热38.7℃，口渴而苦，大便坚涩，小便短赤，不思食，阴囊黑且臭，黄水流滋，表皮有小片脱落。此即现代医学所称阴囊急性炎性坏疽。证属肝经湿热下注，蕴而成毒。仿龙胆泻肝方意出治。

内服方：龙胆草15克，川黄柏10克，川木通10克，金银花30克，紫花地丁30克，赤芍10克，粉丹皮10克，锦纹大黄15克，生甘草10克，天花粉15克，薏苡仁30克，2剂。

外洗方：苦参60克，荆芥30克，黄柏30克，生地黄30克。

2日后续诊，热已退至37.2℃，大便微溏，每日2次，病变未见继续恶化，内服方减大黄至6克，续服3剂。

外用：青黛2克，冰片0.5克，人中白2克，赤石脂2克，煅龙骨1克，枯矾1克。

共研极细末，蛋黄油调涂。

又3日续诊，已外无形症，阴囊黑色已退，湿已收，肌已生矣！停内服药，续外治愈。

此证因阴囊皮肉腐脱，甚者睾丸外露而得名。在《外科理例》《外科正宗》《外科大成》《医宗金鉴》等医著均有记载。惜仅见此一例。

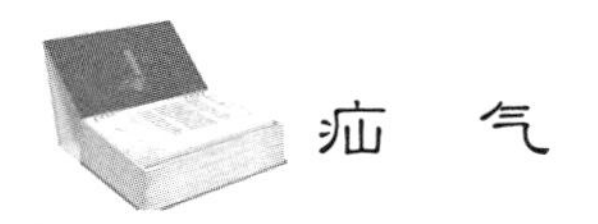

## 疝　气

此2005年医案。张某，2岁半，系病友介绍来诊。父代述儿半岁时于一次哭闹后发现左侧阴囊肿大，后常如此，能自主回复。医院检查是小肠疝，嘱稍大后手术治疗。到儿2岁半时，右侧阴囊也发现此现象，能自主回复，但左侧常不能，须手推入，有2次发生嵌顿到医院急诊。奶奶心疼孙儿，怕出了什么问题，不愿手术，遂求治于中医。诊见舌微青，脉稍紧。活泼好动，唯性格暴躁，稍有不顺便哭闹不休。左侧阴囊大如鸡卵，捏之柔软，躺下后轻推即入，右侧略小，情况类似。按道理应该能治，只恐儿不能服药，便试

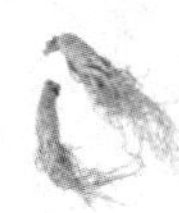

服2剂香砂六君汤，还好，哄哄便喝。遂按肝经气滞，寒凝厥阴施治。

处方：红柴胡6克，花青皮5克，杭白芍6克，生甘草6克，台乌药5克，广木香3克，盐小茴6克，炒橘核3克，荔枝核3克，山楂核3克，炒建曲4克。

嘱每剂只煎取3两，温分三服。另嘱自购疝气带，常于儿躺下时缚之以杜绝病情再加重。

药后常听患儿矢气频繁，别无他苦，月余停药，后观察无复发。追访至今，儿健壮如常矣！

寻思此病乃小肠因张力、节律的问题变松弛，精索孔（疝环）闭合不全，致小肠常掉入阴囊。上述方药应该是改变了小肠的运动状态，使张力增加、节律恢复正常，不再松弛，加上外压迫疝孔，久之疝孔缩小，是以病愈。

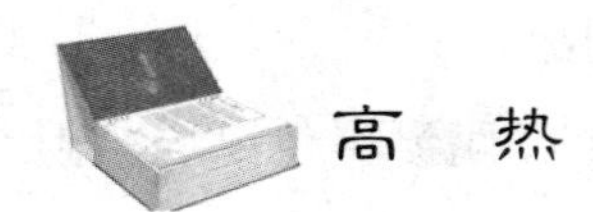

## 高　热

罗某，男，40岁，枣阳市人，2008年8月4日诊。

患者于7月初发热，体温在38℃左右，自服感冒退热药数日无效，到当地县医院就诊，输液5日，发热不退，转至枣阳市人民医院住院，临床常规检查无果，行抗感染、对症治疗，住院10余日，发热少退，但翌日又发，似疟，查疟原虫未果。建议转襄樊大医院进一步检查治疗。7月底到襄樊，其弟系我朋友，遂来叙说病情，云当地医院怀疑是白血病，要到中心医院检查确诊，想让我先看看。接诊时病人发热近1个月。

诊脉六部皆大，舌红苔白厚，口不知味，微渴，不喜凉饮，体温39.8℃，时已近下午5时，言每日上午体温不超过38℃，微恶寒，晚上12时后体温渐退，身微汗出，早上一般在37.5℃左右，身困酸痛，体倦乏力，大便两日一次，不干结，小便黄赤，脉证合参，此暑温证，予苍术白虎汤。

处方：生石膏120克，肥知母30克，天花粉30克，生甘草10克，茅苍术20克，大米一把。

现场煎药，米熟汤成，取汁600毫升，嘱温分四服。续3剂，病去大半，下午最高体温37.5℃。

处方：淡竹叶20克，生石膏30克，人中黄30克，茅苍术15克，天花粉15克，肥知母15克，西洋参10克，5剂，以清余热。

追访，病瘥。

白虎汤古有四禁，观此，不尽然。

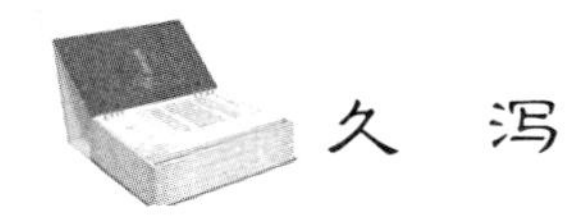

## 久 泻

古有刘草窗痛泻要方，补脾泻肝，以治肝强脾弱、肝木乘土、脾失健运所致腹痛泄泻。《医方考》“泻责之脾，痛责之肝；肝责之实，脾责之虚；脾虚肝实，故令痛泻”。此“扶土抑木”法，然验之临床，治久泻效果则不尽如人意。

考仲景乌梅丸方云“又主久利”，《医宗金鉴》注“又主久利者，以此药性味酸苦辛温，寒热并用，能解阴阳错杂，寒热混淆之邪”。

赵某，男，46岁，2008年7月诊。诉患病数年，一日大便3～6次不等，腹痛时作，便泻痛缓。遍查无果，诊断为“过敏性结肠炎”，服中西成药两年时轻时重，体重由150斤降至120斤。查中等身材，偏瘦，面白，声音洪亮，舌苔白腻，根部黄厚，腹软喜按，诊脉弦缓，沉取无力，两关不调。

此病若治，理应酸苦辛甘互投，寒泻温补并用，拟“柔肝补脾，清肠泻热”，方投：黑乌梅10克，杭白芍30克，生甘草10克，淡干姜10克，淡吴茱萸6克，补骨脂10克，条黄芩10克，炒黄柏10克，炒薏苡仁30克，赤石脂20克。

每日1剂，半月病瘳。续拟方：补骨脂100克，吴茱萸40克，五味子60克，干姜60克，黄芩100克，白芍100克，甘草100克，乌梅100克，煮山药糊丸以善后。

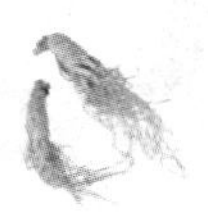

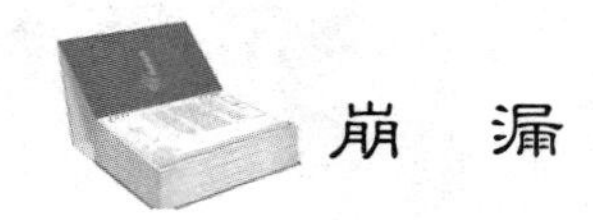

# 崩　漏

《女科证治约旨》谓：“崩中者，势急症危，漏下者，势缓症重，其实皆属危重之候。”《妇科玉尺》谓：“思虑伤脾，不能摄血致令妄行。”《傅青主女科》谓：“冲脉太热而血即沸，血崩之为病，正冲脉之太热也。”《兰室秘藏》谓：“妇人血崩，是肾水阴虚不能镇守胞络相火，故血走而为崩。”

2008年治一19岁宋姓少女崩漏，系夫人表妹。高中毕业未考上大学，忧而出行往广东打工，做工劳烦，加班加点，遂致经血紊乱，每月先期而至，淋漓不断约半月方止，重时经断无时，时而下血量多不止，被迫辍工回家，曾住院一次，诊为青春期功血，输血2次，迭进中西药而效罔，来诊时病已一年有余矣！身体消瘦，面红有粉刺。看舌瘦小鲜红，边有瘀点，苔薄而略黄。诊脉沉而弦数，两关独动，少腹压疼。述五心烦热，少寐多梦，心慌心跳，饮食无味，大便干结，月经已月余未止，甚多时不敢起床，颜色鲜红，夹有黑块。

急则塞流以治标，疏方逍遥加味。

柴胡10克，茯苓10克，白术10克，甘草15克，当归10克，白芍15克，牡丹皮10克，黑栀子30克，女贞子30克，墨旱莲30克，荆芥炭30克，血余炭10克，薄荷叶6克，7剂。

以疏肝健脾，清心泻热，滋养肝肾，兼以止血。

二诊，血量减少，饮食有加，得以安寐。方仍以逍遥加味。

柴胡10克，茯苓10克，白术10克，甘草10克，当归15克，赤芍10克，炒蒲黄15克，炒五灵脂15克，丹参20克，延胡索10克，川牛膝10克，阿胶（烊化）15克，薄荷3克，10剂。

以健脾养血，化瘀生新。此缓则澄源以治本。

三诊，经血已止，精神焕发，病渐向愈。嘱服逍遥丸，每日用阿胶15克烊化分服。此末则复旧以调补。

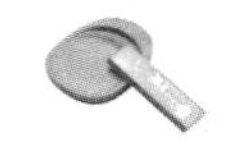

此病后有 2 次反复，病情较轻，前后调治间断服药五月有余。2009 年结婚，后生一子。

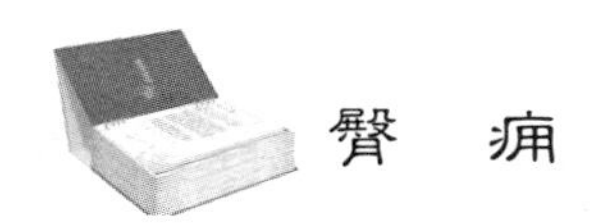

## 臀　痈

臀痈，现代医学称“蜂窝织炎”。由于病位深、范围大、来势急、易腐溃、收敛慢，分属中医“发”的范围。现在由于抗生素的广泛使用，临床已不多见。然由于肌内注射所引起的，俗称“针毒结块”，也称臀痈。

《医宗金鉴•臀痈》谓：“此证属膀胱经湿热凝结而成，生于臀肉厚处，肿、溃、敛俱迟慢。”《洞天奥旨•臀痈》谓：“本经多血少气，而臀上尤气之难周到者也，故不痈则已，一生痈则必大痛疼，此气少不及运动耳。”

忆我初出道时，治一小儿臀痈，终身难忘。1992 年毕业后，暂时在我父所在医院上班。有一毛姓老医领着我们几个小年轻在院外开了个二门诊，一日遇一 6 岁小儿，屁股打针发炎了，毛姓老医是外科医生，摸了摸，查了体温，断定已化脓了，必须开刀。小儿惧怕，央求父亲快走回家。我说看看，见右侧臀部注射部位已红肿高大，述有“鸡啄”痛，体温 38℃，确实化脓了。我说可不可以吃中药试试，吃了药就不开刀了，儿点头。

遂处方：黄芪 90 克，金银花藤 100 克，连翘 30 克，薏苡仁 150 克，赤芍 20 克，牡丹皮 15 克，白芷 15 克，当归 10 克，天花粉 30 克，陈皮 10 克，生甘草 20 克，大血藤 50 克，1 剂。

嘱煎药取汁 2 斤半，随儿所欲恣饮。外用芒硝热敷。

2 日后复诊，已不红肿，发热已退，只是还有硬块。

处方：金银花 15 克，连翘 15 克，白芷 10 克，当归 10 克，赤芍 10 克，天丁 10 克，炮山甲 6 克，天花粉 10 克，浙贝母 10 克，陈皮 10 克。

3 剂以善后。

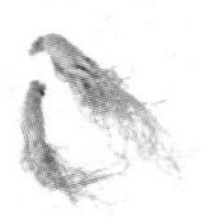

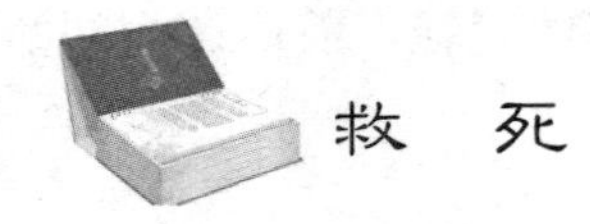

## 救　死

1991年，我曾用经方侥幸救活一等死的老人。

当年暑假，我在父亲身边见习。一日，我老家的一位叔叔骑车来找我父亲，说他的叔叔（该是我爷字辈的）因病在县医院治了20多天不见好，水米不进，已回家等死了，想请父亲回去看看。父亲诊务繁忙，不得闲暇，又考虑救治的可能性不大，就说让我回去看看吧。当时年少，又加上农村人没多少文化，根本不知道得啥病住的院，也无病历可查，只是说发热。老人虽然昏睡，但询问还勉强能回答。诊脉滑而有力，看舌苔黄而厚腻，口味甚大熏人。按胸腹言胸闷腹胀，胃部按了痛。体温37℃多一点，大便已10多日未解了，小便黄浊，气味熏人。细思长时间发热该是热病无疑，脉滑按之心下痛，该是小结胸证吧，一时还不知该如何下手，出去走走想想。到了门前菜园，见有像丝瓜秧样的东西爬的到处都是，细一看，上面结的小瓜，这不是瓜蒌吗？茅塞顿开！摘了几个快要黄的回来，又叫人到镇上卫生院买了几味药，有杏仁、白蔻、薏苡仁、半夏、厚朴、枳实、黄连。配方时加一枚大瓜蒌，亲自煎药伺服。几次药喝下肚，就听得腹中雷鸣，解下不少臭秽之物，第二天便知饥索食了。上述方药吃了3天，共用了4枚全瓜蒌。此后老人又活了十几年。

此案由于当时无记录，大概如此。

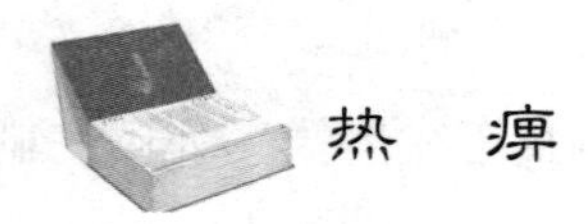

## 热　痹

许某，女，54岁。2009年6月23日诊。

双手小关节疼痛数年，近一年逐渐加重，医院诊断为类风湿关节炎，予抗风湿止痛治疗，效微。

见双手掌指关节、指间关节肿大如梭，尤以示、中、环指为甚。诉关

节热痛如虫咬，心中烦躁，几以废寝；食不知味，溲黄便结；时而发热汗出，口干欲饮凉水。腕肘关节近日来亦有痛感，甚是焦虑，生不如死矣！

诊六脉滑数，舌红苔黄。此痹证日久，郁而化热，指节肿大，是为瘀结。宜宣痹清热，化瘀通络。

处方：桑枝尖30克，桂枝尖10克，杭白芍20克，生甘草10克，肥知母20克，生石膏25克，制川乌5克，制草乌5克，金银花藤60克，威灵仙15克，片姜黄10克，炮山甲片10克。10剂肿消痛止。

上方3剂打粉，每日服10克，另加服龙马自来丹，每日0.6克。

8月追访，病情稳定。

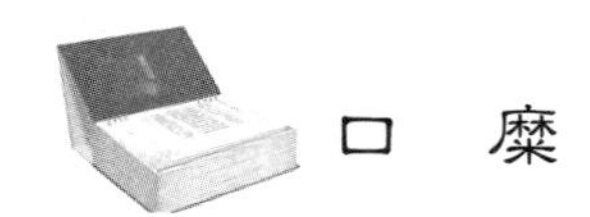

## 口　糜

刘学才，男，48岁。2010年8月6日诊。

自诉口腔溃疡数年，时发时好，最多间隔2周便发，有时在舌上，有时在舌下，有时在舌边，有时在唇内，发则10余日愈合，痛苦不堪。清热泻火中药吃的不少，消炎药、维生素更不用说，有时有小效，有时则无效，清火过度则大便下泄。

诊见：脉滑，左手脉按之似空，尺部犹显。舌淡红，苔黄干厚有裂纹。舌边缘尽是小的糜点，口干渴，时欲饮但不多，身胖，面油滑。断为湿热。

处方：黄柏20克，薏苡仁30克，苍术15克，甘草10克，砂仁10克（三妙封髓汤），6剂，后丸药一料善后。

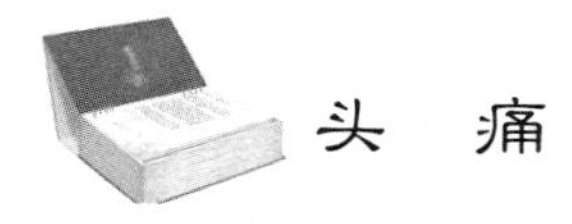

## 头　痛

魏某，女，45岁。身体素瘦弱，5年前绝经。3年前得一头痛病，情绪不好、受凉、熬夜均可诱发，常三天两头发作，两太阳穴、眉骨、巅顶均痛，眼花，食后欲呕，口苦咽干，脉左弦右弱，舌瘦苔薄。自述几年来常吃镇痛药，胃中常嘈杂泛酸，已得食管炎。《伤寒论》曰:“少阳之为病，口苦咽干目眩也”;又曰:“食谷欲呕，属阳明也，吴茱萸汤主之。”此证乃少阳阳明合病。2011年3月1日下药。

处方:红柴胡10克，条黄芩6克，生半夏6克，炙甘草6克，潞党参10克，小枳实8克，杭白芍8克，淡吴茱萸6克，香白芷6克，老川芎10克，荆芥穗10克，生姜15克。每日1剂，煎400毫升，温分三服。续服药20剂愈。

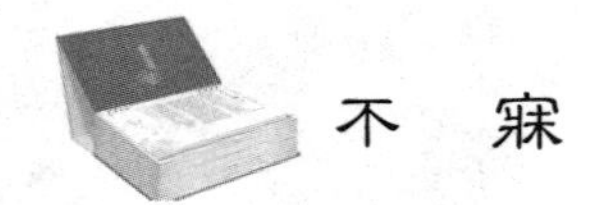

## 不　寐

张某，女，52岁，绝经已2年，体素健。2010年2月单位组织体检，B超示子宫有数个小肌瘤，虽然医言无碍，心中总觉疑虑，怕得癌症。自购桂枝茯苓丸等药服月余，复查肌瘤仍在，随即心绪不宁，渐至夜不安寐，噩梦纷纭。求治于中医，服养血安神药十数剂不应。求治于西医，云神经衰弱，与谷维素及成药，服月余无效。有友人言安定医院有熟人，遂求治，断为抑郁证，用药不详，又吃药月余。12月2日病友介绍来诊。述每晚服2～3片艾司唑仑（舒乐安定），仍然无法入睡，虽哈欠连连，倒下却无睡意，大脑甚是清醒，第二日却昏昏涂涂，精神极度衰疲，苦不堪言。诊脉弦，舌质微红，苔薄微黄，口微苦，心烦，饮食二便尚可。此小柴胡汤证，予小柴胡加龙骨牡蛎为治。

柴胡25克，黄芩20克，法半夏20克，炙甘草10克，龙骨30克，牡蛎30克，姜枣为引。4剂。嘱日二服，晚9时三服。

服一剂即来告知，药后眼皮打架，当晚即能熟睡3小时，欣喜之情溢于言表，遂好加安慰，言药后病必失。尽剂复诊，有不愿再服之意，又好加劝解，再进4剂以巩固疗效。约10日后带嫂子侄女看病，精神焕发，判若两人。

按：不寐证，方书常分虚实而治，虚者，阴虚火旺、心脾两虚、心胆气虚；实者，肝郁化火、痰热内扰、胃气不和等。言阳入之阴则寐，祛邪也好，补虚也罢，能使阳入于阴中则寐。本案虽数月失眠，数剂能见功者，全在乎此。

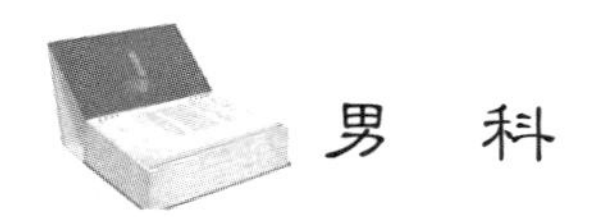

## 男　科

1. 精子活力低下　尚某，23 岁，婚后 2 年无子。2006 年 4 月 10 日在襄樊市中心医院做“精子动态特征分析报告”示：精液量 0.9 毫升，液化时间 50 分钟，精子密度 26.37（百万 / 毫升），精子活动率 52%，活力 A 级 28%，B 级 12%，A+B<50%。

问题：精子活力低下，液化时间过长。

辨证：面白高瘦，性生活无异，小便常余沥，脉细涩，双尺弱，舌苔薄白，根部略黄。此肾阳疲乏，无以生精，湿聚下焦，久而化热，应鼓动肾阳，保肾阴兼以化湿。

处方：熟地黄 20 克，山茱萸 10 克，鹿角胶（烊化）10 克，淫羊藿 20 克，巴戟天 15 克，蛇床子（炒）10 克，车前子 15 克，菟丝子（炮）15 克，枸杞子 15 克，覆盆子 12 克，地肤子 30 克。守方服 1 个月。

复查精液量 2.5 毫升，液化时间 30 分钟，精子密度 35.6（百万 / 毫升），精子活动率 78%，活力 A 级 42%，B 级 20%，A+B>50%。停药观察。

2006 年 8 月其妻怀孕，后生一子，2009 年续得一子。

2. 精液液化时间过长　尚某（系上同村），25 岁，2009 年 3 月 1 日初诊。2008 年 11 月 24 日襄樊第一人民医院分析报告示：精液量 2.6 毫升，液化时间 60 分钟，密度 45.4（百万 / 毫升），精子活动率 78%，活力 A 级 29.29%，B 级 26.2%。A+B>50%。

问题：精液液化时间过长。

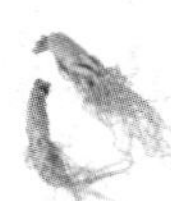

辨证：外观一般，性生活频繁，脉滑数，两尺尤甚，舌根部黄腻厚苔。此相火过旺，煎熬肾水，下焦湿热结聚。应养肾阴而平相火兼化湿热。

处方：熟地黄30克，山茱萸10克，山药10克，茯苓片10克，粉牡丹皮6克，泽泻片6克，盐黄柏15克，地肤子30克，车前子15克，薏苡仁30克，守方服1个月。

2009年4月8日襄樊市中心医院分析报告示：液化时间30分钟，密度35.97（百万/毫升），活动率44.12%，活力A级29.4%，B级12.94%，A+B<50%。

诊见脉滑，舌苔薄白，此久服黄柏克伐肾阳，致使精子活力低下。

处方：熟地黄20克，山茱萸15克，鹿角胶（烊化）10克，淫羊藿30克，巴戟天10克，枸杞子15克，地肤子15克，菟丝子（炮）30克。守方服半月。

2009年6月2日襄樊市中心医院报告示：精液量2.5毫升，液化时间30分钟，密度48.45（百万/毫升），活动率77.5%，活力A级40%，B级12.5%，A+B>50%。停药观察。

2009年9月告其妻已怀孕。

3. 血精　谭某，25岁，2008年5月7日治案。患病数月，性事时有血精，色红质稠，以至于不敢行房。然，年少精旺，时而梦遗也有血。述少腹、阴部坠痛，性欲旺盛，五心烦热，夜梦多扰，西医诊为“精囊炎”。脉弦数，双尺犹滑，舌根黄厚而腻，小便黄浊。此相火煎熬，下焦湿热结聚，迫血妄行。拟养阴坚肾，清利湿热，兼凉血止血。

处方：生地黄30克，女贞子20克，盐黄柏12克，盐知母10克，粉丹皮10克，地肤子60克，墨旱莲30克，仙鹤草20克。10剂愈。嘱续服知柏地黄丸善后。

4. 睾丸炎　王某，36岁，2009年8月5日案。述因冶游染淋病，后用菌必治治愈。然，尿管内常隐痛，右侧睾丸渐变硬，走急便痛，不敢跳跃，续抗炎治疗效茫，已半年矣。诊脉弦细，舌淡苔白，小腹睾丸常抽痛，右侧睾丸明显大于左侧，触痛，质地硬。此寒凝肝脉，也名为疝。宜温肝散寒，软

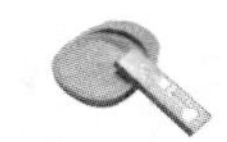

坚散结。

疏方：吴茱萸6克，小茴香9克，台乌药9克，紫油桂5克，川楝子6克，延胡索10克，荔枝核12克，炒橘核12克，生牡蛎30克。数剂见效，因做工服汤药不便，以上方糊丸一料服。

按：上二案同为一系统病变，而湿热、寒湿判然，为医者能不用心焉！

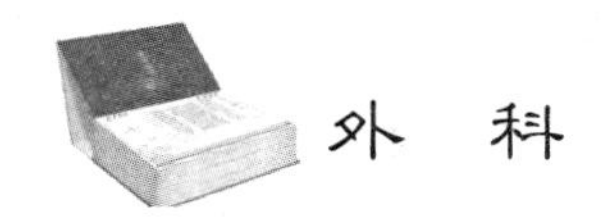

## 外　科

1. *上石疽*　袁某，男，48岁。于2009年2月觉右侧大牙时常疼痛，定位不准。诊为尖根炎，行抗炎治疗，时而好转。后见第二磨牙有龋洞，以为此为患，牙医即拔除。后1个月觉咽部不适，吞咽有碍，医见右侧咽部微肿不红，以为是咽喉炎，又行抗炎治疗，不效。因患者和我是朋友关系，遂来求诊。见右侧耳下颈项间微肿，按之微硬而痛，觉有肿块，怀疑有肿瘤，建议检查。CT片报告为腮腺混合瘤，穿刺病理检查为良性。医院建议手术切除，病者不愿，又请服中药。此患者因与父不和，长期心情压抑，性格低调，断为肝郁化火，炼津为痰，结于肝经之络，日久结聚而发为上石疽。诊脉弦数，舌红苔薄，拟化痰软坚，清泻相火。

处方：夏枯草30克，连翘20克，浙贝母15克，牡蛎30克，玄参20克，赤芍15克，牡丹皮10克，黄芩10克，柴胡10克，甘草10克，每日1剂内服。

又与青黛、玄明粉、硼砂、五倍子合研细末，布膏药上外贴，二日一换。服至周余，即觉肿块变软，守方续服10日余。因患者是公务员，加之周围同事闲言，即入襄樊中心医院手术治疗。术中因肿块较大不便切除，锯开下颌骨完成手术，钢板固定，病理检查仍为良性肿瘤，月余出院。出院后渐觉身体状况日下，患侧面神经麻痹而口歪眼斜，于6月再次入院治疗，传言为恶性肿瘤，冬月病逝。

2. *牙槽风*　苏某，男，2005年案。左下牙龈常发炎，曾几度化脓切开引流，

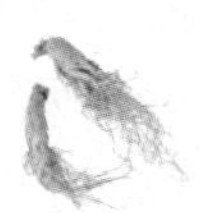

后下颌骨处生一小肿块，逐渐肿大，出头后塞黄纱条，月余收口，不料后来经常肿起，破溃流稀脓，用生肌收口药即愈，反复发作，病史2年余。来诊时见左腮有一绿豆大溃口，探针探及骨质，约1厘米深。嘱拍片检查，X线片报告称下颌骨骨髓炎。此牙痈失治，邪毒内陷，侵及牙槽骨，是为牙槽风。问怕痛否，曰不怕。用白降丹分许夹0.5厘米宽皮纸中做成药捻，塞入窦道，膏药盖定。是夜疼痛剧烈，不得入眠，踱步于院中，日中痛稍减。越三日，取出药捻，见上尽是黄稠脓液，溃口已有黄豆大小了。再用黄升丹滚药捻上插入，二日一换，原如围棋子大肿块渐消。后以生肌散收口，半月愈。

3. 阑尾炎　阑尾炎这个病，一旦发作，病人大多去做手术了，小手术一个，即使化脓，只要治疗及时，也无大碍。但费用现在还是很高的。自从《金匮要略》出大黄牡丹皮汤、薏苡附子败酱散之治后，历代医家对此病的治疗积累了丰富的经验，中医治此病的疗效是十分肯定的。因是常见多发病，我也治了不少，积累了一点经验。今举一例来说明之。

盛某，男，38岁，2010年3月9日案。自述约1周前与朋友聚餐后发病，已输液5日，有缓解，但右下腹压痛还明显，不敢快步行走。因工作繁忙，无时间住院开刀，遂来治。现症见：麦氏点压痛，轻微反跳痛，小腹微胀。脉弦，舌红苔薄白，饮食二便尚可。诊为气血瘀滞。

处方：柴胡15克，青皮12克，赤芍10克，甘草10克，川楝子10克，延胡索12克，大血藤30克，败酱草12克，牡丹皮10克，桃仁10克，3剂，愈。此单纯性阑尾炎，属瘀滞期。

5月12日再诊。此次发作较上次严重，疼痛更甚，来时弯腰行走，发热38.5℃，并有寒战，我劝去医院做手术，因患者与我是朋友，对我甚是信任，言此次若疗效不好或再次发作便去开刀。腹诊见右下腹有局限包块，疼痛拒按，腹肌紧张，脉弦数，舌红苔黄厚，口干，大便秘结，小便黄赤。治以化瘀败毒，通下泻热。

处方：柴胡15克，枳实20克，赤芍20克，甘草10克，桃仁12克，牡

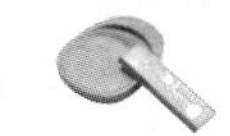

丹皮 15 克，大血藤 60 克，败酱草 30 克，大黄 12 克，蒲公英 30 克，1 剂。

药后大便行 4 次，肛门灼热，腹痛即减，热退至 37.2℃，寒战无。又处 3 剂，大黄减为 6 克，愈。又小其制，给药 5 剂，以防复发。此病变较严重，有轻微腹膜炎见症，应是脓肿早期，属蕴热期。

按：此案前后二治，缘第一次治不彻底，致第二次复发且加重。用药方面据见证是有区别的。大血藤治肠痈是绝对的专药，只要确诊，不管何种情况，就奉大血藤为主药，用量 30 ～ 100 克不等，同时辅以败酱草 15 ～ 30 克。外部可以用大蒜、芒硝各等量，捣泥敷，但注意对皮肤有刺激，若刺激过强，单独用芒硝也可。至于脓成，就当排脓为主治了，化瘀泻热为辅，薏苡仁、冬瓜子是为效药。

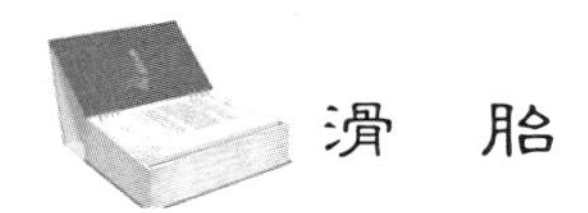

## 滑　胎

逍遥散为我治妇科病习用方，加味治滑胎疗效肯定。关于滑胎流产，主要有冲任虚损和肝郁化火之说，而以寒热虚实为安胎之辨证纲要。《丹溪心法》曰：“阳施阴化，胎孕乃成，血气虚损，营养不足，其胎自堕。或劳怒伤肝，内火便动，亦能动胎。”古今治法很多，然，用逍遥散加味治疗为要法。因女子生理的特殊性，滞结为致病的主要因素，滞结不单指情志而言。逍遥散为消滞结之良方，平淡之中常建奇功，其疏肝解郁而顺肝之畅达，健脾养血而资冲任之化源。滑胎一症，其冲任虚损固为要因，然终属陷下之证，陷者举之，肝木升达，脾土不陷，则欣欣向荣，胎长而茂，无滑胎之忧。固冲亦必要法，用桑寄生、续断、杜仲为对病之药。《药性论》谓桑寄生“能令胎守固，主怀妊漏血不止”；《本草蒙筌》有“川断与寄生气味略异，主治颇同，不得寄生即加续断”；《简便单方》以杜仲配伍续断治习惯性堕胎。此 3 味常施重量，量少则效不显。

1998 年曾治一周姓女子，5 年之内胎结 2 个月余即堕，连掉 6 胎。接诊时已怀孕，诊六脉弦数，五心烦热，夜梦不断，甚或不寐，舌边尖红赤。肝郁化火，血分伏热，扰动胞宫，时有漏血，胎陨在于顷刻。

处方：柴胡10克，茯苓10克，白术10克，当归10克，白芍10克，甘草10克，薄荷6克，黑栀子30克，牡丹皮12克，桑寄生50克，续断炭30克，炒杜仲20克。

服药周余，血止险除，然脉象依旧。后隔三岔五，间断服药，至6月始安，足月生一女孩。

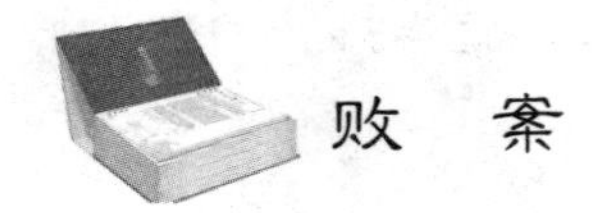

## 败　案

某日和网友谈论中风后遗症的治法，引起我的一段回忆，虽然过去了十几年，然痛定思痛，感触颇深，常引以为戒！

那是在1995年，有一位60多岁的女病人，脑出血住院抢救1个月余，总算保住了一条命，落下了偏瘫的后遗症。出院四五个月后，找到我要吃中药，当时诊断完全符合补阳还五汤证，即处补阳还五汤，黄芪最重用至100余克，服药半个月即见显效。原来要人搀扶才可移步，右臂不举，后来能自己扶杖行走，臂可举至肩，医患皆喜。记得最后一诊时，病人脉象发生了巨大的变化，由原来的缓脉变成了弦脉，且按之有力搏指，一查血压，远超出了正常水平，回到了发病前的数值。本来想让病人停药观察，奈何病家见疗效很好，要求继续服药，便硬着头皮又出方给药。由于年少气盛，求功心切，加之经验不足，用药不知变通，便埋下了祸根！补气过度，有余便是火，气火上逆，风阳上扰，遂使生人之具变为害人之器。病人药未尽剂，因和儿媳妇拌嘴，激动之下，倒在自家院子里，再也没有起来。后来见了病人老伴，见脸有怨色，我无语向对，惭愧之极。

俗云：宁可松松过，千万莫惹祸！并非消极之说，该出手时就出手，审时度势，灵活变通，方不失明医本色。戒之，戒之！

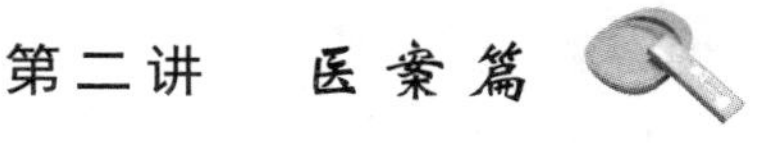

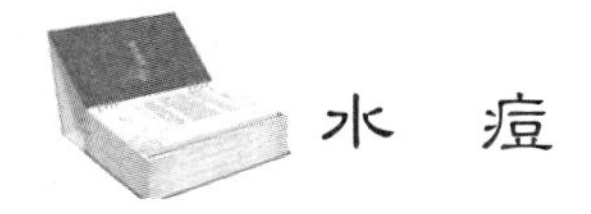

## 水　痘

水痘多发生在5岁以下小儿，大多症状不重，或有些许发热，痘出的也不是很多，不严重，一般1周左右就自己好了，对正常的生理功能没有多大的影响。但随着发病年龄的增大，症状就可能很严重，痘子也可能不是“水痘”了，会是“血痘”。小女16岁，于2009年春节患此疾，治疗就费了些周折。

2009春节前，大约是腊月二十六吧，有俩小兄弟，三两岁的小孩，出水痘到我诊所看，没啥大问题，适小女在诊所玩，与俩小孩嬉闹了一会儿。年后初四便讲不想吃饭，身上不适，也没在意。初六打喷嚏，流泪，咽痛，发热38℃，颇似感冒，为疏银翘汤一剂：荆芥20克，薄荷15克，金银花15克，连翘15克，桔梗10克，牛蒡子10克，玄参10克，甘草10克，煎取600毫升，周时服尽。初七热退。至晚上见面部有小红疹，初八即出痘，续发热至38℃，续上方1剂。初九壮热不退，见口干舌燥，渴欲饮冷，去桔梗，加石膏30克，此时，痘出全身，大者如黄豆，且见灌浆红色，底部潮红，口反不渴，夜寐不安，时有呓语，续进上方1剂，且加石膏为60克。十一日加大青叶30克进1剂，热稍退，然痘色加深，见紫黑色，昏睡不语，扪背心润有小汗，舌见干红无苔，热已入营，疾疏方：连翘30克，金银花20克，牛蒡子10克，玄参20克，生地黄20克，大青叶30克，紫草茸30克，石膏30克，浓煎与服，以清胃败毒，凉营透热。进2剂，热退身凉，痘干掉痂。前后共服药7剂，经8日病始愈，正月十六体健上学。

女儿幼时也注射过水痘疫苗，仍然染病；表侄女六岁，也曾注射过，前几日也患水痘；可见疫苗重在预防，不可绝对说有抗体了，有无抗体可能与疫苗质量和自身体质差异有关吧。

述此案有几个要说的问题，病有普遍规律，也有特殊表现，教科书上讲年长儿和成人也可患水痘，并没有说及病症严重程度。我觉此类病毒性传染病，年龄越大，病情越重，不可轻视。女患病期间，父也曾问及，然不出治，

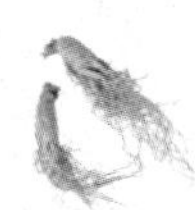

亲友有劝入院治疗者，我不置可否，曾几度失眠思量治法。斑、疹、痘治法不可细分，总以见症施治为准。说斑出阳明，疹出于肺，然痘出于何？热入营分治法一样，总要逆病势而透解！此为开门逐贼。我幼时曾患麻疹，疹出甚好，轻微发热，为顺症。父出诊看病，母见发热，去乡卫生院注射了青霉素，遂疹隐而热毒内闭，高热不止，神昏肢厥，内闭心包。父求师祖襄阳四大名医施映堂先生诊治，祖笑而不出方，只言开闭，父思虑良久，斗胆以冰片、麝香入清营透热方中，疹出始安。

水痘书上讲愈后无瘢痕也不一定，女儿愈后面部遗留有些许小瘢，细观始见。又说此病预后良好，只是指年幼儿，年长者则不然。可能与人的免疫功能不同有关吧，有待探讨。

# 第三讲　医话篇

临证随笔是为医话。述医理言而有据，说治法独出心裁；文字流露出乎心中，读之领会兴趣盎然。此篇多以我治案为题，深入浅出，真切体现我治病的心路历程，还有一些诊余感悟，由博返约，阐述经方之秘及医理药理，是本书的重要章节。或写法严谨有序，或闲谈随意温馨。若静心而细阅之，必然渐入佳境，获益匪浅。欲寻幽探微，请跟我来！

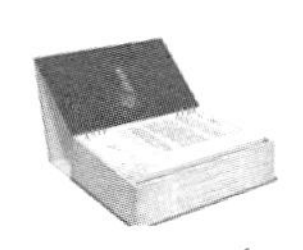

## 低贱良药地肤子

地肤子这东西，儿时便对其印象颇深。农村人家房前屋后多有种植，茂盛者可长及人高。干啥用，扎扫帚用，俗名就叫铁扫帚。待长成砍割，干后其茎如铁骨，梢又极其柔韧，故可用作扫帚，极为耐用。乡村农人有瘙痒之疾，常取地肤子全草熬水洗浴，其子即为地肤子。及习医临证时，更对其情有独钟，低贱之物是为良药，性情平和建奇功。

地肤子首载于《神农本草经》:“主膀胱热，利小便，补中，益精气”。《药性赋》曰:“地肤子利膀胱可洗皮肤之风。”《滇南本草》曰:“疗妇人诸经客热，清利膀胱，湿热带下。”《本草备要》言其“益精强阴”。证之确非虚言。

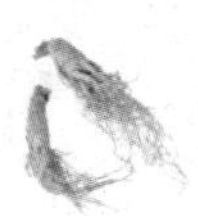

品尝地肤子，入口细嚼，先苦而后微甘。谓其性寒可能言过，治病体验该是性凉，非大寒之药，久服未见其有害胃滑肠之弊。治皮肤痒疹，症见瘙痒流滋，可为君药，重症用100克左右也不为过，常配白鲜皮为对药；外阴出汗瘙痒，勿论男女，可单味服之，外以蛇床子、枯矾、滑石研细末扑，常有奇效。曾治友人夏日与友酒后冶游而患淋病，羞于见医，终日尿口流脓而沾衣，苦不堪言，处地肤子200克，土茯苓100克，甘草50克，金银花50克，为2日量，煎汤2000毫升代茶，终日频饮之，不二日，病若失。治“非淋”尿道炎，常有尿道异感，有如虫行，以地肤子单味50克煎服，月余而愈。益见其利湿败毒之功。

“益精强阴”之说，也证之有验。多次用于男子精子质量低下且有精液不液化所致不育，多由膏粱厚味，行为不检，而致下焦湿热煎熬，如膏糊而不清。书有五子衍宗以益阴添精，虽有车前子滑窍利湿，终觉力小，若加黄柏而燥之，又不利于生精。余常弃黄柏不用，加一味地肤子，取利避弊，且委以重任。湿热去而阴不受熬，常使精子质量上升而液化时间也大为缩短。

妇女常有湿热带下之疾，在施治方中也常加地肤子，使疗效大增，可助黄柏、薏苡仁利湿清热之功。

湿毒成疮，瘙痒淋漓，可予地肤子、苦参、荆芥、枯矾煎汤洗浴。诚内服外用均可之良药。

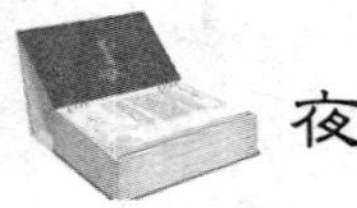

## 夜壶里边的宝贝

夜壶是用来盛尿的，人尿是味药，不错，但一般用的是童子尿。今天说的是陈年老夜壶里的人尿沉积物——人中白，俗名尿干子。

人中白就是夜壶里面边底上沉积附着的一层灰白色的东西，铲下用活水漂洗至无腥味就可入药了。随着夜壶的消失，人中白恐怕也成稀罕之物了，不过，有人就有尿，有尿就可采集沉淀收取。现在药源还较广泛，因用的人

不多，价格还算便宜。

人中白之名首见于《日华子本草》，“治劳热、肺痿、心膈热、鼻洪吐血、消瘦渴疾”;《名医别录》称尿白垽，“疗鼻衄”;《本草纲目》谓:“降火消瘀血，诸窍出血，肌肤汗血”;《本草正义》说:“烧研为末，大治诸湿溃烂，下疳恶疮，生肌长肉，最解热毒”;《玉楸药解》曰:“咸寒泻火，治鼻衄口疮，牙疳喉痹之证。”看来，此物也为内服外用皆可的至贱良药，总结它的作用，可以用清降消瘀来概括。我常喜用人中白治下述之病。

1. *诸衄*　鼻衄是最常见病症，有些还真不好治，医学检查为血液病者暂且不论。对于该病，常用白茅根和人中白为对药加入应证方中，收效甚捷。白茅根用量一两至数两不等，人中白 30 克也就那么一小坨，可以多用，须打碎入煎。

咳血除肺结核外，支气管扩张是最常见的病，多因久咳不愈，努咳致使血络破裂，相火刑金，治以清降，人中白可加入施治方药中。

眼底出血可以说是目衄，不管病因如何，与火热灼伤血络有关，人中白也可加用于对证方药中以消瘀血，有验。皮下出血、紫癜一类的病，可以说是肌衄，也多与火热有关，出血必有瘀，人中白可用。尿血（包括镜下血尿）病在膀胱和泌尿系，多还是相火泄于膀胱，人中白清降相火，自然也为效药。老年前列腺肥大可见小便淋漓或癃闭，不管辨证为何，均可以人中白磨坚消瘀，随证加入。

2. *乳蛾与疳疮*　乳蛾是扁桃体的病变，多见于小儿，成年人也可见，是因自小失治而得，喉科有丰富的传统经验。可以见到扁桃体肿大，甚或有白膜和脓栓长久存在，一遇外感或上火均可加重，若只靠内治服药终不理想。治此，我积累了一定的经验，于发热期过后，用三棱针或注射针隔二三日点刺放血，用人中白、枯矾、五倍子、冰片、硼砂、青黛（我有验方新青吹口散备用）研细末涂抹于扁桃体上，每日二三次。坚持治疗，久可收消肿之功。推广之，凡咽喉部位有形的病变均可以此药涂抹或吹敷。疳疮除梅毒所致的男女前后二阴溃疡（称为硬下疳）少见外，病毒性复发口腔、生殖器溃疡也

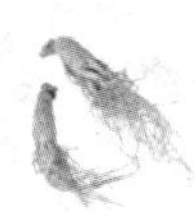

叫痟疮，还有口腔的其他疾病，只要有溃烂、肿痛，均可以人中白为主药吹敷。此等用法，人中白必须火煅水飞方可。

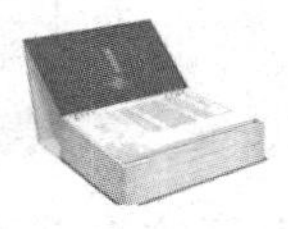

## 疏肝散结说橘核

橘核就是我们常吃的橘子的核，药源广泛，橘子上市时到处都是。该药比较苦，不过“性”却是温的。“核”类的东西多有理气、散结、止痛的功效，可作为代表的就是橘核。

橘核出于《日华子本草》，“治腰痛，膀胱气、肾疼”，这个“肾”当然不是指的解剖上的肾。古人常把男性外生殖器称作“外肾”，所以古籍中所说的“肾痛”指的就是生殖器病变导致的疼痛，在《本草纲目》中说的就比较直接了，“治小肠疝气及阴核肿痛”。“疝”这个病的意义有多种，早在《内经》中就有“任脉为病，男子内结七疝，女子带下瘕聚”之说，《金匮要略方论》中的“寒疝”指的是腹中寒气凝聚成块，攻冲作痛使然。后世医籍中多指广义的“疝”。大凡阴囊、睾丸及其所属组织器官的病变而出现硬结、不通、肿大所致少腹、腹股沟、二阴抽掣疼痛、坠胀不适者都可称为“疝”。包括现代医学的多种疾病，如腹股沟斜疝、睾丸鞘膜积液、阴茎硬结症、睾丸炎、附睾结核、精索静脉曲张等，这些问题都可有“气”痛的表现。男子外生殖器及其附属器官都在“肝经”循行的部位，病变都有“肝气”结聚的原因，《本草汇言》说橘核“疏肝，散逆气”，这个“逆气”在病人的表述中很形象，“睾丸痛，有时候放射到大腿根和下腹部，有时候感觉下坠不舒服”，这些都是“逆气”的表现，橘核可治之。当然，单味药的力量往往有限，组方选药可用四逆散、金铃子散、乌药散及小茴香、吴茱萸、肉桂、荔枝核、山楂核等。治“岔气”腰痛，橘核炒研黄酒冲服极效。

妇科子宫及附件的病变多有肿块、结节，中医称为“癥积”，聚散有时、可大可小的叫“瘕聚”，多有成方可用。B超可以帮我们的大忙，在早期就

可发现，这个橘核就派上用场了，取其“散结”的功效。虽然男女病变不同，病因也有所异，但有“结聚”就可异病同治。乳房肿块，不论性质、男女，橘核都可使用，取的就是它的“疏肝、散结”功效。

有些书说橘核苦而伤胃中冲和之气，这点要有分析。大凡苦味的药用多了都可影响胃口，这就是“伤胃中冲和之气”了。我用橘核时，常常炒一下，闻到香气就可以了，这样胃就比较容易接受。用量不必太大，6 ～ 15 克即可，入煎须打碎。

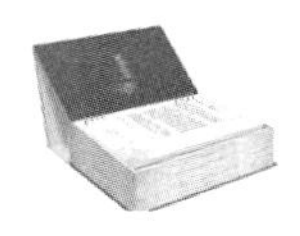

## 冲墙倒壁的枳实

在农村常见到菜园子周围植有带刺的作为篱笆的小乔木，七八月长绿色的小果，老远就闻到一股香气，小儿不知是啥，摘来吃又酸又苦。乡人叫臭橙蛋子，就是枳实的一种，叫枸橘枳实，其他如酸橙、香橼、甜橙、柚的幼果都可作枳实用，大同小异，均含挥发油、黄酮苷等成分。

枳实利七冲门，谓飞门、户门、吸门、贲门、幽门、阑门、魄门，这 7 个门是呼吸和消化的通道，都要通活，不可闭塞。气、血、津、液、食运行不利都可为滞，滞便为结，枳实以气为用，气通滞可解。朱震亨谓“枳实泻痰，冲墙倒壁，滑窍泻气之药也”。

经方枳实薤白桂枝汤治“胸痹，心中痞气，气结在胸”、橘皮生姜汤治“胸中气塞短气”、桂枝生姜枳实汤治“心中痞，诸逆心悬痛”、栀子厚朴汤治“心烦腹满，卧起不安”、大柴胡治“心中痞硬、心下急”、大小承气汤治痞满燥实坚，皆取枳实开泻通利之功。枳术汤及后世之枳实导滞丸、枳术丸、香砂枳术丸等均以枳、术相配，消补兼施，消而不伤，补而不滞。导痰、涤痰诸汤均治痰饮结聚之胸膈痞满，小结胸加枳实，均取枳实化痰消癖之力。枳实芍药散治产后腹痛烦满，是因血分有滞。故诸气、血、痰、食之结滞不通，从胸到腹、自上而下，凡见痞、满、痛、胀，均可用枳实为下气要药，与疏肝、

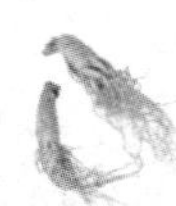

补脾、消瘀、化痰相合为治。

枳实以小者力大，处方常写小枳实，其质重，量小不以为功。如只取 3 ～ 6 克只可用以疏补药之壅。勿论寒热，胸膈以上之病常用 10 克左右。但见心下、胁下、大小腹有壅积之疾者，起手便是 20 ～ 30 克，可取微利为度，未见有其他不良反应。我治胃病的效方“痞积散”便以枳实为君药，散剂内服量一日在 3 ～ 5 克。

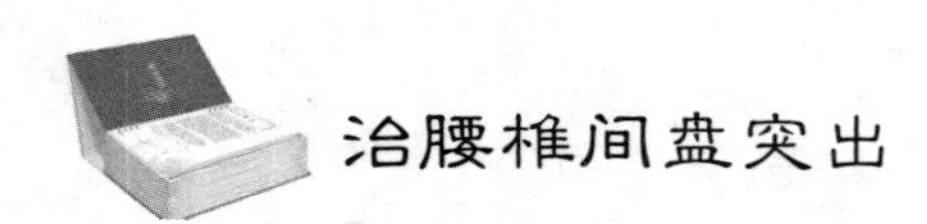

## 治腰椎间盘突出

腰椎间盘突出导致的腰腿痛是临床上的常见病、多发病，多见于青壮年，体力劳动者尤为常见，医者常常以“风寒湿合而为痹”的观点处方治疗，或效或不效，往往忽视了一个最重要的问题，那就是伤筋。筋膜、肌腱、韧带等都可视为筋。筋统属于肝。扭伤、劳力为伤筋的主要病因。腰$_{4\text{-}5}$及腰$_5$骶$_1$是全身应力的中点，长期劳损、组织退行性变、负重及活动度较大最易发生椎间盘突出。以腰痛为主者，是腰椎后韧带受到刺激，若椎间盘突出压迫后韧带甚至突破后韧带而压迫神经根时，腿痛就发生了。非手术治疗不在于使突出的椎间盘完全回位，而在于解除椎间盘周围软组织的肿胀、压迫、粘连状态，以缓解疼痛为要，做到这点，就为以后使突出的椎间盘复位打下基础。举一典型案例说明之。

我舅父自小身体孱弱，下乡回城后做了车工，又长期站立工作，长期劳累导致经常腰痛，以至于不能坚持工作。后来到一私企打工，常把缠铜线的圆轱辘当凳子坐，一日摞了两个，不小心歪了一下，就听得腰部咔嚓一声响，当时也未在意，不料第二日便起不来床了，腰部胀痛难于转侧，右腿后侧向下如刀割电灼般放射至小腿、足部外侧，痛苦难当，我诊视后，为他撤去席梦思，支上硬板床。损伤初起，筋撕裂、络破损，自然会充血、水肿，在高压环境下，神经就受不了啦，此时绝对不可牵拉、揉扯，只能静养。

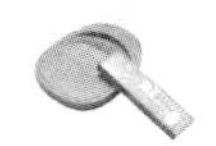

予复原活血加味方：柴胡10克，川牛膝15克，桃仁泥10克，苏木丝10克，白芍30克，生甘草10克，制川乌、草乌（各）6克，天花粉15克，醋延胡索15克，薏苡仁30克，泽兰叶20克，酒大黄10克，黄酒与水各半煎，日三服，5剂。

越五日，病痛减轻，已能转侧，扶持可下床。前方再进5剂，同时针刺阿是、环跳、风市、阳陵泉、委中、承山，每日1次，平补平泻，留针半小时。十余日过去了，能自己下床上厕所了。此时想必患处组织已在修复。化裁原方，再处：黄芪50克，柴胡10克，川牛膝20克，桃仁泥10克，苏木丝10克，白芍15克，生甘草10克，天花粉10克，醋延胡索10克，酒大黄30克，土鳖虫10克，还是黄酒、水各半煎服，隔2日针1次，另取乳香、没药、血竭、炮山甲（代）等份捣细末，一次2克，随汤药冲服。

又越十余日，已能自由行走，嘱脚勾重物、手拉门框做牵引，量力而行以舒松腰关节。停汤药，处：制川乌、草乌（各）15克，威灵仙100克，血竭30克，醋延胡索100克，五灵脂60克，土鳖虫60克，制马钱子20克，酒大黄100克，青盐30克，共为细末，醋熬面糊为丸，为2个月量，每日服6克，分2次糖水服即可。此方取辛咸通痹法。

按：复原活血汤出自李杲的《医学发明》，本为伤损瘀血留于胁下而设，今取之以治腰腿痛，因其舒筋通络，活血散瘀，为理伤之法。以其化裁治腰腿痛运用多年，疗效肯定，故而写出。炙乳香、炙没药、血竭、炮山甲（代）等份配伍为末，名为乳甲散，常同服羽翼汤药，以化瘀通络定痛；所处丸药名为痹痛丸，可治一切腰腿痛。为方便记忆，录歌诀如下。

痹痛丸用川草乌，威灵竭脂与元胡，土元青盐马钱子，酒军醋糊丸痛除。

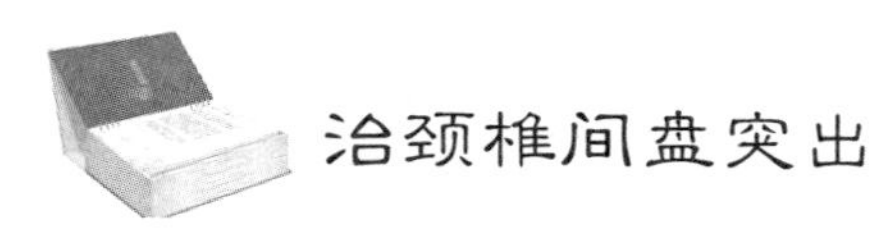

## 治颈椎间盘突出

朱某，男，襄阳高新区桐树店人，2003年诊。此君脖子常扭筋，每年

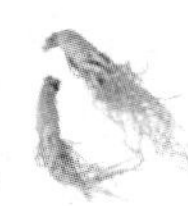

两三次，贴贴膏药，找剃头师傅扳扳也就好了。这次不仅脖子僵痛，整个右臂也很痛，几个手指还麻，夜间加重，手臂痛如刀剜电击，到医院做了CT，医生说是颈椎间盘突出，要做手术，患者不愿意手术，我说吃药试试吧。还是按祖师爷的老路子，化裁葛根汤和黄芪五物汤。吃药同时还可戴颈托以减轻压迫。黄芪15克，葛根20克，桂枝10克，桑枝20克，姜黄10克，延胡索10克，威灵仙15克，鸡血藤15克，制川乌、草乌（各）10克，白芍15克，甘草10克，乳甲散一次2克冲服，5剂，再诊续5剂，已经不痛了，只是手臂软而沉重无力，中指、无名指、小指麻木，予原方去二乌，5剂，粉碎过筛，每日服10克，同时再日服乳甲散2克。

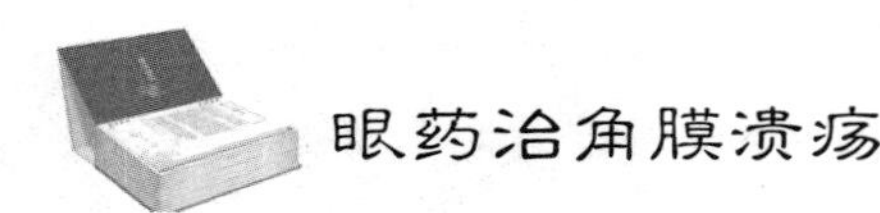

## 眼药治角膜溃疡

在论坛上经常看到谈论黄元御的帖子，黄老夫子不是被庸医治瞎了眼睛嘛，我想应该是角膜炎时间久了，治不如法，导致角膜溃疡才弄坏眼睛的。由此我想到了两个典型的案子。一个是1994年治的一个火车司机，他驾驶蒸汽机车，大夏天的，驾驶室犹如蒸笼，害了眼病，先是一只，后来俩眼儿都如火眼金睛，到铁路医院看了很久也不好，原来是溃疡了。点一般的眼药效果不佳，消炎针也无济于事，到我的门诊来看，让其服用，桑叶、菊花、金银花、连翘、蝉蜕、谷精草、白蒺藜、木贼草、密蒙花之类，但角膜上有分泌物，一层云翳，光吃药，没去腐生肌的药点疮上，肯定不容易好。用海螵蛸选大块洁净的，小刀刮下细末半克，取珍珠两粒火烧透，再加少许硼砂、玄明粉、冰片、朱砂合研，一直研到用舌头感觉完全化掉为止，如果有刺激性，说明冰片用多了。每次取针头大一点儿点眼中，几日后就迅速好转。

还有一例因天天接触辣椒，患了红眼病。也是打针吃药，点眼药很久不好，还是用上法给治好的。我有个眼药验方桃花丹（见《真方篇》），配方以消散为主，此方反之，以收敛为主。

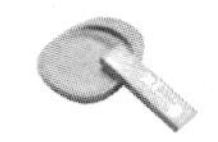

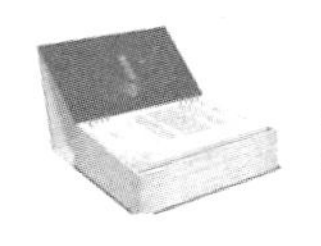

## 自拟方治尿结石

尿路结石包括肾、输尿管、膀胱的结石，是常见病、多发病。我们要喝水，水中含有钙等元素，摄入多余的钙主要通过尿路排泄，当有不爱多喝水的习惯或尿路有慢性炎症存在时，就犹如下水道的水少了或水管不光滑了一样，无机盐就会慢慢地沉积，结石就发生了。可以说，从微观上讲，每个人都有结石，只不过当它很小很小时被排出去罢了，没有对肾或输尿管、膀胱造成刺激，当然也就没有所谓的结石病了。对尿结石的治疗，也有个认识和提高的过程。古人讲结石的形成犹如壶中之垢，相火煎熬肾水而成，有道理，但对急性发作的治疗效果不佳。古人发生结石病，在肚腹腰痛的时候，并不知道是结石作祟，只有发生了小便淋漓疼痛且有沙石排出时，才有了石淋的认识，这样就漏掉了一些隐藏的结石病。尿路结石出现腰（应该说是背的肾区）、胁、少腹、或下引阴器剧痛，从“证”的角度来看，可以把它视为“疝”痛。

记得在1995年夏秋之交，我休假与朋友骑车出门游玩。当时天气还很热，出汗多，喝水少，又饮很多烧酒。几日后回家当晚，突发左小腹疼痛难忍，又无确切压痛点，坐卧不宁，且小腹憋胀，欲尿不得通畅，肛门也有下坠感，几个小时也不缓解。取山莨菪碱（654−2）两支，肌内注射，1小时后，疼痛缓解。这时才明白输尿管里长石头了。第二天B超发现左肾有积水，石头看不见。临阵磨枪，翻阅《温病条辨》下焦篇，读了论疝三条，茅塞顿开。虽然讲的是暴感寒湿成疝，湿热结聚也可致疝呀。

自拟方：金钱草40克，海金沙20克，川牛膝30克，台乌药20克，花青皮10克，小茴香10克，川楝子10克，延胡索15克，赤芍、白芍（各）15克，生甘草10克，车前子15克，飞滑石30克，煎成1000毫升，每次150毫升，每4小时服1次。当服到第4杯时，小肚子里有气在滚动，那种揪痛的感觉终于舒畅开来，矢气通畅，小便也明显增多。知道药已中病，续

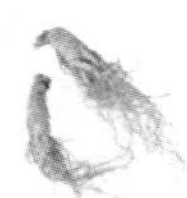

服第2剂，小便时有东西尿出来了。第二年又小发作一次，坚持服了七八剂药，到现在一直挺好的。至此以后，治结石疼痛发作便胸有成竹，有了准绳。就是疏肝理气与化石通淋合法而治，乌药、青皮、小茴香这些药都可舒张输尿管，芍药甘草汤解痉，金铃子散可止诸疝之痛，川牛膝不但引药下行且也有舒张输尿管作用，三金为化石名方，和车前子一样能利水，滑石可通六腑之涩结。结石大的需要长期用药，为防止利水伤阴，常在基本方中减轻气分药物，加女贞子、墨旱莲以滋水。如果有肾阳虚的现象就减少利水药用量，少加桂附以化气利水。

夫人的姑父早在20世纪90年代初就发生了尿结石，当时用的是六味地黄加三金汤，没有多大疗效。每年都会发作，打消炎针能控制。到1998年终于大发作了，打针无效，住院做了手术，取出结石。手术后第二年的一天，又痛起来了。上法给予汤药，同时加服经验方。火硝(微炒)30克，硼砂15克，琥珀20克，鸡内金30克，同研细末，每次冲服3克。约1周后排出米粒大结石七八粒。嘱平时多喝水，多吃核桃，多单腿跳跃。至今未见再发。

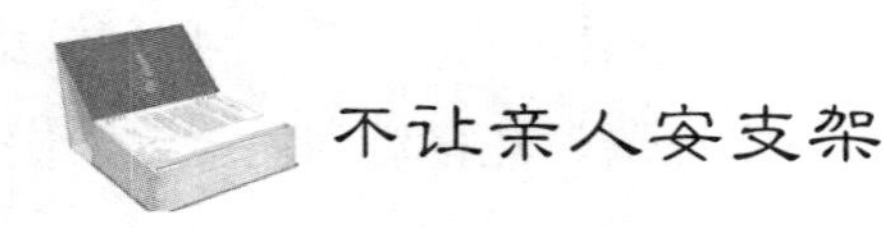

## 不让亲人安支架

现在科技发达，血管堵塞了，放个支架，做得多的就是心脏的冠状动脉堵塞了放个支架，当然，也有别的血管放支架的。

姨父六十出头，去年心前区老痛，到医院一检查，说冠状动脉快堵死了，建议放个支架，征求我的意见，我是当然反对了。咱们吃药慢慢治！脉见双寸涩，舌上生苔，一天之中总有那么几个小时心前区憋闷难受，压榨刺痛，一看就是痰浊瘀血阻滞血络了。古往今来，治心痛的方法多了。追宗溯源，还是张仲景的法则可靠，胸痹心痛短气篇讲的就是。经方用的全瓜蒌，现在难觅，只好用皮了，取瓜蒌皮30克为君药，涤痰宽胸以开痹；桂枝15克以通心阳；薤白辛散滑利宣通胸中之阳气，也取15克以助瓜蒌共为臣；半夏滑

利而化痰，通阳辟阴为要药；枳实除痰癖，并开胸中气塞，均用10克为佐；瘀血阻滞，痛有定处，用赤芍、苏木、桃仁、延胡索、丹参、降香各10克，以化瘀通络为使。为迅达药力，老黄酒与水各半煎。守方30剂。续与原方间断服月余，其病若失。看来，服用中药而不安支架，也能化瘀通脉，疏通血管。

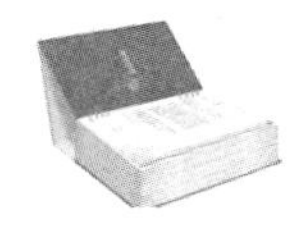

## 无心捡来的疗效

治此病而得彼效的例子，往往让你目瞪口呆，细想一下，却都在情理之中。这在治女子月经不调的问题时常常遇见。女子不孕是个常见的问题，但往往求治不孕的，绞尽脑汁也有治不成功者；不想要小孩，只是经水不调来求治的，却在无意中怀孕了。其中道理真是一言难尽。今举一例与友共享。

陈某，女，25岁，结婚四五年，最初怀孕不想要。谁知此后几年一直没怀孕。去年初，月经发生了问题，先后无定期，经水涩少，颜色乌黑，腰腹疼痛。也看过几次中医，疗效一般。查脉细涩，两尺尤甚，正值经期。

处方：柴胡10克，茯苓12克，白术10克，甘草6克，当归10克，赤芍、白芍（各）10克，川牛膝10克，丹参12克，延胡索10克，蒲黄10克，五灵脂10克，薄荷叶3克，姜枣煎服。

此为我常用的逍遥加味套方，名失笑逍遥，治女子月水不调，经来瘀滞疼痛，无明显寒热之象者。因是经期，所以只开了7剂，以观后效。药后便没有再来，我也没追访，因此类问题经常遇到，一般药后必然生效，所以就没上心。谁知今年年关后，她抱个孩子来了，这次来是因为奶水不足，我给她开了个单方，炖猪蹄吃。

3月份又来了。这次是非要吃药不行了，是因为长了一脸、一脊背的痘痘，再苦也要吃药。诊脉弦数，舌红少苔，大便干结，想必是好东西吃多上火。

处枇杷叶丸加味方：枇杷叶15克，防风6克，甘草6克，牛蒡子10克，

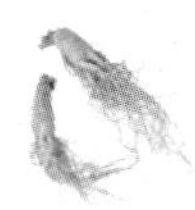

白芷6克，赤芍10克，牡丹皮10克，天花粉15克，黄芩6克，金银花藤20克，连翘10克，大黄6克，7剂。二诊已经见效，去大黄再服7剂。不但痘痘没有了，奶水也下来了。你说是不是捡来的疗效！

于此可见，谨守病机，异病同治之妙。

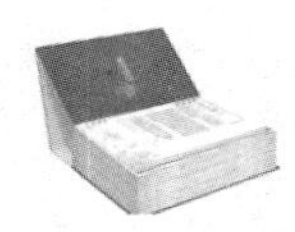

## 治疗闭经堕了胎

古书多有女子怀孕吃药堕胎之验，今日堕胎乃非法之举，医者不可涉足。

早年初行医时，还没有严禁一般医者药物堕胎的规定，我也试过几次，奈何药不生效。看一朋友之妻闭经，诊脉怀疑有孕，问做过早孕试验没有，说试验阴性。原来月经一直正常，近2个月来，月经虽按时而至，但经量甚少，似有似无，且颜色黯黑，但无腹痛腰痛下坠感觉，今又到经期，情况如前。按小腹正中似有包块，体格壮实，遂按闭经瘀血阻滞施治。

处方：香附子20克，川牛膝30克，当归20克，川芎20克，赤芍15克，熟地黄30克，茜草20克，桃仁15克，红花10克，肉桂6克，益母草50克。

吃到第三日时，下血稍多，颜色还是不好，瘀块时有。想必是快见效了。吃到第六日，下午约4时，小腹疼痛，到厕所小便，自己感觉有两块东西掉下来，出血也增多。急到我处，隔时不久，又在卫生间下物一块。我亲临细看，除血块外，还有一可疑物，洗净一看，大吃一惊，原来是肉一块，血管清晰可见，请产科医师会诊，证实是胞衣，经验推断已怀孕2个月。好在刚好遂朋友之愿。第二日取第一次小便亲查，妊娠试验强阳性（原来是她自己用早孕试条方法不对）。

古有怀孕仍然行经者，名为激经之说，为血有余，无腰腹疼痛相兼之症勿须用药，胎大血自止，今信而有验。

写此文以为戒，看女子病有疑似者必须亲自查清或以医学检查为据，勿臆断行事。谨慎无错。

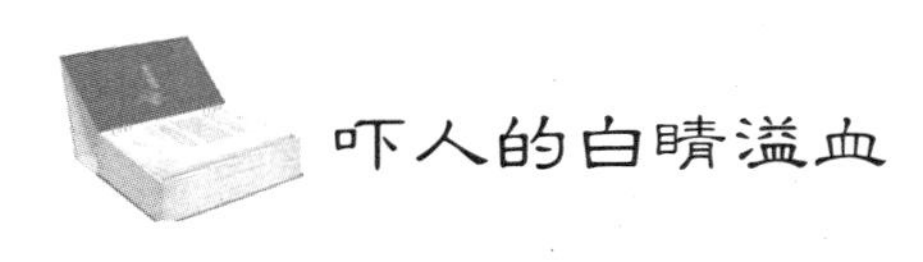

## 吓人的白睛溢血

白睛溢血就是眼球结膜下出血，乍一看，像红眼牛牯子似的，还挺吓人的。

我第一次遇见此证时也挺紧张的。有一天，一位在菜市场卖作料的大哥慌慌张张地来到我的诊室对我说："你看我的眼睛咋啦，打了几天吊针也不见好，越来越严重，不会瞎吧！"我定睛一看，左眼白眼仁上一片红，原来是结膜下出血了。问这眼睛是咋红的？他说"我也不清楚，只是前几天打牌熬了几晚上，烟也抽得多，早上洗脸照镜子，就发现了，不疼不痒的，也不流眼泪，但越来越严重了。"查舌脉没有大的异常，只是这几天小便挺黄的。思考按五轮说白睛属肺，球结膜下出血了，当然是毛细血管通透性增高了，这和支气管扩张出血的机制应该差不多吧，再说了，小便发黄，不也是有火热嘛，泻肺宁络法应该有效的。

于是处方：桑白皮12克，白茅根30克，桔梗6克，甘草6克，川牛膝10克，黄芩6克，赤芍6克，牡丹皮6克，3剂。

过了几天，我到菜市场遇见他，他说眼睛已经好了。回头翻看《陈溪南眼科经验》说：不痛不痒疾若无，白睛某处红如涂，起似胭脂久暗淡，两周左右色渐除，此乃肺热血妄行，溢于络外把病生，咳嗽碰撞或逆经，也能产生血溢证，肺热先用退赤散，次服泻肺增减善……退赤散出自傅仁宇的《审视瑶函》，我的处方虽然不尽相同，但意义是一样的。就是说这个问题对眼睛的危害不大，有自愈的可能。后来又遇到过2例，也同此法治疗。

2008年遇一苏姓女士，40多岁，地税局干部。近两三年来，右眼结膜下出血发生不下5次，都是在医院眼科打消炎针1周左右就好了，可是白睛色素沉着，浑乎一片，虽然对视力没有影响，可也影响美观呀。这次又复发了，请我诊治，见右眼除了黑眼珠是黑的正常外，其他地儿全是红的。诊脉弦数，右寸脉动如豆，苔薄舌红。问月经如何，自己说经期提前，心烦多梦，每次发作都是在经期左右。此木旺侮金，相火逆行之证。

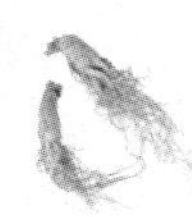

处方：白茅根50克，桑白皮15克，人中白（打细）15克，川牛膝15克，炒茜草10克，炒蒲黄10克，炒栀子15克，赤芍6克，牡丹皮12克，薄荷叶3克。守方吃10剂，于下次经期前再吃7剂，共吃药24剂，眼球瘀斑逐渐清亮，至今日未再复发出血。

病同治异，屡见不鲜。

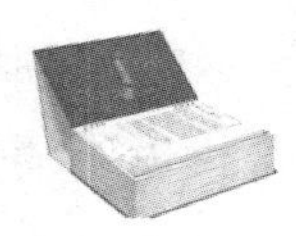

## 父师指点治烦躁

我初上班时，院长安排我与一年长的医师同处一室，对面而坐。按院长的想法，初来乍到，一切还不太熟悉，与老医师同室多少也有带教的意思。长者为师，我当然是心悦了。自此，常见有一位三十五六岁的女子来治心烦的毛病，用药龙胆泻肝、归脾养心之类，效果时有时无。一日又来，恰好老师休息，我便与其闲谈。原来她是车站工会干事，武汉人，最后一批知青，未返城便到此安家了。得一怪疾，时常心烦，武汉襄樊两地不知看了多少医生，病因不明，已经六七年了，深受其苦。我当时年轻气盛，见病就想治，老爱逞能，便对她说："不妨让我给你看看，吃我开的药，说不定能给你治好哩！"心中暗暗盘算，父亲常讲，女子病问经很重要。问其月经，先后不定，颜色暗黑，腹痛腰酸，脉弦舌红。可被我逮住了！不就是个心烦嘛，血分伏热，丹栀八味就可拿下。柴、苓、术、草、归、芍、丹、栀，薄荷为引，2剂。药后心甘嘉言，说"从来没有吃你的药这样舒服。"于是照葫芦画瓢，原方再吃。一时效果尚可，心烦发作明显减少了。为感谢我的功劳，非要我到她家吃饭不可，我欣然应允。

随着时间的推移，麻烦来了。好像产生了抗药性，效果越来越差了。再次详细询问，原来她这个烦躁还真不是一般的烦躁，即使在办公室，一旦发作也顾不了形象了，捶胸抓头，来回踱步，烦躁欲死。常常夜不安眠，曾有几次怀疑自己患了精神病，医院查不出病，说是神经官能症，咋会治不好呢！

我心中也不好受，责怪自己揽了个麻烦。事已至此，迎难而上也要再想办法，赶紧回家问父亲。听我述说后，老爷子口中吟出“少阴病，吐利，手足厥冷，烦躁欲死者，吴茱萸汤主之”，嘱再详细诊察，有无遗漏。遂再次详诊。脉弦而细，舌虽红而泛津，常喜干呕，心下一胀，口中清水便出，烦躁也来，嗳气才得以舒畅。手足常冷，每年入秋便早着厚衣。此虽非少阴吐利之证，但有肝逆胃寒之征。

处方：柴胡 15 克，枳实 15 克，炙甘草 10 克，白芍 10 克，党参 12 克，姜半夏 15 克，吴茱萸 10 克，姜枣为引。至此，病入坦途，此方变化出入，始终不离吴茱萸，最多热汤泡后渐用至 30 克，多年顽疾，月余渐愈。为防复来，变汤为丸以善后。

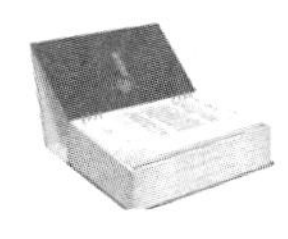

## 巧治情感障碍症

2003 年 8 月 10 日，我一早开门就来了个大哥，说要买安定片。说是给女儿买的，这妮子打工打得好好的，咋就变神经了哩，成天胡说有人要杀她，整夜整夜的不睡觉，买安定给她吃了好莫再烦人。这下又勾起我的好胜心了。忙问女子的病情。

第二日早上，女子母亲代为叙述，尤姓女，23 岁。高中毕业后到南方打工，谈一男友，因有人插足，女子觉得很委屈，心中想不开，很烦躁，慢慢地行为跟常人不一样了，工也做不成了，只好回家。在家中不愿出门，亲戚朋友来劝也不搭理。有时狂躁不安，嚷嚷有人跟踪要杀她，又常常若有所思，胡言乱语，面壁独坐，彻夜不眠。父母伤透了脑筋，勉强引她到安定医院去看，医生诊断为精神分裂症，要求住院治疗。但父母还是要求医生开药回家静养，这样时好时坏已有年余了。我试着与她交谈，意识清醒，有问必答。为其诊脉，六部弦数，看舌边尖有红刺。问月经，说这年余根本就记不清楚啥时来，只是一来便很多。睡眠也不好，即使睡着了也噩梦纷纭，不时惊醒。我心中

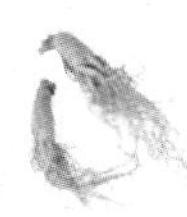

已有七八成的把握了。《金匮要略》妇人杂病篇有热入血室之论，病在厥阴，神明被扰而谵语。此虽无明显经来热入之明证，但理则相通。治之不可重坠直折，宜解散包络火郁。

处方:柴胡12克，茯苓10克，白术6克，甘草6克，当归10克，赤芍、白芍（各）10克，炒栀子30克，牡丹皮10克，郁金15克，丹参15克，薄荷6克，3剂以观效。

用郁金、丹参者，凉开包络之火郁，牡丹皮凉肝，炒栀子入血分清热以除烦，此丹栀逍遥加味方。8月14日自己来诊，说睡眠明显改善，心里也不那么烦了。效不更方，再入3剂。8月17日适经水来临，减赤芍再进4剂。此后断续吃药二三十剂，神志已完全清爽。再处柴胡40克，茯苓40克，白术30克，甘草20克，白芍30克，当归30克，郁金40克，丹参40克，炒栀子50克，牡丹皮30克，粉碎为末，薄荷熬水和糊为丸以善后。2004年底结婚。

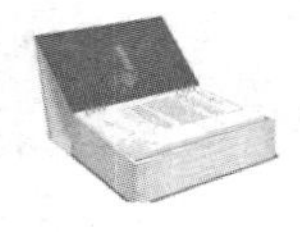

## 下肢静脉血栓录

有很多奇难的病症，我们时常止于书本的认识或见于别家的医案，若有幸能遇到并能治而有验，对于自己无疑是个提高，常常能举一而反三。翻阅20世纪90年代的病案记录，一个下肢深静脉血栓的病案跃然目前。此案给我的印象很深，原因是只此1例，再无机会遇到第二个了。今写出以备忘。

1997年入秋的一天下午4点多钟，进来一女二男三人，年长的男子40多岁，胳肢窝夹了两支拐杖。男子坐下，费力地脱下了宽大的军用裤子给我看他的病，待两条腿都露出来了，惊得我目瞪口呆。他的左腿肿得快有右腿两个粗了。他是车辆段的职工，一日下班骑车回家，被电瓶车撞了，当时不省人事，被送到铁路医院，几个小时后才完全清醒过来。除了头破血流，脸上的擦伤外，断了三根肋骨，腰椎压缩性骨折，在铁路医院躺了将近3个月，

外伤骨折算是好了，但一站起来左腿就沉重胀痛，慢慢地还肿起来了。经医生检查确定是卧床久了，缺乏运动，血液运行不通畅，静脉栓塞。继续住院，链激酶之类的溶栓药用了不少，又快2个月了，就是不见啥效。

临阵磨枪，看顾伯华《实用中医外科学》的有关论述，气虚、瘀血、水湿的概念跃然心中。脉濡细为气虚、为湿，舌黯为瘀，苔灰腻、腿一按一个窝是为水湿。血栓要化，需以黄芪周流大气；病在下，需以川牛膝引经，选薏苡仁、防己善走经脉者祛水，苍术燥湿，泽兰叶水血并治；因伤而起，桃仁、苏木、土鳖虫是为要药，再加穿山甲善通经络者为使。

处方：黄芪30克，川牛膝15克，薏苡仁30克，防己12克，苍术10克，泽兰叶20克，桃仁10克，苏木10克，土鳖虫10克，穿山甲6克。1周后，再看舌之腻苔退去不少，腿虽然看不出有啥变化，但病人重胀的感觉已经轻松不少，药虽入扣，但力道还小。思此病的症结就是血栓，如何化掉是治愈的关键，可不可以再用更厉害的化瘀药呢？试加水蛭10克以观效，嘱用快刀切细入煎。5剂后反应良好，加重水蛭吃了10剂，腿肿已消一半，能自己骑车来诊了。前后共吃药30余剂，用水蛭半斤有余，病告愈。

水蛭所含的水蛭素、肝素、抗凝血酶均有抗凝血作用，据文献报道，水蛭素是迄今为止最强的凝血酶特效抑制药，水蛭素不但可以抗凝血，有升清降浊之功。

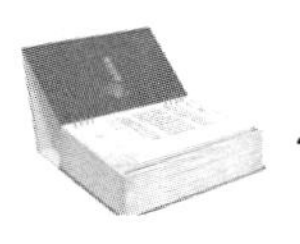

## 头晕也可这样治

按现行的院校教材把眩晕的病机概括为属虚者为多，如阴虚则肝风内动、血少则脑失所养、精亏则髓海不足，其次才说到痰浊壅遏，化火上蒙。从现代医学道理来看，头晕应该不出以下几端，久病或营养不足、椎－基底动脉供血障碍、脑内组织或血管的病变、内耳平衡器的问题。从中医角度考虑，不外两点，清气奉养不足和浊气上逆过度，这个就是虚实的两面观。脾胃为

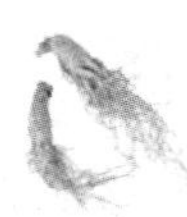

中气，脾以升清、胃以降浊，这个是最基本的常识。说这有点远了，实践出真知，看看头晕还可怎样治吧。

夫人大姑在十来年前不到五十岁，不知为啥脑袋慢慢不清亮起来，整天晕晕乎乎的，晕狠了不敢走路，头重脚轻。住院治疗 1 个多月，未见明显效果。回家吃药慢慢治吧。恰好 1999 年我的诊所就在她家附近，我自然是看在眼里，急在心头。辨证施治总有出路的。脉滑，六部皆有力，形气俱丰，当然是实证了。舌红苔黄，是有热，心下胃部常饱胀，口中或酸或苦，有时还恶心，大便时结，这个不就是柴胡证还是啥？仲景说了，柴胡证，但见一证便是，不必悉具。

处大柴胡汤：柴胡 12 克，黄芩 10 克，半夏 10 克，甘草 6 克，枳实 15 克，白芍 10 克，大黄 10 克，丹参 15 克，玄明粉（分冲）6 克。

吃药期间，大便一日若下 3 次，即减大黄、玄明粉用量。这样吃了 30 来剂，头晕无声无息消失了。为防复来，化汤为丸又服月余，体重降了七八斤。到现在 60 岁了，血压也不高，能吃能喝能干能跑能睡。很多年过去了，虽然头晕的毛病没犯，可还是管不住嘴，好东西不吃不行。去年肚子忽然痛了几下，去做 B 超，发现胆里长满了石头（现在想来，原来的毛病应该与慢性胆囊疾病有关），微创手术取胆解决。

人言亦言，“肝胃不和”，我看不完全是那么回事。黄元御说肝脾升清，胆胃降浊，乙木可贼脾，甲木只战胃。信而有验。大凡头痛、头晕、痞满、腹胀之类，有柴胡证者，化裁柴胡汤无不应验。大小柴胡实治胆降胃之方，有升清降浊之功。

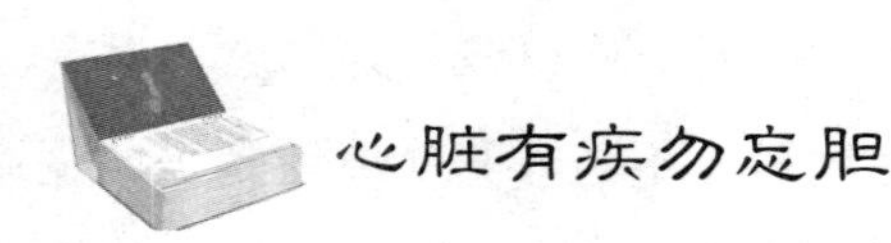

## 心脏有疾勿忘胆

很多时候以心脏不适为主诉的患者，医学检查并没有发现心脏的器质性病变，仅仅有心电图的异常，心肌缺血或心律的改变，期前收缩占了很大一

部分。这种情况除了其他因素之外，很多患者伴有心下即胃脘部的饱胀、嗳气、烧心、泛酸等胃病症状，或右胁不适的肝胆病症状，这些症状一旦出现时，往往即有心脏不适的症状出现。按心脏病来治，长期吃药，收效甚微。遇到此类“心脏病”患者，我常建议再多做个检查，就是肝胆的B超。往往发现胆囊壁毛糙、胆囊肿胀变大，或有胆囊结石、肝胆管结石存在。有一些在“心脏病”出现之前就已经发现了胆囊的病变，奈何还是按心脏病治疗。这里提醒医生“治疗心病勿忘胆”。

前些日子，有朋友引一老者来看心脏病。这个老者快70岁了，身体外观看来还行，身形矫健，语音洪亮，一看就是没有大病的样子。他的“心脏病”有个特点，就是在嗳气严重之时发作，心胸部弊闷而痛，还有要歇心的感觉（实际是期前收缩，早搏，心脏多跳了一次）。有时还有一个感觉很明显，心跳的速度变慢了。连续嗳气，气出完了心也舒服了。此问题有好几年了，杂药乱投。早在10年以前，他还得过急性黄疸型肝炎。后来就得了胃病，检查说是胆汁反流性胃炎，饮食一旦不注意，胃中就泛酸，饱胀，当然要嗳气了，这个气日久顶在心里，心脏也慢慢的不舒服起来了，治胃治心的药吃了不少，肠子也搞坏了，时不时拉稀，又去治肠。第一次诊断我心里就怀疑他的胆囊有问题，见他苔腻又黄，口苦，湿热结聚无疑了。鉴于心下饱胀，嗳气连连，不取脉之停歇之标为据，但取胆胃不降、气机逆乱之病机为本，处大柴胡化裁方。

柴胡12克，黄芩10克，枳实15克，旋覆花10克，代赭石6克，紫苏梗10克，白芍10克，丹参12克，郁金10克，茵陈10克，5剂。又嘱做个肝胆B超。药后复诊，饱闷明显减轻，嗳气也少了，心脏不舒服的感觉也大为减轻。B超显示胆囊壁毛糙，肝胆管怀疑有结石。这下拿到了证据，我明白告诉他病根在胆，心脏没病，胃与肠的病随着胆囊的慢性炎症消除也会好的。至于怀疑的肝胆管结石现在还无关紧要，即使有小的结石存在，也与胆有关，是因为胆的舒缩功能障碍，胆汁排泄不畅常常储留引起。这次号脉，还发现了一个怪现象。他感觉有气了，就说心脏又有感觉，指下脉率明显变

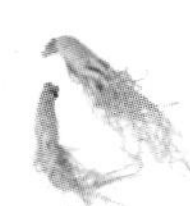

慢，原来的缓脉变成了迟脉，大约有2分钟，随着连续嗳气后又变得正常了。用大柴胡的目的就在于利胆，丹参、郁金助利胆之力，旋覆、代赭石下气以解嗳气，紫苏梗为理气要药，有益于肠胃，茵陈利湿也利胆。继续吃药，病愈可期。

支配心脏与胆囊的自主神经在胸4、5脊神经处有交叉，当胆囊有问题时，胆道阻力增加，神经就会反射异常，支配心脏的神经也会受到牵连，迷走神经兴奋就可使心肌细胞的能量代谢和心脏传导受到影响，就可引起心脏的异常，或冠状动脉收缩引发心痛，或心脏节律失常，心律失常引发心跳感觉异常，心慌、心悸就可出现，迷走神经兴奋也可使心跳过缓。这个问题在现代医学叫胆心综合征，也可叫作心神经官能症。

小柴胡七或证有心下悸，虽然医家解释不同，但胆病殃心在临床是个事实。胆为中清之府，一旦壅遏即是胆气不降，胃受其株连也可有恙。胆胃之气下行为顺，上逆即可殃及手厥阴包络。说“真心痛，死不治”那是真心病，其他心脏疾病多在心之包络。三阳之病可独取之于少阳以运转枢机。厥阴与少阳为表里，可借少阳之枢纽从阴出阳，由深出浅。

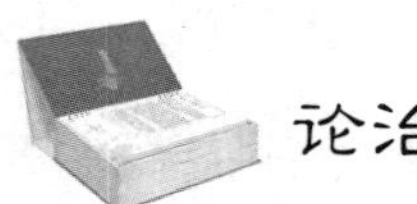

## 论治垂腕从血痹

解剖学描述“桡神经损伤时，前臂伸肌瘫痪，表现为抬前臂时呈‘垂腕’姿态，感觉障碍以手臂第1、2掌骨之间区域皮肤最明显”，这点知识是上学时所获得。因不是专业的伤科或神经科医生，所以这个“垂腕”症截止到2008年5月5日之前，我从来没见过，当然对于它的治疗也就无从谈起，后来查资料才知道骨折伤损和压迫臂丛神经的桡神经均可引起此症。

5月5日一大早，一个叫王俊杰的小伙子来到我的门诊。他伸出左手，我见他的手腕下垂，抬不起来了。我还以为是受了伤痛的。他说前些日闲来无事，上了两天网，困了都趴在网吧的电脑桌上睡，等醒了就感觉到左胳臂

 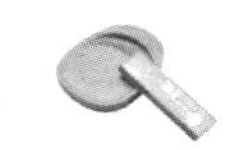

酸麻，回家后手腕都抬不起来了。我当时就蒙了，这是桡神经损伤。想既然是神经损伤，必然是神经某个节段受到了外力损伤或周围软组织肿胀压迫，传导出了问题，才不支配肌肉的运动，这个虽然不是以疼痛为表现，从微观的方面想不也是不通了嘛！我治上臂的疼痛麻木习惯用黄芪五物，以此汤化裁治肩臂的疼病无不生效，神经的病变应该也会生效。就给他说这个我治过，不过每个人的药效不一样，不敢肯定啥时候会好，还要扎针帮助生效。针刺手阳明经穴，取合谷、阳溪、手三里、曲池，配手少阳中渚、阳池、外关，行平补平泻法，留针 30 分钟。处方：黄芪 20 克，桑枝 20 克，桂枝 12 克，芍药 12 克，威灵仙 12 克，桃仁 10 克，苏木 10 克，当归 12 克，川芎 10 克，鸡血藤 15 克，每日 1 剂煎服。针药并进，5 日后手腕已使得上劲了，能微微抬起。紧关的大门露进了一线曙光，医患信心均增。到第十日时，手腕已能灵活抬起，只是拇指还不能随意翘起。再治 5 日告愈。

无独有偶，7 月份的一个早上，父亲起床后发现右手腕不能上抬了，给人号脉无奈用左手帮忙搭到脉搏上。病人问是咋啦，只好说是扭伤了。父亲是纯中医，看了四五十年病了，医学造诣远在我之上，知道是神经出了问题了。可能是前一天晚上喝多了酒，睡得太沉了身子压的，不赶紧解决不行，于是自己配药服，几天后我才知道，他吃的药也是黄芪五物汤的加味方。扎针自己就不能下手了，于是每天一大早就坐公交跑十几里来让我给他扎针。年纪大了，恢复得比年轻人慢，1 个半月才完全好。

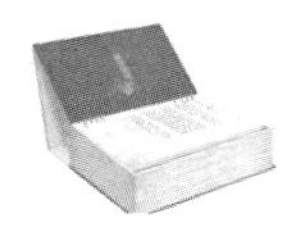

## 高热不解用石膏

2005 年 8 月 1 日下午，我的一个堂叔来找我给他的大哥看病。大伯已经 82 岁了，7 月的天正是暑热季节，老人怕热，电扇对着吹，结果发热不退。到附近诊所打了几天吊瓶，药劲儿一消，热又复来，就是退不下去，诊脉微数，看舌红苔厚微腻，唇干。迷迷糊糊不叫他也不知道喝水，就是喝也沾沾唇并

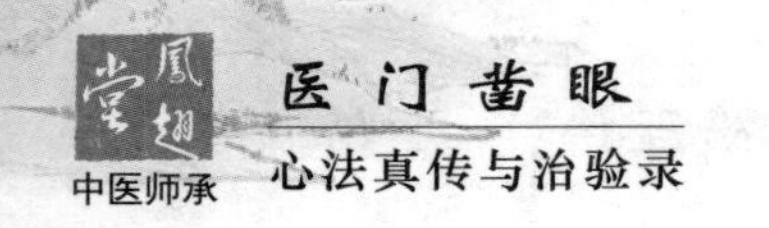


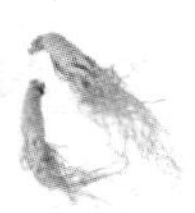

喝不多。下午 4 点多钟了，查体温 39℃，摸前胸后背烫手，越扪越烫，手脚倒是不怎么热，有点怕冷，还盖个毛毯。大便几天未解，小便解的很少还很黄。我想这个热已十多日了，应该口干舌燥，津液丧失厉害，怎么苔还是腻的呢？想必是液体输多了造成的，人老了心脏功能就不怎么好，这不双脚已肿到小腿了。俗谚男怕穿靴，女怕戴帽。问说后半夜热会退一点，上午只是 37℃多一点，到中午以后就慢慢上来了，这个时候最高，一直热到十一二点。打针的时候有汗，回家热高了不吃退热药不出汗，吃安乃近就出汗，还出的多。分析分析，阳明旺于申酉，气热无疑，有一分恶寒就有一分表证，气热就该吃白虎，有表还该解表。回到诊所，取石膏一大块敲碎，称 60 克，知母、天花粉各 15 克，甘草 10 克，抓大米一把，米熟汤成，过滤取 1200 毫升，再用荆芥 30 克，薄荷 20 克，连翘 15 克，滑石 30 克，白通草 6 克，用白虎汤煎，大火烧开后只煎十来分钟，取约 800 毫升。用滑石者，不但清热也解水湿，通草利水通阳气。嘱每次只喝二两，不超过 2 小时一次温服，经常摸摸前胸后背，若是润的就说明得汗了，改 3 小时喝药一次。第二日下午 6 点多钟我又去看，体温只是 38℃多一点，身上一直有汗，口渴要喝米汤。原方如法再投一剂。不过三日，如秋风送爽，暑热立退，脉静身凉，二便通利，知饥索食。腿部水肿也消。

白虎汤素来有大热、大汗、大渴、脉洪大“四大”之说，无此四者当禁之，这个在仲景也没有的说法不知是从何而来，也不便去考证了。但却给医者戴上了枷锁，畏白虎真的如虎，不敢贸然使用，即使用，石膏也是很少量，如履薄冰，就连温热大家吴鞠通也有“白虎本为达热出表，若其人脉浮弦而细，不可与也，脉沉者，不可与也，不渴者，不可与也，汗不出者，不可与也，常须识此，勿令误也”之戒，发热之证脉见浮弦而细者、脉沉者自当别论，然无汗与不渴不可与白虎则不尽见得。吴老夫子这样说可能也有他的意思，就是用白虎不宜孟浪。治热病，常常舌干和汗出热不解者，我就用石膏，量多量少要看体质强弱和热邪的程度。仲景言“凡用栀子汤，病人旧微溏者，不可与服之”，又言“太阴为病，脉弱，其人续自便利，设当行大黄芍药者

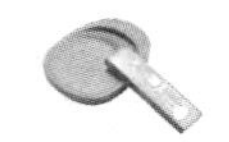

宜减之，以其人胃气弱，易动故也”。对这样的条文理解要举一反三。大寒药本易害胃，配伍宜讲究，若大便不实，可以天花粉、石斛之类代知母，或加生山药护胃。张锡纯先生大声疾呼“石膏凉而能散，有透表解肌之功，外感有实热者放胆用之，直胜金丹”。近代京城名医孔伯华先生对四时温热多以伏邪论治，必须清透疏解，往往在温热初起即投石膏，对石膏运用独具慧眼，世人称为“石膏孔”。大凡热病初起，苔白或黄，见舌红或边尖有红点，口干者即可用石膏，有表而无汗者加以辛透芳香，不一定见大汗、大渴、大热、脉洪大。若渴，加人参以生津，是为仲景法度。若到高热神昏、斑黄狂乱才投石膏，无异丢篙撑船。用石膏要取白净者打碎入煎，药成稍沉淀一会儿再过滤，勿取质以害胃。熟石膏只可外用以收敛，断不可内服。

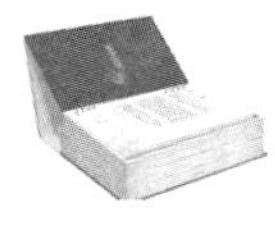

## 托里败毒治疱疹

生殖器疱疹犹如感冒了在唇周围起疱一样，也是单纯疱疹，统属于热疮的病名之下。古文献中好像没有确切的专一病名，不过从它的表现来看叫疳疮也无不妥，只是与梅毒的硬下疳有根本的区别。前些年此病流行，遇到的不少，一般都是在破溃之时来诊的，就简单给予新青吹口散调膏愈疮了事。这个病是病毒感染所造成的。据研究所说，和感染发生在唇上的病毒一样都叫疱疹病毒（HSV），发生在生殖器上的叫 HSV Ⅱ型，主要通过性行为感染，常潜伏在表浅的神经节内，当机体免疫功能低下或受抑制，如感冒、疲劳等时，它就伺机活跃，露出其狰狞面目。通常第一次发病者，病变部位的水疱破裂，疼痛较重，腹股沟淋巴结可痛性肿大，也可伴有发热。再发在同一部位又出现水疱，形成溃疡。反复发作令患者异常苦恼。

有一从事电焊的小伙子在深圳打工，一不小心染上此疾，初次来诊时正好疱疹出现，见包皮周围有大小不等的水疱五六个，大如火柴头，小如针柄。由于反复发作，病变周围的颜色已和别处不同，有黯黑色素沉着。即予新青

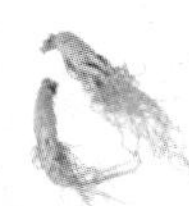

吹口散调膏涂抹，嘱若有不适就来复诊。1个多月后又来了，说比原来恢复得快一些，不几日便愈合了。前天有点感冒，下体又不舒服，可能又要发作了。看原来发病部位有小包突起。诊脉无异，舌淡苔薄，只是舌根有厚苔。此病反复发作，病毒深藏，一遇正气之虚便不日破茧而出，疱中之水为机体抗争之反应。疡科有托里败毒治法，在此可用。

疏方：黄芪20克，皂角刺10克，薏苡仁15克，黄柏6克，牛膝10克，甘草6克，土茯苓12克，地肤子12克，大青叶10克，金银花藤15克，同时用苦参30克，黄柏15克，土茯苓15克，五倍子10克煎水，每次取150克放杯中，泡生殖器1小时，再用紫金锭所调之膏涂抹硬结，即使破溃也无碍。忌口如常法，酒类不可入口，生活规律，起居有常。半个月时一反常规再次复发，应该是托毒之应，鼓励勿断治疗。这样又1个多月过去了，只复发过一次，只是有些许小疱，再也没有破溃。原方做丸药一料续服2个月，外治之法不变。后电告已愈。

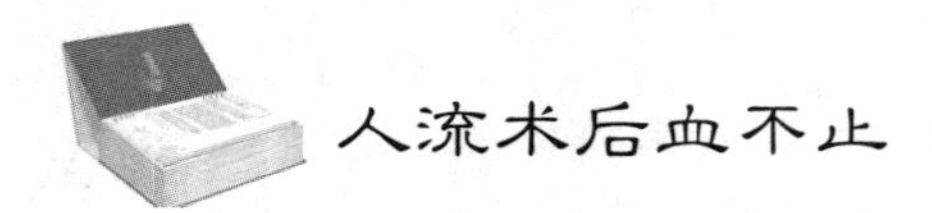

## 人流术后血不止

现代医学产科实为传统中医所不及。古人生产在现代人眼中看来是在阎王门口晃悠，运气一旦不好就进去了，感慨现代医学的生命保障。对于意外怀孕来说，传统的堕胎方法没有必要去实验，那也很危险。今天只是想小议一下人流术后下血淋漓不止的中医治疗。这个在基层门诊会常遇到的。

某女在一年内竟有2次人流史，这次是第3次了。前两次是吃药打胎，这次受广告影响到医院做了无痛人流。术后半个多月了，还是下血淋漓不止，仿佛漏证。医生给予缩宫素和止血消炎治疗无效，说子宫还有残留物欲行清宫术，因害怕再次手术故来咨询。给她解释说，这确实是子宫中还有东西没有取干净，导致子宫收缩不好，血管不能复旧，血液渗出不止，可予中药内服治疗无伤害，并且在药物的作用下子宫恢复得更好。切诊见小腹腹肌紧张，

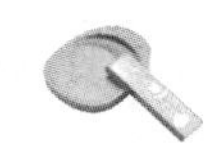

按压疼痛，出血因瘀滞无疑。因无其他见证，故单刀直入，化瘀止血。

疏方：当归15克，川芎10克，川牛膝12克，白芍10克，桃仁6克，炮姜6克，炙甘草6克，炒蒲黄10克，五灵脂6克，益母草15克，黑荆芥10克。药后下黑瘀块不少，随着黑血排净，出血也止，即无不适了。

此证虽为人工所致，但与产后恶露不绝类同。恶露即子宫创面分泌物和残留的蜕膜，假如应排出而因病理变化不能排出，即形成恶露不下，阻止子宫复旧即可下血淋漓不止。虽然有虚实之分，但瘀血停留致使血不归经为根本原因。瘀血不去，则血难止。生化汤加五灵脂、川牛膝活血破瘀，温宫止血，芍药、甘草解痉止痛，加益母草者化瘀生新且有缩宫之用，炒蒲黄、黑荆芥为佐使以防新血续下，若单用止血药以断之，血终不能止。

《医学心悟•恶露不绝》："若瘀血停留阻碍新血不得归经者，其症腹痛惧按，宜用归芎汤送下失笑丸，先去其瘀血而后补其新，则血归经矣。"

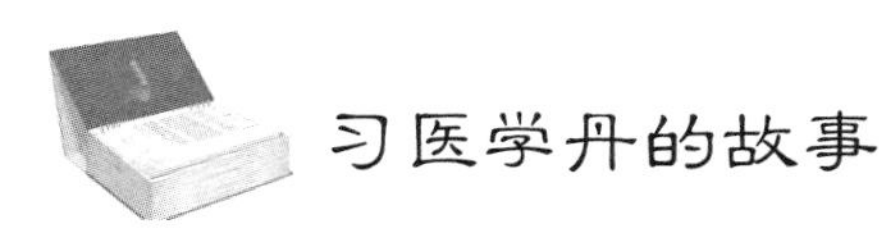

## 习医学丹的故事

先父师法古先生少年时即留心医学，广博群书，惜无师点拨，终不得门庭。至20世纪60年代，拜襄阳名医施映堂为师，始得入仲景之门庭，以妇科为业，旁及诸科，治病有奇验。虽内科有术，然外科为私授，终不得其要。遂有寻师学习之心。时襄阳外科名师唐玉山先祖师年八十有五，得中风之疾，半身不遂，仅存一息。子女不顾，援入家中，生养死葬，只有得外科奇术为愿。五亲六戚遂以为痴，不相往来。唐玉山先祖师乃襄阳外科名医，精研外科，终身在湖北大洪山区游方行医。先父忆谈20世纪40年代有一土财主，家中只一小公子，得白喉阻塞，旦夕存亡，闻唐祖治喉有验，请来为诊。时堂下名医林立，措手无言。先祖师与冰片、硼砂、芒硝、枯矾、青黛、僵虫研细为吹喉药，呼吸立通，续以甘、桔、牛蒡子为治，旬日公子病愈。

时唐先祖师在先父师照顾药治之下，偏瘫见好。无奈老人85岁有余，

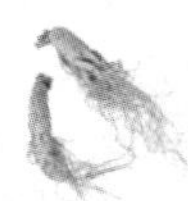

神志不清，虽出囊中秘旨，终不得其要。又多年不炼丹，囊中羞涩，无出其秘。先师祖有一堂弟，名“唐大雾”,“唐大雾”有侄子名“九爷”，虽无文化，然炼丹术尽得其传，方圆百里，外疡多请其治。先父师乃结其义，后又让我弟为其义子。佯称尽得唐先祖之传，欲合作炼丹，竟得应允。忆我儿时，随先父师多在九爷家中炼丹，至夜暴雨来临，九爷大呼完蛋。空气回潮，炼丹必败。缘炼丹必得秋高气爽，空气干燥，丹胎干结，药始下。又几次炼丹毕，九爷针挑口尝丹药，麻辣刺口，言此药甚好。

先父师以此得炼丹之术，先施祖师爷赞口有嘉，云唐先生也为我欲师者，终不得其时。弟子学而有法，也为我师。

慨叹医无门户之见，互补其术，不亦快哉！

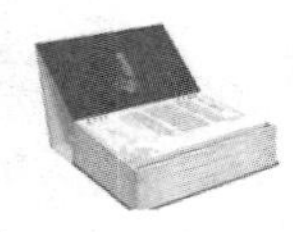

## 治疗癌症的无奈

一日上午，我出门遇到一高中同学。闲谈之中得之其父患胃癌已肝转移，想从医院回家了，心中郁闷。我话几欲出口想帮忙看看，但还是强忍着憋了回去，只是好言相劝，说现今医学发达，治疗还有望的，言虽如此，心中也万般无奈。

忆及20世纪90年代初，我医院同街的一个灌液化气的李姓大哥，一日来买桂圆。我问买去何用，说老娘得了食管癌，吃不下东西，用桂圆补补。当时没有病理检查，只是钡餐诊断食管中段肿瘤，是不是恶性不得而知了。我问咋不到医院去治呢，他说医生不让住院，回家给弄点好吃的，好好伺候着。看来医生是给判死刑了。我说给她弄点药，治治看。反正花钱不多，试试也好。开了几味药，急性子、威灵仙、阳春砂、紫硇砂，共碾细为末，炼老蜜为丸如弹丸大，时时含口中噙化咽津。一个多月过去了，竟然得以好转。因当时我一小医生，病家也没把我当回事，故也没有再细问情由，糊糊涂涂几年过去了，还见老太太在街上转悠，后来问及其子，到底老娘是咋好的，言

找了个单方，两服药便治好了，我只得笑而不语。1998年我带一护士出来开门诊，本街米姓男子50余岁得贲门癌，已从医院回家等死。其弟不忍坐以待毙，问我还有无办法医治。闻得病人朝食暮吐，尽皆黏涎，便如羊屎，努责难出。诊见脉来弹指，竟无胃气，大肉陷下，好在双眼有神，还有一救。虚寒为胃反之本，勉处小半夏、丁蔻理中、旋复代赭合剂而治，不拘时，不拘量，能下则服，药之半月余，竟得以见功，吐涎不作，便软通畅。家人欣喜，不听我劝告，终日进补荤腥，亲戚还买来排骨猪脚与食，不几日，嗝食又起，吐涎交作，大腹肿胀，水谷难下，终至不起。

2006年朋友带一雷姓男子来诊。在医院诊断为胃癌溃疡型。此位大哥素嗜酒，有胃痛史十年余，后又得肺结核，身体虽高大却消瘦了40余斤，因家中较困难故没做手术。诊脉小细而数，舌红无苔。口中干燥，时吐浊唾，胃中灼热。诊为肺痿之证，肺叶焦枯，不布津液使然。处三白汤重用百合，合甘草干姜，加沙参、天冬、麦冬、生地黄、熟地黄，服药月余，病竟然得愈，其人现健在。

雷兄之妻常去打牌的茶馆任姓老板之父60岁有余，患噎。虽诊断明确，医院意欲化疗，但众子女意见不一，故转诊我处。时饮食难于下咽，胸膈疼痛，心下痞结，大解时坚。诊脉实苔黄，阳明燥化之证。处大柴胡加味方，与楮实、丹参、延胡索、五灵脂、桃仁、芒硝出入为治。噙化丸药如上。月余诸证好转，其小儿省城归来，接走治疗，后不得消息。

2009年，曾经患重症肝炎被我治愈的王某介绍一亲戚来诊。小伙子二十有五。CT示肝右叶肋弓下8.5cm，下缘抵至右侧髂嵴水平。脾脏上缘至膈顶，下缘达盆腔。如此肝脾巨大之疾还未见过。春节前后才觉不适，医院反复诊断确定是非霍奇金淋巴瘤（NHL），襄阳治疗月余，发热不退，胸水腹水，不得俯腰，鼻衄时作，皮下出血。从医院偷偷来诊，此病证情复杂，中医也难于确立病名，只好按伏温癥瘕结聚出治，予白茅根、藕节、石膏、猪苓、阿胶、鳖甲、牡蛎、滑石、大腹皮、葶苈等药清热凉血，育阴利水、软坚散结。药之旬日，热消水利，衄血未作，腹中软和，肝脾回缩，病有转归。妻家有能言者建议去协和再治，遂到武汉治月余，囊中羞涩，无奈回襄阳，家中待毙。其父泪求再诊，驱车数十里数次登门治半月余，腹内出血而亡。

2011 年我一家门叔叔患肝癌，胁下肿块如覆碗而硬，时还能种地卖菜，请去与诊，处益气化癥，软坚散结为治，给药 10 剂竟然不吃，只是信赖巫祝。至前些日卧床月余，疼痛哀嚎，身下褥疮，悲惨而死。

呜呼！我常反省，此等病治而不愈，可是术有不精，技未深究者？经虽有言病不得治者，未得其术之论。然人命关天，焉得强治。又天下闻癌色变，一遇恶疾便如无头之蝇，乱投医治，谁可为主？仲景先师曰："病胁下素有痞，连在脐旁，痛引少腹，入阴筋者，此名藏结，死。"医尽人事可也。

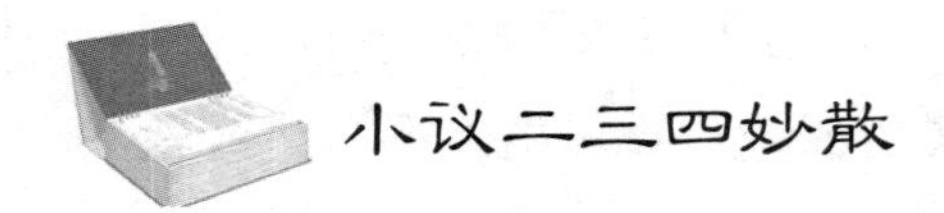

## 小议二三四妙散

2008 年我遇到一个从南方打工回来的小姑娘。其实病也不复杂，只是病的久了治疗有点棘手，还是要动点小脑筋的，单方一法不可能完全入扣。生的啥病呀，大家都知道的湿疹，是慢性的。这个女孩在一家电器厂打工，不知接触到啥东西，开始全身发痒，起风水疙瘩，就是我们所说的荨麻疹。吃吃抗过敏药，打几针解毒敏也就好了，可是那个环境没改变，致病因素还在，所以反复发作，这样过了半年不好，那里的药费又贵，只得回来到我诊所附近的酒楼上班，慢慢地痒疹集中到腰臀腿上了，这些地儿手更容易抓到。瘙痒、挠抓、流滋、结痂，反反复复。来诊见脉稍有滑象，舌暗红，前半部薄苔，后半部像撒了一层豆腐渣，那就是积粉苔了。按经验，湿热下注无疑。完全治好要些时日，长时间服药，量不可大，会损胃的，故处小剂量方。水流湿，有湿就要利，又燥湿药可帮助化湿，取薏苡仁 10 克，苍术 6 克，土茯苓 10 克，地肤子 10 克，有热就要清，加黄柏 6 克，病久血分受之，加赤芍 6 克，牡丹皮 6 克以凉血消瘀，热久有火，火就燥，加生地黄 12 克滋阴养血，下部之疾以川牛膝 6 克可引经，再用白鲜皮 10 克祛风止痒，甘草 15 克调味清

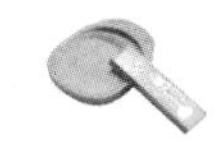

热也可抗过敏。该方是为清热利湿败毒、祛风养血润燥的复法。不过100克，每日煎服1剂。外边的痒疮也要使手段，痒疙瘩用凡士林加一点清凉油调新青吹口散擦，结痂用蛋黄油调吹口散润肤，流黄水者直接用粉子扑上以收湿。经济实惠，花钱不多。这样不出月余，患病部位都光溜了。怕再复发，做丸药一料收功。说到这儿该说正题了，这个方子是我常用来治下部有关湿、热、毒、瘀、肿、痒的复方，是四妙散的加味方。说到四妙散不能不说说二妙和三妙散。

二妙散就是苍术、黄柏2味药，为治湿热下注、脚膝无力、或足膝红肿、筋骨疼痛、下部湿疮、带下黄白以及湿热致痿的名方，在内外妇儿伤各科均有应用。本方最早见于危亦林《世医得效方》，名苍术散，治“一切风寒湿热令足膝痛，或赤肿脚骨间作热痛，虽一点能令步履艰苦，及腰膝臀髀大骨疼痛令人痿痹，一切脚气，百用皆效”。《丹溪心法》取此二味名为二妙散，治“筋骨疼痛因湿热者”。此二方名异实同，功效主治所述相近。虽然危亦林所出苍术散要早于二妙散并且叙述所治更为详尽，可能因丹溪名号高于危氏，又或者二妙之名更华丽且容易记诵，故后世医者基本都忘了苍术散而只知二妙散。至明朝虞抟《医学正传》加入牛膝一味，取名三妙，治“湿热下流，两脚麻木，或如火烙之热”，是二妙的最早化裁加味应用。牛膝一药，分川牛膝和怀牛膝，临证取舍在于有余和不足。《医宗金鉴·外科心法·脐痈》也有三妙散之方，是加槟榔一味，“共研细末，干撒肚脐，出水津淫成片，止痒渗湿，又治湿癣，以苏合香油调擦甚效”，这个是外用的三妙散。《全国中成药处方集》又加薏苡仁，泛水为丸，称四妙丸，也可为散用，治湿热下注之两脚麻木、下肢痿弱、筋骨疼痛、足胫湿疹痛痒等病症。二妙、三妙是部颁标准的中成药，取之治丹毒、流火、带下、阴囊湿痒等皆可，可见其疗效卓著，经得起临床检验。虽几经化裁或更方名或改剂型，总不出其治湿热下注之旨，四妙较之二妙、三妙更妙了，用此散化裁加味治下部之疾，我的经验不全刻板于脉象，见舌或红或黯或大或齿痕或厚或腻，或见舌根生苔即可取用。加土茯苓、地肤子名五妙、六妙无不可也，用之合于法度，总有一个“妙”

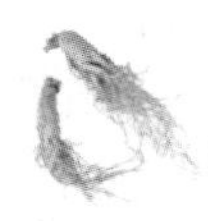

字可言。

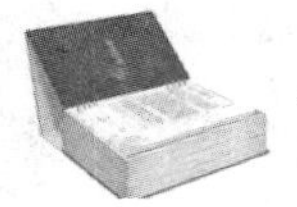

## 面热如醉加大黄

陈姓老太太，年七十有二，乃夫人二哥丈母娘。身体结实，下地干活，不减当年。平时也没个头疼脑热的小毛病，可人吃五谷杂粮，终究还是要生病的。这一年多来，得了个脸痒的毛病。说是毛病，还挺难治的，时不时发作，针药无效。痒，一般的医生都会认为是过敏了，抗过敏治疗当然是首当其冲了，可是抗过敏的药吃得整天昏昏糊糊的也只是暂时止点痒。她这个痒可不是一般的痒，发作时，脸上烘热，面红如酒醉汉，心中还烦躁得不得了，燥热出汗。多时不好，不过她也有她的办法，用压水井里的凉水冰一会也可止痒几时。二嫂引来请我治，看面如枣色，活脱脱的一个关老爷，奇痒又不敢抓，只得用手掌不停抚摸。这可奇了怪了，只是脸过敏，别的地儿一点也没事。询问饮食尚可，大便一般2天一次也是多年如此了，也不干结。脉数有力，舌红苔薄黄，并不干燥，一时还难于下手。只得按常法，上部有痒疾是有风，诸疼痒疮皆属心火，面为阳明所主，红也是有热。

疏方：荆芥10克，防风6克，薄荷6克，蝉蜕6克，牛蒡子6克，栀子10克，石膏15克，甘草10克，赤芍6克，牡丹皮6克，5剂。想必应该效果不错，不料药后来电说效果不咋的。我最怕病人如此说了，仿佛脸上挨了一巴掌。只得说你的病时间长了，5服药是治不好的，先观察几天再来看，说不定药力还没到哩，到了就好了。心中疑惑，药证相符，为何无效呢？

平常看病，一遇疑难之疾，我爱在伤寒中求解。思桂麻各半汤证有“面反有热色者，未欲解也，以其不能得小汗出，身必痒”，这个面反有热色也是脸红，但前提是病“如疟状，发热恶寒，热多寒少”，此面红身痒是阳气怫郁在表，不能得小汗出之故。又隐约想到书中有“面热如醉”的条文，在哪个地方呢？再细翻各篇，终未找到。再看《金匮》，原来隐藏在痰饮咳嗽篇。

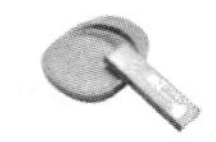

“咳逆倚息不得卧，小青龙主之”条下，仲景细辨种种变证，“若面热如醉，此为胃热上冲熏其面，加大黄以利之”，想想不在阳明篇说这个，反倒在痰饮篇说了，真是有点意思。这个病的要点如果看在一个痒字上就错啦！前方虽然有石膏清阳明无形之热，但犹如扬汤止沸，还浅了个层次，虽无便坚宿食之积滞，但有面热如醉之征，可用大黄以釜底抽薪，取微利为度。成竹在胸，心中定然。1 周后，老太太又来了，我说再吃 5 剂差不多会好的。就在上方中去石膏，加大黄 12 克。嘱吃药以大便为准，一天大便如果超过 3 次，就减为一天 2 次服药（服药一般一日 3 次，如果药力过大，大便解的过多，就是有点拉肚子了，可以减少服药次数）。结果嘛，我就不再表了。仲景书中往往有互文见义处，此处说证，彼处讲理，也有在二书互见者。真传一句话，有此之谓。

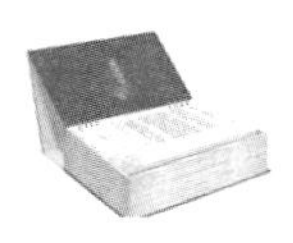

## 过度治疗险害眼

临床上我们常常会遇到得个小病而当作大病医者，这个叫过度治疗。我想与现在治病谋财不无关系，但也不排除医生的认识问题。

举个例子，针眼就是麦粒肿的中医病名，是眼睑毛囊皮脂腺或睑板腺的一种急性化脓性炎症，所以又叫睑边疖子。为啥叫针眼、偷针，《外科证治全书》解释说“以线针刺破即瘥，故俗名偷针”可从。此病初起眼睑微痒微痛，患处微红微肿，不久肿胀增重，数日红肿显著处的毛囊根部出现脓头，及时用三棱针或注射针挑破出脓即好。当然还有预先发作时的截断方法，用细线扎患侧中指根部或在背部找反应点挑治等法，这个就不再说了。现在说个故事，看看医生是咋治的，有啥后果。

2006 年，我附近的房管局书记的外甥女，得了左眼下睑麦粒肿。到医院找医生看。本来这个问题就是不治，一般 1 周左右也会出脓好的，可是医生狂打先锋霉素。打消炎针好多医生有个爱加地塞米松的习惯，说是帮助消炎，能缩短病程。这个激素少用点确实有抗炎的功效，用多了就不是那么回事了，会抑制炎症反应，本来三二日就可成熟出脓的，一直打针十日了还是个硬疙瘩。这个还不说，眼睛还被医生用红霉素膏子糊的纱块死死地捂着，刚好还是在夏天。来了我一揭开敷料，就感觉有股热气扑面而来，整个左眼肿得像个烂桃子，眼角全是眼屎，球结膜充血水肿。女孩说我的眼睛是不是要瞎了。我顿时心里的气就不打一处来，一个小问题，怎么就搞成了这个样子，花了几百元不说，这个医生是咋回事，到底是为钱还是真的不会治呢！安慰她说不要紧，包你一个星期好彻底。停服一切消炎药，给予连翘、金银花、白芷、防风、赤芍、天花粉、皂角刺、陈皮、甘草，日服 1 剂。外边用芒硝化水湿敷，一日不得少于两个小时。不出 3 天，包块软化，可见脓点了，再过一日，三棱针挑破出脓不少，去掉皂角刺，再吃 2 日汤药，外治如法。一周后病若失。

（此文有感而写。现在有很多身体不适的人在网上求医。症状说了一大堆，分不清主次，往往是啥病都还没搞清，就会被“辨证”了很多回，阴虚、阳虚、气虚、血虚、有痰、有湿、有火等，诸如此类名词层出不穷。有无的放矢，方药杂投者；更有小题大做，高射炮打蚊子者。药之不效，或病转有加，便又辗转求医，于是就有病已入肾入髓等臆说之论，只差说病入膏肓了。处方医病，不见病者胖瘦高矮，体质强弱，无根无据，随心臆测，药量还开得很大，医者卖弄口舌之快，病家不想药毒之害。也不知从何时起，中医中药就成了“调养”的代名词了。）

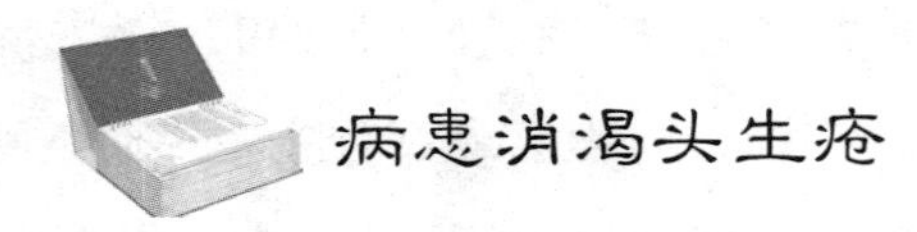

## 病患消渴头生疮

糖尿病是大家都知道或熟悉的西医病名，大部分属于中医所说的消渴病。患糖尿病久了可以有很多并发症，其中长疖子生疮就是其中之一，据说是因为血糖升高，皮肤组织的糖原含量也增高，这样就给病菌感染创造了条件。《素问 • 生气通天论》说：“高粱之变，足生大丁。”这个“足”字不管怎么解，

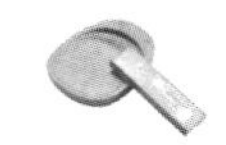

足以也好、能够也好、脚也好，但膏粱厚味，可以使人长疮生病却是不争的事实，糖尿病坏疽、痛风等也是其类。像糖尿病之类的病一旦得上，就是不怎么容易好的。现在的糖尿病一旦被确诊，大部分都成了西医糖尿病专家的固定病人了，我们中医就是能治一部分，也占不了主流。不是因为治不好，是因为本身这个病就是病程较长难治疗的病，病人不一定能和医生很好配合，这是其一；再就是被宣传的像原发高血压一样是个终身疾病，病人根本就不会找中医从头到尾的看下来。我不知道在没有糖尿病这个病名之前，得病的人都是怎么好或怎么死的。我曾经治了一例糖尿病并发疖病者，此处说来与医友共享。

毛姓阿姨，67岁，是我母亲年轻时的好姐妹，几十年的关系了，两家常常来往，一有个大小毛病都爱找父亲或我诊治。人一旦到了岁数，多会发胖，为保持年轻时的身材，2006年就吃起了减肥药。慢慢的倒是瘦了不少，体重减了二三十斤，人也苗条了。后来就觉得饭量一天比一天大，不吃就心里饿得慌，人还继续消瘦，没得力气，自知出了毛病了。到医院一查，血糖高得很，确诊为糖尿病。是哪一型的我也搞不懂，再说就是搞懂了也与辨证治疗没多大关系，反正专家说要终身依靠注射胰岛素。住院治疗了一段时间，饮食倒是得到了控制。至于患病的原因，到底是因为吃减肥药的原因还是原来就隐藏的问题碰巧发作了，就无从追究了。至此吃“中成药”消渴丸和每天往肚皮上注射胰岛素就没停下了。患病半年后觉得胸闷气急，检查原来是心包积液了，抽了几次，但无异于抓沙堵水，旋即又生，原因也说不清楚。只好找父亲看了一段时间，积水的问题算是解决了。至2008年，问题又来了，头上长疖子，此起彼伏，生脓的大如鹌鹑蛋，小的如蚕豆，还有新发的如绿豆般大小硬结。破溃流脓，结痂再长。无奈剪了短发，天天药水洗头，专家要她住院治疗，怨恨之心遂起，不接受消炎治疗。因我离她家很近，故来我处吃中药。看满头的包有十好几个，有正在出脓的，还有溃后结痂的，还有准备出来还是硬结的。述口中作渴，咽燥如火，每日夜间必起来几次喝水润喉，要不然就发声不出，至早上必咯带血丝胶痰几口方觉咽喉舒畅，想必是喉咙

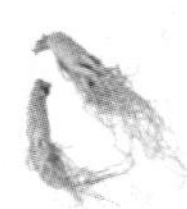

干的炸裂了。大便干结如算盘珠子，1周也解不了两次，努责难出，挣得肛门出血，没办法只有每次用开塞露润润才得以下。按脉弦数，舌红苔干，一派肺胃燥热之象。我本知她病源，几欲出口劝她渐渐放弃注射胰岛素，但想想这个方法是全世界都认同的，我一个不是大专家的小医生的话根本就没分量，更没有说服力。想让她完全依我的来是很困难的，只有在用药上打主意，下功夫，解决她最痛苦的问题就得了。拟法清热败毒，养阴润肺，清泻阳明，化裁仙方活命玄麦甘桔合调胃承气为治。药用忍冬藤、连翘壳、生甘草、黑玄参、嫩桔梗、麦冬、天冬、天花粉、锦纹黄、玄明粉，视口渴、咽燥、咯血、便秘情况以变分量，或以白茅根煮汤代水煎药，头上脓包或用去腐，或用生肌，吃药十几剂病情便有很大改善。这样间断用药半年，吃药八十余剂，总算平复了这些不断冒出来的脓包。此后年余，虽然时不时还有几个想冒头出来，嘱用清凉油抹抹就消失了。时至今日还在注射胰岛素，不知以后还会发生啥情况，只好拭目以待了。但愿能安度晚年，不再有什么麻烦。

（按：方书消证分上消、中消、下消。谓上消口干舌燥，饮水不能解渴，系心移热于肺，或肺金自热化源欲绝，当从人参白虎汤例清之；中消多食易饥，系胃府蕴有实热，当从调胃承气例下之，此实火可泻；下消饮一溲一，系相火虚衰，肾阳不化气当从八味肾气汤例温之，此虚火可补。又有湿热郁积中焦作渴者当用分消法。此消渴之大概。）

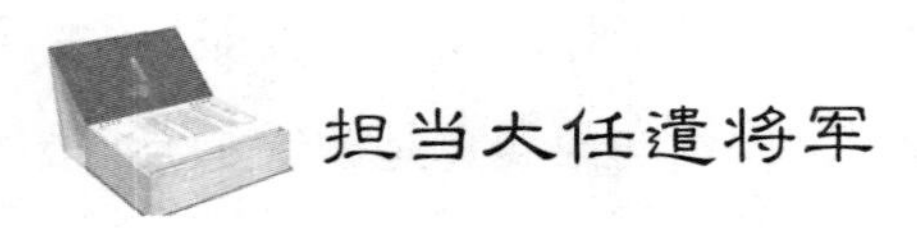

## 担当大任遣将军

2011年7月26日深夜，我正在做着好梦，一阵急促的门铃声惊醒了我。这半夜三更的有人来访肯定是有急事。我赶忙起身，原来是二弟从家中赶来，说妈妈咳血不止，情况甚是危急，问我是不是要送医院。我一听头就嗡的一声大了。母亲自前年大病愈后身体就一直还在恢复之中（“肾炎”案有述），这一年多虽然没啥问题，可我还是提心吊胆的怕旧病复发。前几日在我这儿

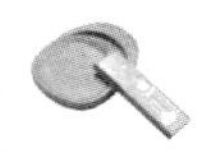

还好好的，咋说有问题就突然咳血了呢？真是人有旦夕祸福。看二弟急促火燎的样子，问题大了。要是在其他人家，恐怕早就被120接走了。我脑袋急速转圈，现在就是回去了，诊病再来拿药，这一去一返再快也得一个小时。救命如救火，容不得半点迟疑，想到现在的情况再结合原来的问题，遂决定去诊所取药。翻开原来的处方，依样葫芦加大剂量，杏仁20克，旋覆花15克，桑白皮15克，葶苈子15克，蜜紫菀15克，茜草炭20克，炮姜10克，甘草10克。还有小半袋白茅根，大概二三百克的样子，这个方子是我原来给母亲治左心衰竭咳血的方子，现在虽然还没见到病人，临时救急还是有八成的胜算，万一药不对症，那就只有看了再说了。为防不测，还是要再备药。止血的针剂，我平时就不用，现在三更半夜到哪里去弄呢。想来想去，就抓了一大把大黄，冲筒中打成碎片带上。

回到家中已是凌晨两点了。见母亲端坐床头，不时费力咳嗽，大口大口的血块从口中吐出，根本就无法躺下。我简直就快要崩溃了，心中酸楚不已，忐忑不安。开始怀疑自己的能力是否单薄。可回过来一想，现在就是去医院又如何呢，折腾几个小时还不知有啥危险情况出现，用了药无非就是止血。好在气息还算平稳，神情也还是淡定自若，毕竟是见过不少大病大灾的人，又有我这个儿子撑腰。品脉和缓从容无躁急之象，只是右寸关有上溢，咳出来的血无泡沫状，悬着的心总算放了一半下来。急速大火煎药，把那白茅根全用了。20分钟后进药一大杯。细问缘由，说前日夜中就有点咳嗽，口中有腥气，昨日下午6时左右开始见有鲜血，本想天亮后再去找我吃药，没想到晚上9时睡后就不行了，到现在痰盂已是换水三四次了，出的血不少。药后半小时，咳势稍减，血也不那么多了。但还是不放心，母亲平日就有大便滞结的情况，总是吃吃槟榔四消丸或是麻仁丸，舌苔总是有少许如碎米般黄点，又这两日就口中腥气，必须用大黄下夺消瘀才行。肺与大肠为表里，泻庚金既所以泻辛金，于是放大黄于锅中大火急炒，待黄烟冒尽，下火存性，铲大半锅铲约一两的样子，入药中再煎十几分钟，滤出药汁约斤余。问现在还能再服药吧，说没问题，于是再慢慢温服一大茶杯。药后刻许，矢气频频，解

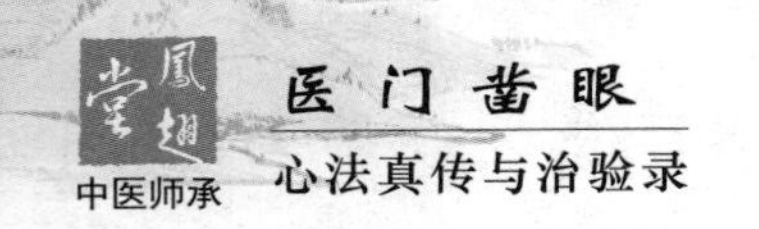

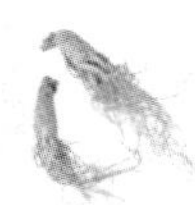

软便不少，除少许咳嗽几声外再也没出血。真可谓一服知，再服愈，可以说是达到了覆杯见效的地步了。我的心总算是全放了下来。听着母亲均匀的鼾声，我怎么也睡不着，心中胡思乱想，万千思绪，推测种种变证该如何用药。童便、人中白、仙鹤草、牛膝、赭石、人参等都拉出来想了一遍。上午跟我到诊所，饭后 9 时第 3 次服药，软便一次，下午 5 时第 4 服药尽。为防贼去复来，小其制再煎药一剂，变茜草生熟各半共用 10 克、大黄也如此取 15 克以收功。准备过几日拍个 X 线胸片，看看到底还有无问题。

大黄素有将军之称，受父亲影响，我也独善其用。和附子救亡阳之逆一样，大黄用之得宜，量大力专，也可救命于顷刻。《血证论》有谓“大黄一味，既是气药，也是血药，止血而不留瘀，犹为妙药”“能推陈致新，既速下降之势，又无遗留之邪”。血络破损，肺气逆上，总要降气，止血而消瘀，大黄炭堪当其任。药后矢气频繁，大便溏下，可以说是给胃肠减了个压，胃气一降，胸腔也复空旷，肺气自然下行不再逆上，张锡纯先生说“降胃止血之药，以大黄为最要”，确不虚言。再有诸药排兵以助阵，将军自可斩将夺关。杏仁、旋覆花皆降气之药，可平肺气冲逆之势，静可制动，不频繁咳嗽即可达宁肺作用。桑白皮、葶苈子也泻肺如神，可预防肺水肿之变局，就可救心脏之衰。用炮姜、甘草是仿效仲景甘草干姜汤，离经之血就是瘀血，血涩不行，温可消而去之。茜草炭止血消瘀是为辅助。白茅根诸衄皆可用，大量内服有益无害，这个就不用说了。出血的脉象总要平和最好，《医宗金鉴·杂病心法》说：“失血身凉脉小顺，大疾身热卧难凶”，血症若见脉疾数无伦，弹指无胃，浮大中空就是逆象。至于紫菀一药，本想另题论说，在这里就顺便说了。考《金匮》泽漆汤中紫参一药，疑为紫菀之误，其说可从。对紫菀的作用，焦树德先生《用药心得十讲》说得很透彻。其性微温，化痰降气，清肺泻热，通调水道。蜜炙可增强润肺止咳作用，妙在它可以用于血症，肺痨、咳血犹在必需，辛而不燥，润而不寒，补而不滞，勿论外感内伤所致的咳嗽咯血，均可随症加减应用。

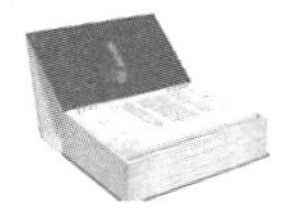

## 常走河边会湿脚

俗话说马有失蹄，人有失手。搞手艺的犹是如此，不知道啥时候你就崴到脚了，尽管你精明谨慎，问题也不一定考虑得周全完美。为医者看病情，审病势，可能此病在刚刚露头的时候还有与彼病相似的地方，但每个病的发生发展是不一样的，所以说在这个“病”还没完全弄清楚的时候，尽管你对“证”下药，看起来很合理，但也许会弄出尴尬来。常在河边走，没有不湿脚的呀！

记得那年有个事儿算是给我上了一课。我门诊后院住着老两口，以卖油炸小吃为生，老头有嗜好，嘴不离烟，饭不离酒，这就有个老胃病。有时候发作了会嘈杂糟心，心口顶得慌，打气嗝，找我吃一两剂药就治住了，也没去检查过，应该是慢性胃炎之类的吧，这个十人九胃，不稀奇。这天一大早就来说胃病又犯了，糟心的很，打嗝也会带上来酸水，还胀得慌，有点想哕。老马识途，轻车熟路。我也没多想就给他熬了一服药，是柴胡汤的加味方：柴胡6克，黄芩6克，半夏10克，甘草6克，枳实10克，白术6克，白芍6克，吴茱萸6克，海螵蛸10克。

这个方子是他常吃的方，一般一二剂就解决问题了。本该到下午再吃第二次的，没曾想上午11时的样子，肚子里边打仗了，有点痛，叽里咕噜的一阵乱响。打个岔，太阴篇说：“腹中痛，若转气下趋少腹者，此欲自利也”，急忙去了厕所，就这样稀里哗啦的在两三个小时内就跑了五六趟。老伴儿回来了问我是不是药给弄混了。我想不对呀，药还是原来的药，病还是原来的病，怎么会错呢？一问情况，心里明白了，这下可要出丑了。彼时正是夏天，老头肯定是吃了啥不干不净的东西，要闹肚子了。先是露了个苗头，凑巧在吃第一服药后发作。于是再给她拿了两板氟哌酸胶囊，说一次吃四颗，两个小时吃一次，直到不拉为止。下午挨晚点老头回来了说还是不舒服，一查体温发热了，证实确实是急性肠胃炎。太阴篇又说了：“伤寒脉浮而缓，手足自温者，系在太阴……至七八日，虽暴烦，下利日十余行，必自止，以脾家实，

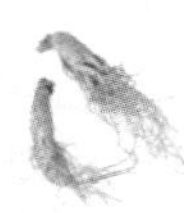

腐秽当去故也”，不知仲景当日所说的是不是和这个类似。暂且存疑。

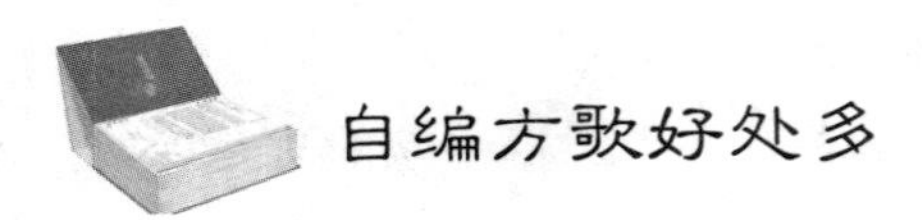

## 自编方歌好处多

背诵方歌可以说是每个初学中医的人一个必经的路子，一个好的方歌，不但会加强记忆，还会对方子的功用意义有更深的理解。这一点，我首推陈修园先生的歌诀。他的《伤寒》《金匮》方歌，每个都朗朗上口，还是对经文绝好的注解，初学者若留心记诵，会受用一生。还有他的《时方歌括》，我初学医时就强记住了，记在一个小本子上，到现在还放在我的手边，不时还会拿出来温习一下，都是些常用的效方。当然了，他收集的方子还远不够临证应用，教材所收集的方子有很多，要是都记住确实是个难题。怎么办呢？仿效古人，自己编成歌诀，经过自己大脑出来的东西，会记得很牢靠的。

我原来学习方剂学时，把所有的方子都编成了七言四句。药味组成，功效应用，甚至出处都揉在一起了，这样会对以后的临证有很大的帮助。闲暇无事，拿出来给大家讲讲，也不一定都合乎每个人的心意，别人口中的食没味，毕竟还是要自己编的。

解表剂中有大羌活汤，是在九味羌活汤（冲和汤）的基础上化裁的方子，歌诀就可是这样子的：大羌活汤散热湿，冲和汤中去白芷，还有黄连白术入，再加独活防己知。陈修园编的九味羌活汤歌诀是：冲和汤内用防风，羌芷辛苍草与芎，汗本于阴芩地妙，三阳解表一方通。这样记住了冲和汤，大羌活汤就不难记了。

辛凉解表的名方银翘散，是最常用的方子，歌诀常唱：银翘散主上焦疴，芦根做汤且勿惑，荆芥豆豉来表散，牛子桔梗竹甘草。病位、药味都在其中。

桑菊饮也常用：桑菊饮用杏连翘，薄荷桔梗甘草晓，再入苇根凉解法，辛凉微苦治肺家。治法同时也就明白了。

养血解表的葱白七味饮：葱白七味外台方，葛根豆豉与生姜，寸冬地黄

劳水煎，养血解表是慈航。出处、药味、功用、煎法在一起。

大承气汤药只四味：大黄四两朴半斤，枳五硝三急下云。黄龙汤就是大承气加归芎方。新加黄龙汤是在调胃承气的基础上组方的：新加黄龙补气阴，调胃承气冬玄地，人海二参当归身，姜代枳朴宣胃气。这样说明气阴两伤，就不可再用枳实、厚朴耗气伤阴，姜就可以宣发胃气。

和解透表、畅利胸膈的柴胡枳桔汤：柴胡枳桔姜半芩，雨前茶兮合陈皮，邪郁腠理逆上焦，扶正参草枣不宜。就是说了这个汤证不宜再用腻膈的药。

蒿芩清胆汤：蒿芩清胆陈夏茹，碧玉滑草黛赤茯，再入枳壳胸膈畅，胆热得清痰自无。碧玉散方也在其中。

柴胡疏肝散是在四逆散的基础上加味的，“四逆散柴枳草芍”好记：柴胡舒肝四逆散，香附芎兮陈皮餐。两句就行了，也寓意香附子穷了只有吃陈皮的意思。

痛泻要方很经典：痛泻要方陈皮芍，防风白术煎丸酌，补土泻木理肝脾，若作食伤医便错。也提醒与食积泄泻有别。

名方补阳还五汤：补阳还五重黄芪，桃红芎归芍药卑，佐入地龙通经络，气旺血活瘀自行。这样把组方意义同时说清楚了，此法重在用黄芪，其他的药和黄芪有尊卑之分。

方治相类的可以揉在一起：温经化瘀生化汤，桃仁芎归草炮姜，张氏活络效灵丹，乳没丹参当归餐。再比如药味不多的槐花散、槐角丸：槐花散治肠风血，荆芥枳壳侧柏叶。槐角丸中芩防风，地榆当归枳壳充。都是两句解决的，好记上口。

名方消风散：荆防牛子蝉消风，膏知苍术苦参通，归地麻仁润血品，风湿疹子力能除。

玉液汤止消渴法可遵循：玉液汤中山药君，黄芪知母妙相须，葛味花粉鸡内金，用之生水颇相宜。这样意思是此方不以滋阴为重点，而是“补其气化而导之上升”。

清气化痰用胆星，二陈枳实妙相须，黄芩杏仁瓜蒌子，姜汁送下亦准绳。

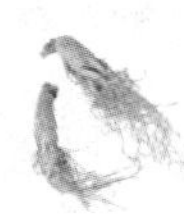

这样把清气化痰方的服法就写进歌括中了，其他的涤痰方也如是，如解语汤中有“专需竹沥佐些姜”的句子。

逍遥散是治妇科最常用的方子，逍遥散用当归芍，柴苓术草加姜薄，散郁除蒸功最捷，丹栀加入有元机。也可简单点，逍遥散用芍当归，柴苓术草慎勿违。

总之，编方歌不但会加强记忆，还是个再深入学习的过程。这个好处多多，自己弄弄就知道了。

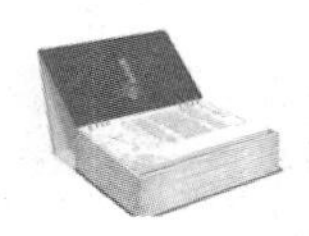

## 成方活用在化裁

经方、时方、验方都可以叫成方，通俗点就可以说是成熟的方子。病种虽然有一定的数目，可是病证在每个人身上都是不完全一样的，千变万化。不可能说我得个病非要符合你的汤方证。人有高矮胖瘦、男女老幼之别，病有痼疾新恙、轻重缓急之分，你医生拿个死方子来治我这个活人的病，有刻舟求剑之嫌。故临证却疾，选方用药，重在化裁。经方多有加减就是典范。

举个例子来说说。消风散有几个出处，但我觉得《医宗金鉴·外科心法》中的消风散风、湿、热、燥并治，组方兼顾较全面，故治皮肤病我常以它为底方来加减。组成是：荆芥、防风、蝉蜕、牛蒡子、当归、地黄、苦参、苍术、麻仁、知母、石膏、甘草、木通。皮肤病病种很多，症状也不同。首先有病位的不同，上部多风，下部多湿，中部多热，药味定要增损。或加重风药分量，或加味祛湿之药，或泻里积之热；风燥者多耗血，当归、地黄就该多用，湿重者滋腻之品不宜多施，此时苍术分量就有变化；辨证表寒可加麻、桂，审有里热重用膏、知。皮损也要细辨，风团来去无踪，也多表邪作怪，治里之药或可去掉，应以散风为主，搔之起痕，出疹红点，多是血分有热，走表之药或可不用，应加赤芍、牡丹皮之属。审平素体质，胃弱食少，不耐药味，味苦性寒的苦参、木通要慎用；大便艰涩，肠燥津亏，滋润养液的地黄、麻

仁就多加。

有朋友、同行来翻看我平素的处方，发现一个问题。你好像老是在用一个方子，可是细细一看又都不像，我说我的方子是姜子牙的坐骑——四不像。杂病多是少阳、厥阴证，或者说是半阴半阳、寒热虚实错杂者多，故柴胡剂是首选，但也不限制在哪一个方子，会其意而择用之可也。四逆散、大小柴胡、逍遥散是我最多化裁应用的方子，结果化来用去，乍一看就是个四不像了。病位在胁肋、心下胃脘、大小少腹，就可用柴胡剂，随病症不同、寒热虚实而增损，这可能就是一个医生一生就用一个方的道理了，但必然要化裁得宜。治或疏肝利胆，或清胆降胃，或疏肝理脾，或涤痰化饮，或活血化瘀，或寒热互用，或补泻兼施。常常掂来除去的药味就有一二十味。如疏肝利胆就用四逆散加味，疏肝理脾就仿逍遥之体例，清胆降胃要效大柴组合。涤痰化饮有香附、旋覆花、白芥子，活血化瘀用丹参、延胡索、五灵脂；脘痞中满用枳术，血滞疼痛施枳芍；有寒干姜温中，见热黄连泻心；燥结秘结加硝黄，腹满气闭重枳朴。

再说治湿热弥漫三焦者多取三仁汤。杏蔻薏苡三仁汤，滑石通草竹叶彰，厚朴半夏散痞气，湿弥三焦此方尝。该方宣上畅中渗下，解湿热纠结之邪，组方极具妙思，治暑湿外感、湿热黄疸、吐泻淋浊等证均可以此来加减化裁。若见恶寒头痛多夹表邪，藿香、白芷、紫苏可选。审舌看湿重者，利湿之薏苡仁、滑石为主，苍术可加；热重者，少用香燥之蔻仁、厚朴，黄芩宜入。胸脘痞闷豆卷、厚朴花可助宣化，气逆致哕竹茹、枇杷叶可下气逆。中满可用枳实破积，发黄应加茵陈利胆。

川芎茶调散也是治头痛的名方，巅顶之上唯风药可到，故本方以辛散的风药为主，其方药偏辛温。头痛或在面额，或在脑后，或偏两侧，或在巅顶，这样用药就要审证而施。偏于头侧用川芎为主，或可用柴胡引经，偏于后项用羌活或以葛根为主。面额白芷入阳明，发热恶寒重荆芥，内热有火加石膏。痛甚重用细辛，乌头也可加入。巅顶藁本蔓荆，吐涎勿忘吴萸。抽掣疼痛多风痰，白附僵蚕蝎子研。

成方应用不可能丝丝入扣，灵活化裁在于平时的积累，精确审证，熟悉药性，是最要紧的功夫。药味取舍随证施，加减化裁在巧思。

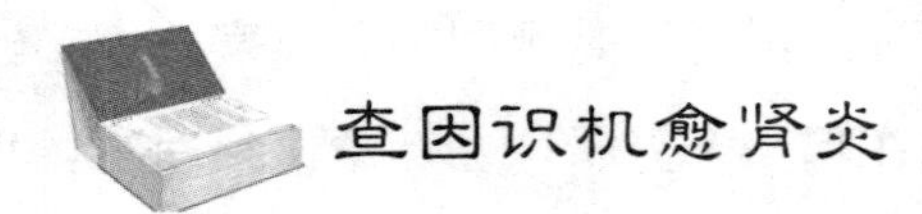

## 查因识机愈肾炎

肾小球肾炎是常见多发病，一旦落入了激素治疗的窠臼，再加上杂药乱投，多致缠绵不愈。因多是急性发作又加上水肿可怕，故初诊求治于中医者鲜见。此证初起多由外感诱发，特别是小儿更是如此。宣肃肺气、通调水道是最常用的治法。叶天士有杏仁枇杷煎一法，谓“邪干阳位，气壅不通”，主清肃上焦气分。因肺为水之上源，主一身之气化，肺气肃降则治节之令行，三焦水道通调，溺畅肿消。此法不比发汗峻剂易损上焦之阳，泻下峻剂易伤中焦脾胃之气，利尿峻剂易耗下焦之阴，多久服不致为害。我早在十余年前在医院门诊时就用此法治小儿肾炎表现为风水证者，加减化裁多效。然，证有常就有变，知变通才不会死于方下。

忆有一10岁左右的小女孩常在妈妈带领下来找我开化验单查小便，说是有慢性肾小球肾炎，时好时坏2年有余，曾多次住院治疗。她这个肾炎不怎么严重，只是长时间面目虚浮，并无全身的水肿。可是查小便总是有一两个加号的蛋白。其母担心孩子病情恶化，总是隔个20余日就来查查小便，看看蛋白增加了没有。这样一来二去就熟悉了，无话不说。问及治疗的过程，说西药一直在吃，用少量的激素，还吃过补肾的中药。医生说孩子免疫力下降，一直好不彻底就是因为此，可是药吃的不少，该发还是发，医院也说不清楚是咋回事，只是说慢性肾炎不好治，都是这个样子的。我只得说试试看。每次来看孩子面色都不怎么鲜亮，眼睑下总是虚泡泡的，眼睛本来就不大，现在是快成一条线了，脸胖的和身子不相称。舌质淡红有苔，咽部微红，这次刚好有上感的症状，喉咙有点痛，时不时咳嗽两声。拟宣肺利咽，淡渗利水，仿杏仁枇杷煎法。

杏仁6克，炙枇杷叶6克，茯苓皮10克，薏苡仁10克，白通草3克，金银花6克，连翘6克，薄荷叶3克，进4剂。嘱再递减激素。

药后复诊，咽痛咳嗽已愈，用指头摁面颊颧骨还有凹陷，再吃5剂。不料效果平平，小脸儿的胖乎劲儿似乎没啥变化。再诊时，孩子的一个动作引起了我的注意。她老是用手去挠挠左颈部。我撩开她头发一看，竟然是一块癣，如拇指甲大小，已挠得发红微肿还有黄水流出。问及此癣的来历，妈妈说在得肾炎以前就有了，时好时坏，医生说是湿疹，药也经常抹，就是不断根。我恍然似有所悟。我暗道，此癣不除，肾炎难已。这个肾小球肾炎本来就是与变态反应有关，此皮肤风毒，内舍于肾，引发“肾炎”，同一病机，为何舍近求远，在肾炎上做文章呢？与其母述说此道理，改弦易辙，拟祛风止痒、利湿败毒为治。

处：荆芥6克，防风6克，牛蒡子6克，蝉蜕3克，连翘6克，土茯苓12克，地肤子12克，白鲜皮6克，甘草6克。

此为变通麻黄连翘赤小豆法，方更平稳，用来顺手。外以青黛、枯矾、密陀僧各等份，冰片少许，共研细末，调膏涂搽。用药半个月余，癣疮平复，已不再痒，只留下一块乌瘢，暂时不考虑脸肿的情况，停药观察。再1个月后查小便，蛋白消失。2年反复发作的肾炎至此而愈。此非机缘巧合，乃为查因识机而巧治。

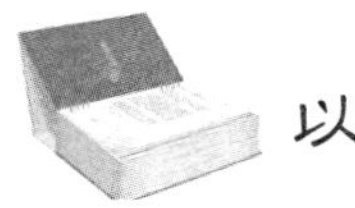

## 以脉试医是陋习

时常有人来诊，坐下二话不说，就伸出手臂要医生号脉。你要是给他号了说的准，他就认为你这个医生有水平，有学问，很高明。要是说的不称他的心思，就认为你这个医生医术低劣，甚至是一个小毛病他也不会让你看，不吃你的药。其实以脉试医是种陋习，古来有之。对此举，确实是有病求医者，我会耐心解说，问清缘由，再细心诊脉，不致有误。

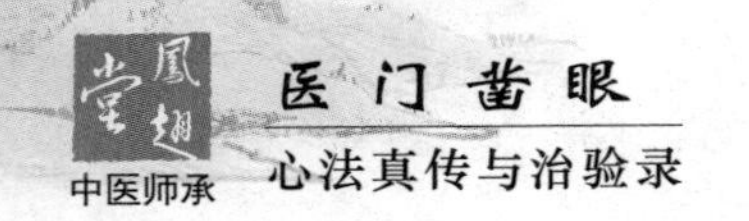


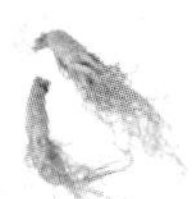

以脉试医这个陋习的由来，与某些医生神话脉诊的错误做法不无关系。为了取得病家的信任，或为了哗众取宠，沽名钓誉，故意如此，似乎三指之下尽知乾坤之事，能洞察五脏六腑，探知百病根源。我见过有医生诊脉时，口中念念有词，单凭左手，不知左右互诊之理，右手执笔于纸上记录各部脉象，口中即说出阴虚、阳虚、气虚、血虚、脾虚、肾虚之词，心中不寂静，指下即难求，医者口若悬河，病家一头雾水。陈修园对此深恶痛绝，说："余每观时医于两手六脉中按之又按，曰某脏腑如此，某脏腑如此又如彼，俨然脏腑居于两手之间，可以扪得。种种欺人之丑态，实则自欺之甚也。"医生诊脉在于探查虚实寒热，合于望、闻、问而明病症病机，功夫全在辨病辨证，遣方用药以愈疾。若单凭脉象，不问缘由，便说起病者病症来，病家往往会信以为真，转移主诉，尽寻枝叶。医、病二人尽皆糊涂，于此情下，能医好疾病，我看是冒打冒撞的。

陈修园又说了："病之名有万，而脉之象不过数十种，且一病而数十种脉无不可见，何能诊脉而知何病。"再高明的医生，也不可能单凭脉象即探知病源，准确断病，古今名医，莫能除外。经言"微妙在脉，不可不查"，并没说知病在脉，不可不查，诚如《素问·征四失论》所说："诊病不问其始，忧患饮食之失节，起居之过度，或伤于毒，不先言此，卒持寸口，何病能中？妄言作名，为粗所穷。"在古代有限的医疗条件下，脉诊无疑成了医生诊病不可缺少的手段，但现代医学检查细致入微，为何单凭脉象而定病呢？这个当然不是提倡治病单凭医学检查而完全定论，作为参考可也。再说了，现在一些慢性疾病往往吃药无数，常常可以出现药脉，在这种情况下，凭指下所得更不可取。当然，搭脉知病的情况确实存在，但这与医生长期的医学实践、经验积累不无关系。其实凭的不全是脉，而是细致体察病者一言一行，在言语行为中便知三分。如病人苦楚眉头，以手护腹，脉或见弦、紧，就知病人有腹中苦痛。尺肤发热，脉见数，发热的病情已了然于心中。女子面色不泽，脉来两手不调，便可能有经乱之病，可能有腹痛、腰酸、带下、头晕等病状。医生若也受以脉试医这个陋习的影响，不精研汤方药证，只是在脉诊上做文

章，就是能查出病来，要治好病也是很困难的。

苏东坡写了一篇《求医诊脉说》，谓“吾平生求医，盖平时默念其工拙，至于有疾而求疗，必先尽告以所患，而后求诊，使医者了然知患之所在，虚实冷热，先定于中，则脉之疑似不能惑也。故虽中医（指技术一般的医生），治吾疾常愈。吾求疾愈而已，岂以困医为事哉”，这个确实是很明智的。医生治病，本来就不易，再加上水平有高低，若偏信于摸脉知病，实在害己。对于医者来说，不可过于宣扬脉诊的神奇，更不能神话脉诊，要在病症明白的情况下，再细究脉象，以明表里寒热虚实。这个就是要以证来辨脉，勿据脉以谈证。仲景每篇之首就标明“辨 ××× 脉证并治”“××× 病脉证并治”，于此中当玩三昧，病、脉、证务必合参则备。且古今病名有别，更当合参为宜。

总而言之，以脉试医这个陋习的改变，首先在于医者要改变偏信脉诊的唯心观点及故意神话脉诊以取信于病者的错误做法，对以脉试医者说之以理，病人才可能全面客观地向医生述说病情，这样诊断明确，治疗方法恰当，才不会贻误病情。我在治案中很少谈及脉象，并不是我不重视脉诊，而是一种病症在不同的人身上会有不同的脉象差异，仅因于此。

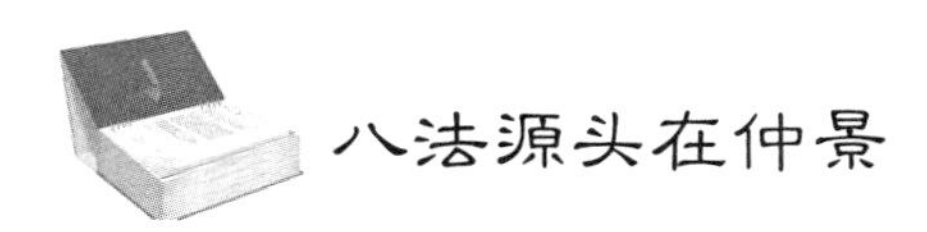

## 八法源头在仲景

程钟龄《医学心悟》明白归纳提出医门八法，即汗、吐、下、和、温、清、消、补，这在医界是公认的。然仲景书中虽无八法之名，确有八法之实，故八法实渊源于仲景。归纳仲景八法，对学习、认知《伤寒论》和《金匮要略》中的治则有实在的意义。

先从汗法说起。汗法即为开泄腠理、汗孔，驱邪外出的治法。麻黄汤为汗法祖方，为辛温峻汗法。桂枝汤温腠理肌肉、热粥助汗也为汗法，称为解肌。葛根汤升清阳以发汗，大青龙解表以清里，发胸中烦躁之汗，为麻黄汤之变法。小青龙汤蠲饮解表，也为麻黄汤之化裁。麻黄杏仁甘草石膏汤开辛凉解表之

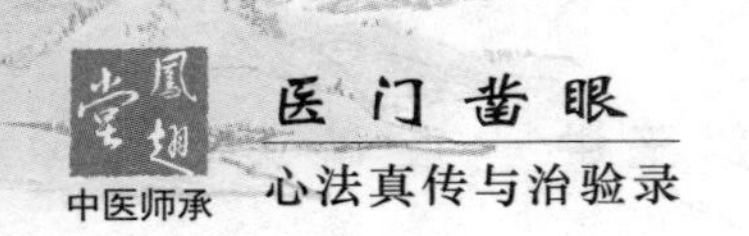


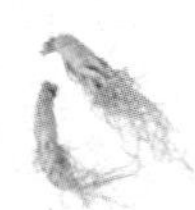

先河。麻黄附子细辛汤温里以汗，麻黄连翘赤小豆汤利湿以汗，桂枝加黄芪汤发汗退黄，麻黄杏仁薏苡甘草汤、麻黄加术汤之温覆取汗以祛湿，越婢加术汤、甘草麻黄汤之重覆取汗以利水，均为汗法。

吐法为痰滞胸膈或食停胃脘等情急而须速治而设，“其高者，因而越之”。如瓜蒂散治“胸中痞硬，气上冲咽喉不得息。”

下法为荡涤邪热、去除燥屎、下除瘀血、攻逐水饮而设，旨在去除有形之邪。下法主要集中在阳明篇，有大承气汤的峻下，以治痞满燥实坚俱全者，小承气汤轻下以治痞满实不甚者，调胃承气汤缓下以治燥实突出者，燥热伤津，以脾约丸润下。水饮结于胸胁之悬饮攻逐以十枣汤，大陷胸汤下邪热水饮互结于心下至少腹，桃核承气汤、抵挡汤之下下焦蓄血，均为下法之典范。大柴胡汤、柴胡加芒硝汤治二阳合病，和中有下，又有大黄附子汤开千古温下之门。下法概寒、温、峻、缓诸法。

和法系为治表里同病、寒热并见、虚实夹杂而设。和，为调和、缓和、和解之意，多祛邪扶正，寒热并用，可用于邪正相争、寒热错杂、脏腑失和、阴阳气血紊乱。四逆散之解郁，小柴胡之清胆和胃，黄连汤、干姜黄芩黄连人参汤、三泻心汤之辛苦寒热互投，柴胡桂枝汤之兼汗，大柴胡汤之兼下，黄芩汤之兼清，可见和法可与诸法兼施。

温法可归结为三类，总为经脏有寒而设。桂枝加附子汤、当归四逆汤、黄芪桂枝五物汤、乌头汤等是温经散寒。理中汤丸、吴茱萸汤、真武汤是温里祛寒。四逆诸汤治阳衰寒甚以回阳固脱。温法常治在三阴。

清法随病机、病位不同而立法组方，总为清泄里热而设。清膈热的栀子豉汤、清胃热的大黄黄连泻心汤、清下焦膀胱的猪苓汤、清肠热的白头翁汤是病位不同。随病机有清气热的白虎汤、清痰热的小陷胸汤，有清热滋阴的麦门冬汤、百合地黄汤、白虎加人参汤、黄连阿胶汤，清热利湿的茵陈蒿汤、栀子柏皮汤，清热凉血的大黄牡丹皮汤等。生津、除烦、化痰、泄痞、退黄、育阴、利水、止利等复法在其中。

消法用于治宿食、痰饮、瘀血、虫积等逐渐形成的积聚有形之邪。此类

病势较缓，无须急于去除的疾病适用于消法。一般认为桂枝茯苓丸、大黄䗪虫丸的消瘀破血是消法，其实行气消胀的厚朴生姜半夏甘草人参汤、厚朴三物汤、栀子厚朴汤，涤痰化饮的小半夏、皂荚丸，排脓消痈的薏苡附子败酱散、王不留行散、排脓汤，都可视为消法。

补法按今日论方之例，有甘温补中的小建中汤、黄芪建中汤，清养肺胃的麦门冬汤，养阴配阳的炙甘草汤，温补肾阳的肾气丸等。再如逐寒通阳的四逆类方，祛瘀补虚的大黄䗪虫丸，清热养阴的人参白虎汤、竹叶石膏汤，猪苓汤之育阴利水，猪肤汤之润燥养阴，黄连阿胶汤之滋阴降火都可视为补法。

视病机八法常交互配合而用。如表里同治、攻补兼施、寒热并用，你中有我，我中有你，相互渗透不拘一格，总是适病为要。柴桂与硝黄、枳朴与参术、芩连与姜夏、姜附与大黄常并行而不悖。

## 通痹定痛马钱子

马钱子又名番木鳖，性味苦寒有大毒，入肝脾经，功用可活血通络止痛，其效力非一般药可追及。张锡纯先生对其赞赏有加，谓其“开通经络，透达关节之力远胜于他药”。《外科全生集》称之“能搜筋骨入骱之风湿，祛皮里膜外凝结之痰毒”。此药用之得宜，疗效非凡。然其大毒，含番木鳖碱即士的宁，能使人发生强直性惊厥。我在临床中使用马钱子积累了一些经验，受网友之约重点谈谈马钱子的用量和制法。

古方有九分散（出自《急救应验良方》），其组成是：乳香、没药、麻黄、马钱子各一两，共为细末，每服七分至九分，日服一至二次。治跌打损伤、坠车落马所致的伤筋动骨，红肿疼痛。按古制十六两为公制一斤500克算，看看马钱子每日用量是多少。1两≈31克，1两=10钱，1钱=10分，反算过来，1分≈0.31克，那么9分≈2.8克。方中药物总量是四两，制成粉末，去

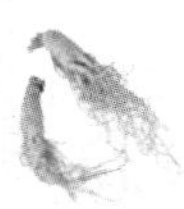

除损耗，按 120 克算，马钱子在方中的比例是 1/4，一次吃九分即 2.8 克，马钱子就是 0.7 克，日二服，约 1.5 克，这个就是最大量了。王清任《医林改错》有龙马自来丹，其组成是：马钱子八两，地龙八条，每次吃三四分。地龙炙干后，分量忽略不计的话，马钱子的用量就是 1 克多了。《中药大辞典》规定马钱子一日用量在 2 分左右，就是 0.6 克，这个应该是安全剂量了。近代名医颜德馨先生用龙马定痛丹治痹症经验：马钱子 30 克，土鳖虫 3 克，地龙 3 克，全蝎 3 克，朱砂 0.3 克，蜜丸 40 粒，每日服 1 粒，算起来一粒中马钱子的量是 3/4 克，约 0.75 克，服 1 周后若效力小，可每日加服 1 粒，这样马钱子一日极量也是 1.5 克。按以往的经验看，因每个人对药物的耐受程度不同，为安全起见，我一般每日给药量在 0.6 克，也就是 2 分。宜在临卧时用浓糖水服，可逐渐加量，直到有轻微反应为度。有次我治本院的一位护士姑娘腰椎间盘突出所致腰腿痛，她个子较小，除煎服汤药之外，给予龙马定痛丹小量服，算起来马钱子只有约 0.3 克，在吃药之前就给她说了可能有反应。药后 2 小时，感觉头晕心慌，脖子肌肉发紧，牙骨僵硬。这个反应我并没给她说，不是心理效应，确实是药毒反应。我的验方痹痛丸中用马钱子，剂量都是经过精确计算了的。

再说说马钱子的制法。土炒、油炸是传统的方法，当然不能越轨。但是制得过度了，药效会大打折扣。我用马钱子不去毛，只是用油炸，冷油下药，小火逐渐加热，在油中炸有响爆之声开裂时就下火，捞一粒掰开看内心紫红色就好，若炸黑了就不堪用，也不用土炒，只是再入细土中吸去油渍，这样凉了就容易弄成细末。

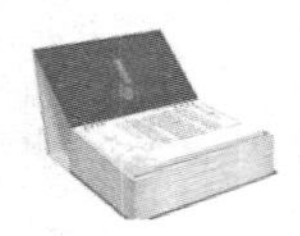

## 胸中气塞是胸痹

痹，在《辞海》中的解释为“气闭”，是塞而不通畅的意思。所以对“胸痹”的理解首先应该是以“胸中气塞”为主要症状表现。胸中为清旷之地，心肺

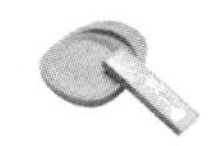

同居，从解剖上看，更为复杂。胸中若痞塞不通，就可影响心肺功能，肺气不通调就可“短气”,心脉闭塞可致“心痛”“胸背痛”“心痛彻背”。这个“胸中气塞”就是胸中不空旷而觉得有物堵塞，气不顺畅，甚至呼吸困难，总想深吸一口气来缓解胸中苦闷的感觉，“心痛”是胸痹更进一步，所以从标题“胸痹心痛短气病脉证治”，可以窥得仲景的用意。说“胸痹之病，喘息咳唾，胸背痛，短气”“胸痹心中痞，留气结在胸，胸满”，都有“胸中气塞”之意。故窃以为“胸中气塞”是胸痹的主症。这个从症状上来看，应是心肺的功能障碍。因以栝楼薤白类方化裁治冠心病有奇验，故现在有观点认为“胸痹”就是以胸痛、心痛为主要症状的疾病，狭义地囊括为心脏血管病变，似乎成了定论，这样就缩小了“胸痹”病的范围。

“平人无寒热，短气不足以息者，实也”，何任先生主编的《金匮要略校注》认为“与胸痹之阳虚邪闭短气证不同”，与“夫脉当取太过不及，阳微阴弦，即胸痹而痛，所以然者，责其极虚也”相鉴别虚实。窃以为这个虚实，仲景本意应是从疾病的正反两个方面来说的，“今阳虚知在上焦，所以胸痹、心痛者，以其阴弦故也”，若无阴乘阳位，虽有阳气之虚，也无“胸痹、心痛”。祛邪为首要，故栝蒌类方旨在散阴霾之邪，复胸中之旷野。“平人”就是平素无病之人，“短气不足以息”，自然就是呼吸不够用，所谓“实也”，应是“邪气甚则实”之实，是啥邪？胸中空旷不容异物，有痰浊水饮就可为邪。“胸中气塞”可以是个症状，若加以“喘息咳唾，胸背痛”“心痛彻背”，就可以是转化成为病因了。解除“胸中气塞”，复胸中虚空之性，是为治“胸痹”证的切要点。

“胸痹，心中气塞短气，茯苓杏仁甘草汤主之，橘枳姜汤亦主之”，尤在泾曰：“二方皆下气散结之剂，而有甘淡苦辛之异，亦在酌其强弱而用之”。茯苓杏仁甘草汤化饮宣肺，饮去则气顺，若有积气，橘枳姜汤理气散结，气行则痹通。茯苓杏仁甘草汤即为治胸痹的方。当然，这些从文字上的推断只是在臆测仲景的本意，证之临床，凡“胸中气塞”者，从胸痹论治即可。

付某，男，38岁，于半年前淋雨感冒后遗留下一个胸闷的毛病。老是觉

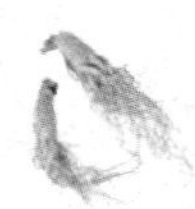

得气不够用，常做深呼吸状以解胸闷之苦，下气力劳作出汗后，这个胸闷会缓解一时。拍胸片，做CT并无实质病变，欲行支气管镜检查而拒绝。做支气管炎治疗而无效，诊于多个中医视为气虚，行补气之剂，胸复更闷，另加心下饱胀，便经常做扩胸动作，捶打胸部以缓解。诊双手脉缓滑有力，无一丝气虚之象，喉中似有痰而咳之不出，若饮热汤熏蒸，用力咳嗽，出一口痰则胸中即刻顺畅一会儿，看舌无异，胃纳二便如常，依症状表现断为胸痹。拟宣肃肺气，化饮利气为治。

出方：杏仁（打破）15克，茯苓（打碎）30克，甘草10克，瓜蒌皮10克，厚朴10克，枳壳10克，紫菀10克，生姜半两为引。

吃5剂病瘥一半，再5剂病若失。举此例以说明，勿论痰、咳、喘、心胸疼痛等病症，见“胸中气塞，短气“即可以茯苓杏仁甘草汤主治，见证加味可也。

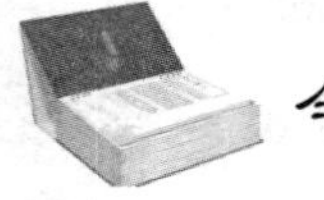

## 今古坏病害非浅

在临床中注意到这样一个现象，不管是大小缓急的病症，凡是初诊立法处方、治疗方式切题者，多易治愈，而经过多医、多法治疗后又迁延不愈者，即使处理正确、用方合度，也不易在短时间内愈病。这个引起了我的思考。

仲景先师说：“太阳病三日，已发汗，若吐、若下、若温针仍不解者，此为坏病，桂枝不中与也。观其脉证，知犯何逆，随证治之”，又说：“本太阳病不解，转入少阳者，胁下硬满，干呕不能食，往来寒热，尚未吐下，脉沉紧者，与小柴胡汤。若已吐、下、发汗、温针、谵语，柴胡汤证罢，此为坏病，知犯何逆，以法治之”，提出来坏病的概念。所谓“犯”字，我的理解就是犯法、犯禁，违反治疗法度，“逆”字就是逆正确的方法而治了。故云“知犯何逆”再“随证治之”“以法治之”，这样就比原发证治疗难度大了。《医宗金鉴·伤寒论注》专门把坏病再列为一篇，可为用心。说“坏病者，谓不

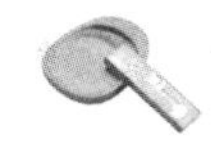

当汗而汗，不当吐而吐，不当下而下，即当汗、吐、下而过甚，或当汗、吐、下而失时，皆为施治失宜，所以成坏病也。凡三阴三阳，若汗、若吐、若下，若温针、火熏、火熨、火灸、火劫等法，致诸坏病者，有汗后亡阳，眩冒振惕，魄汗不收；有下后虚中，结胸痞硬，下利不止；有吐后烦乱腹满，有温针失血惊狂，甚至阳毒斑狂，阴躁欲死，神昏谵语，循衣摸床之类是也。其论散见诸篇，今合为一集，以便后学。其中或有挂漏，是在能三反者。”

“桂枝本为解肌，若发热汗不出者，不可与也，常须识此，勿令误也”说的就是治疗原则而不可犯，若“发汗，遂漏不止”就是本应解肌而用了发汗法或汗之过度致使腠理大开，“其人恶风，小便难，四肢微急，难于屈伸”，津液阳气两伤而四肢有拘挛之感，与桂枝加附子汤温经固表，是为救逆之法。“大汗出后，大烦渴不解，脉洪大者”津液更伤，胃中干燥，与白虎加人参汤，清热生津也为救逆之法。柯琴说“汗漏不止与大汗出同，而从化变病则异，服桂枝、麻黄汤大汗出后而大烦渴是阳陷于里（这个阳应指邪气言），急当救阴，故用人参白虎；服桂枝、麻黄汤遂漏不止而不烦渴，是阳亡于外（这个阳应指正气言），急当救阳，故用桂枝加附子汤”，从邪正两方面来解说，甚是。仲景于太阳篇开章就论救逆法，可见坏病之常见又为害如此。“本发汗而复下之，此为逆也，先发汗治不为逆；本先下之而反汗之，为逆，若先下之，治不为逆”，举凡“反下之”“外证未除而数下之”“桂枝证，医反下之”“火劫发汗”“反与桂枝汤”“汗家重发汗”“加温针”“以火熏之”“反灸之”，等等，皆为逆治。

“病发于阳（发热恶寒），而反下之，热入因做结胸；病发阴（无热恶寒），而反下之，因作痞也”。黄元御深谙其旨，于《伤寒悬解》中专论坏病，把施汗、吐、下、温针诸法仍然不解者视为坏病，不入阳明之府就入三阴之脏，“缘汗下补泻诸法错误而然，盖阳盛而亡其阴则入府，阴盛亡其阳而入脏”，强调结胸与痞证皆为坏病。仲景时代就有汗下温针治之失宜，概叹治病之难。今日治法又何其众，治坏之病又何其多，于中医诸治病之法外又有现代医学治病之杂法，医术又良莠不齐，于此可不三思焉！

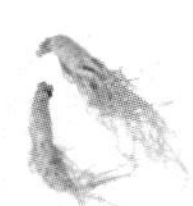

现在最常见的治病之法就是输液法，输液法本身有它的适应证的，奈何今日输液法横行天下，除了输液即死者不敢输外，任何疾病不外此法。积热内发者固宜，外感表热、里寒诸疾都以液体为载体来用药，加上治病又害命的抗生素、激素滥用，实在害人不浅。小儿病外感而有寒热，饮食失宜而有吐泻，一入医生之手，不问青红皂白就输液加抗生素、激素为治，体质强壮者尚可抵挡一时，脾弱者多有痰、喘、不食、腹痛、腹满、腹泻，甚至疲软欲寐之变，坏之在太阴者多，寒湿内侵，在手太阴则痰饮咳喘，在足太阴则腹痛下利。举一案以说明此类小儿病的辨治规律，可触类而旁及。郑姓小儿4岁，2010年2月接诊。在3岁之前由祖父母带，甚少生病，体健而硕，后上幼儿园由父母带。年轻的父母不知如何将息小儿，随性惯养，垃圾食品、寒凉酸甜不忌，乱吃乱喝，夜晚又多受凉，一旦发热就去输液消炎，每半月一月即病一次，输液五七天不等，久之孩子有不食、腹泻、消瘦之疾，又以炎症为治，孩子的发育受到了影响。其母舅父略懂医，嘱找中医调治。证见小儿黄皮瘦弱，舌白而腻，喉中痰鸣，下利黄稀水样便日四五行，知饥不食。此脾有湿，以参苓白术散为治，党参、茯苓、甘草、白术、半夏、炒薏苡仁、炒莲子、炒白扁豆、车前子、砂仁、焦三仙，下利止即去薏苡仁、白扁豆、莲子、车前子。这样断续服药月余，情况有所改善。但是一旦饮食不当即又反复发作，治疗颇难，后于前方参入理中法，温运脾阳，遇发热入藿香、葛根，仿七味白术散法，力避寒凉，饮食大增，脸色红润，再无腹泻之苦。已有一年多没有输液了。

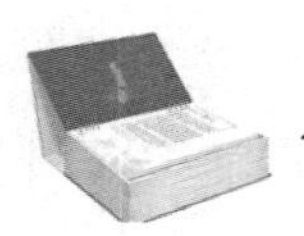

## 切诊不只是切脉

说起切诊，一般会说是切脉，其实切诊不单单是切脉，还有切皮肤、切胁下、切心下、切大小少腹等。切字有贴近之意，如切身、亲切，就是用手亲近病者之躯来诊断疾病。现在有很多医生只是注重切脉，把其他的切诊都

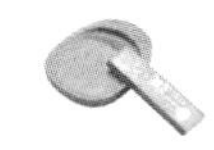

忘记了。仲景治病除了注重切脉之外还很注重胸胁、心下、腹部的切诊，这在《伤寒论》中的叙述很多。

病人来诊，寒暄问候先知道基本情况后就是切脉了。在切脉搭指之先，可用手扪尺部肌肤，感觉尺肤的温度，若有发热，已先知晓部分病情，这是第一步的切诊。尤其对于小儿发热的诊断，除了用体温表、摸皮肤之外，我喜欢用嘴唇去感知，亲亲孩子会更有亲切感。嘴唇的感觉灵敏度是手无法够及的，用手去摸额头远没有用嘴唇去感知的好。人的体温并不是每人一样固定不变的，体温表有时也会说谎，问母亲在孩子吃奶时感觉孩子的口温与平时的差别，这样有无发热、在一天之中何时发热，有何规律，孩子的母亲就可为医生提供第一手资料。汗，在问诊时一般要先问的，这个在成年人很好弄清楚，小儿就不好问清了，可用手掌扪前胸后背，肌肤的干燥与湿润就很明白了，可以判定汗之有无，若湿润，虽该汗之，也要用药适度。这些都是些许之举，却是诊断必不可缺的功夫。

胸、胁、腹部的切诊首先需要病者摆正姿势，平卧诊断床上，下肢屈曲，意念放松，勿刻意和医者抵抗。先说说小柴胡的“胸胁苦满”，这是病者的自我感觉，若“胁下痞硬”，这个病人就说不清楚了，以手按压当胁之下，腹部之侧，轻循或觉饱满，重按就觉有抵抗力，此时病者蹙眉，或言微痛；“心下急”“心下痞硬”“按之心下满痛”就是按压有硬感而拒按，程度大有不同。柴胡证的大小自可分辨。胸胁的痰饮蓄水，除病者随呼吸有胸满或痛的自我感觉外，医者依此也可切出，往上按压心下胃脘，挤压膈上，即牵引胸胁疼痛，并觉窒息难忍，此即为“心下痞硬满，引胁下痛”。心下之证，“痞”字为先。痞者谓闭塞不通，虽和结胸之“不可近”有别，但是痞证之“心下痞硬”乃和结胸“硬满而痛”对待而言，切按软硬程度、疼痛有无明白于心中，以此来分辨病之轻重、虚实，断无隐情。“腹满时痛”，喜温喜按，就是虚，病在太阴，“大实痛”而拒按就是实，病在阳明，缓急止痛和攻下就可斟酌用药。

腹部皮肤的温度、腹肌的紧张与松弛在切诊时常可感觉到，切诊主要了解腹部凉热、软硬度、肿块、压痛等情况。如切腹部皮肤凉热，可辨别病证的寒热虚实。扪之不温或冷，为寒证，喜暖手按抚，为虚寒证；扪之热甚而灼手，为热证，喜冷物冰凉，为实热证。按之灼热，为里热内伏；轻按腹壁柔软，而重按脐腹有力，多为正常状态。腹壁瘦薄，按之柔软无力，多为虚证；腹壁按之坚硬，为实证；腹部胀满。按之有充实感，有压痛，叩击声音重浊者，为胀满实证；按之不充实，无压痛，叩击闻空声如鼓者，为胀满虚证；按腹疼痛，甚而拒按，为实证。按之疼痛，痛处固定不移，刺痛不止，为瘀血；按之疼痛，痛无定处，胀痛时发时止，为气滞。切腹发现肿块，须注意其大小、形状、硬度、有无压痛、表面是否光滑等。腹部肿块疼痛为积聚。肿块固定不移，按之有形，疼痛有定处，为积病，病属血分；肿块聚散不定，按之无形，疼痛无定处，为聚证，病属气分。用叩击的方法震动脏器也是切法的一种，如疑似尿路结石的诊断。结石小者，B 超往往会看不到，不划破尿路，镜下也看不到血细胞，有些也没有尿路刺激感，除肾结石疼痛固定明显外，在输尿管发生结石的腹部疼痛，与急性阑尾炎、妇科急腹症也常易混淆，我常叩击病侧肾，若震动时腹部疼痛的部位明显有加重的感觉，再比对另一侧，就可确诊。

看妇科尤要注重切诊，若单凭病者主诉，不加切腹，病情常常不易弄清楚。子宫和附件的病变切诊是不一样的。切按小腹，首先感觉子宫的饱满度，饱满胀大多实，柔软瘪小多虚。自感疼痛而按之痛缓或喜按为虚，按之疼痛加重或拒按为实。附件的切诊位置在少腹，有无包块、疼痛，切而可知。仲景妇人三篇所论以寒症、实证居多，因“妇人之病，因虚、积冷、结气，为诸经水断绝，至有历年，血寒积结胞门、寒伤经络……”，可知其梗概。

热病切肌肤，可知表里与寒热；杂病切胸腹，可探阴阳和虚实。

医生躬身体察得来的认识是感性的认识，冰冷的机器认识是机械的认识，永远也只能作为医生的辅助。现在完全依赖医学辅助检查认识疾病已成为恶习，医者的诊断功夫日益下降，甚至说就没有了诊断技能，这是很危险的。

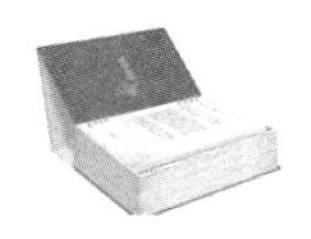

## 月石、火硝与芒硝

月石、火硝、芒硝都是水可溶化的药物，这三味药在临床中都是常用的。月石又名硼砂，因月石的主要成分是硼酸钠，故根据现代药理，硼砂被视为内服宜慎的药物。火硝是制作火药的，化学成分主含硝酸钾，火硝也成了内服惧怕的东西。至于芒硝，人多知是苦寒泻下的药物，其他的功用多忽略了。

初习医时，常听父亲谈一有关月石的故事，故对其印象颇深。20世纪60年代末，本村一老姑素有痰喘咳嗽的老毛病。时值初秋，新凉外束，引动宿疾，咳痰黄稠，喘闷欲死。当时父亲在村卫生室为民疗疾，其家人邀以为治。诊之外无寒热，唯肺热老痰作祟，老姑不愿服药，父遂为其肌内注射青霉素、链霉素数日，其痰喘不但不减且与日益增，情甚危急，昼夜不眠，饮食俱废，便秘尿涩。欲以中药为治，拟涤痰清肺胃法，以小陷胸加味治之。其中瓜蒌一味村卫生室无药，到乡医院也购不得，缺此即无以治。寻思良久，灵活变通，取月石二钱，随汤药送服，不二日，痰尽喘定，古稀老人竟然得以活命。考月石出《日华子本草》，其性甘咸而凉，色白入肺，内服能治上焦痰热，有消痰止嗽之功，其化学性质为弱碱性，外科可用来冲洗溃疡、脓腔，《本草纲目》谓硼砂“味甘微咸而气凉，色白而质轻，故能去胸膈上焦之热……其性能柔五金而去垢腻”，取其能碱化尿液、去垢腻之用，常与火硝同用而化尿路结石有效，虽内服现在已少，但其外用的功能实多，五官科、喉科常用为要药，与芒硝同用，化眼翳、消喉闭不可缺，口腔溃疡也常用，名方冰硼散虽治咽喉肿痛有效，但其收敛之功或缺，我以之加味枯矾、五倍子治口腔溃疡效宏。与轻粉同用可蚀恶肉，用之化外疡肉芽过度生长；煅用生肌，治疮口不生皮，常与赤石脂、枯矾为伍。单用此一味点眼内眦出泪，治闪腰岔气，效可见于顷刻。

有谓“头疼欲死，鼻投硝末”，即指火硝而言。火硝、雄黄各等份为末，点少许入眦内，治诸心腹痛及腰痛，名“火龙丹”，有验。治黄疸腹满，当下之者，仲景有大黄硝石汤，其方用硝石达四两之重，硝石矾石散治女劳黑疸，等份服方寸匕，日三服，可见火硝内服并无害。今常用火硝内服以消石。因所购火硝不纯，故用时宜再结晶。化火硝于水中，煮沸蒸发一些水气，趁热滤去杂物，放阴凉处冷却，即可出冰棱状结晶，余下之水再蒸发，再结晶，以尽为度，此硝内服可保无害。《名医别录》谓其“能化七十二种石”，《抱朴子》谓火硝能“消柔五金，化七十二石为水”，这个七十二石今不知何谓，但是能化胆、肾、输尿管、膀胱之石确实是经临床验证了的。有经验方化石散，用硝石一两（微焙黄）、月石一两、鸡内金半两、琥珀半两，共为细末，每服 5 克，日三服，以化诸石。我有验方消石散，用火硝一份，鸡内金、芒硝各半份为伍，胆结石以枳实为引，肾及输尿管、膀胱结石以川牛膝为引，均加金钱草，服用分量以大便微利为度，胃弱者即去芒硝，可以常服。火硝一日用量可达 3 克。

芒硝是医者都熟悉的药，风化后名玄明粉，轻浮走上焦，可治心肺膈热，泻下力缓。其外用之功不可没。火热疮肿不论内外，取芒硝敷之即可治，如乳腺发炎、阑尾炎甚或脓肿、流火丹毒等。取其可使组织脱水的原理，湿敷黏膜可消肿，如眼睑、包皮、阴唇的水肿，伤折肿痛也可外敷以消肿止痛。

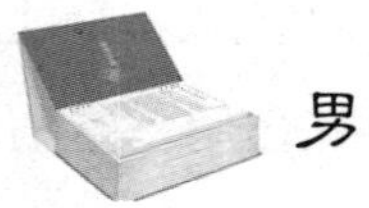

## 男子阴病治在肝

按经络走行分布来说，男性生殖器所在的部位与足厥阴肝经有密切的关系。足厥阴经脉循少腹络阴器，故阴茎、阴囊、睾丸甚至是精索静脉、前列腺的问题可以考虑从厥阴论治。经言任脉为病，男子内结七疝，女子带下瘕聚。这个疝字，从症状上解读，其证都有冲逆、坠胀作痛的感觉，或从少腹上冲心而痛，或下及股阴抽扯作痛。后人因有气、血、寒、水、筋、狐、颓七疝之名，其主治各有专方，立法可谓大备。张子和治法以辛香流气为主，谓肝得疏泄而病愈，其金铃子散，可谓发前人所未发。故疝病之本，不离乎

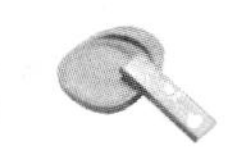

肝，然又不越乎寒，以肝脉络于阴器。仲景所说的寒疝，腹中痛逆冷，上冲皮起，手足不仁，腹满，脉弦而紧，恶寒不欲食，绕脐痛，及胁痛里急，是内外皆寒气作祟，其大建中汤、大乌头煎，专以破邪治标为急，是急则治标，祛寒为主。其当归生姜羊肉汤一方，专以补虚散寒为主，故以当归羊肉辛甘重浊，温暖下元而不伤阴，佐以生姜，随血肉有情之品，引入下焦，温散陈寒，是固本不治标。张子和所云，疝不离乎肝者，以疝病有阴囊肿胀，或痛而里急筋缩，或茎中作痛，或牵引睾丸，或少腹攻冲作痛，此皆肝经脉络之现症，其金铃子散一法，以泄肝散逆为主，因肝主疏泄故。叶天士先生治疝之法，以暴疝多寒、久疝多热为疝病之大纲，其余随症施治。《临证指南医案》疝证篇曲尽疝证治法，可以效法。又疏肝不得不首推四逆散，理气散结有乌药散、橘核丸、导气汤、暖肝煎等著名汤方，在临证中可随证加减选用。

阴茎硬结、鞘膜积液、附睾结核、睾丸炎等之类的疾病都可异病同治，因多有共同的证候表现。现在精索静脉曲张这个问题好像很多，而且在西医看来不做结扎手术是不易彻底治愈的，这个说法似有商量的余地。此问题从外表来看可以说是筋瘤、筋结，可从病者的感觉来说，坠胀不适，甚至睾丸、少腹牵掣抽搐作痛，应该还是疝证。我在临床中治过多例，多是从疏肝理气加以活络软坚入手，或化瘀、或温肝、或利湿、或清热，几乎都用到四逆散，再依见证化裁用药。先摘录《奇难杂症》一书中广州名医黄振鸣先生的两则医案，看是怎么治精索静脉曲张的。

案一：男，26 岁。患者 2 年前因重体力劳动，过度劳累后出现左侧阴囊肿痛，表皮灼热微红，劳动后肿痛加剧，休息稍缓解。曾在医院检查诊断为“精索静脉曲张”，服西药 2 个多月不效，又转服中药“补中益气汤”“龙胆泻肝汤”百余剂未效。查舌红苔黄腻，脉弦数。左侧精索粗大，静脉曲张如蚯蚓状，辨证为肝失疏泄，络脉失和，湿热下注。治法疏肝散结，清热除湿。

处方：川楝子 15 克，青皮 12 克，佛手 18 克，灯笼草 18 克，萆薢 18 克，茵陈 30 克，荔枝核 18 克，黄皮核 18 克（注：黄皮核一般药铺没有，可代之以橘核）。

服药7剂，复诊明显好转，药已对症，守方9剂，症状消失而达痊愈，观察1年，尚未见复发。

案二：男，32岁。患者5年前因过度用力移动重物后，发现左侧（因生理原因，左侧精索静脉长而无瓣膜，且垂直进入肾静脉，血液流动受阻较大，故本病多发生在左侧）阴囊肿胀微痛，有坠胀感，捏之疼痛，劳累后疼痛加重，休息则轻。舌质暗红，边有黯瘀点，脉弦微涩，左侧精索肿胀，站立时如一团蚯蚓，皮色不变。辨证为劳伤留瘀，阻滞筋脉，治以理气散结，活血通络。

处方：青皮15克，川楝子12克，莪术18克，三棱18克，土鳖虫12克，荔枝核18克，黄皮核12克，乌药12克，炙甘草12克，水煎服。

服药14剂后，阴囊肿胀消失大半，劳累也不觉胀痛。再服10余剂完全消失。类似的医案还有很多，诚不欺余也。

去年有一网友来诊，小伙子25岁，在办公室工作，也因回家帮家人干活受累后发病。左侧阴囊坠胀不适，久坐更明显，手捏睾丸即觉得疼痛，诊脉稍弦，舌苔薄白，为肝失疏泄，经脉凝滞。治此，我的经验，无热象者就该作寒看，用药微温为宜，缘病变处下部厥阴之地，脉双弦也为寒，辛温可疏经脉凝滞。

处四逆散的加味方：柴胡12克，青皮10克（疏胁肋少腹滞气用青皮，破心下瘗积用枳实），赤芍、白芍（各）10克，甘草6克，乌药10克，盐小茴10克，川楝子6克，延胡索10克，橘核10克，荔枝核10克，牡蛎15克。以此方间断服药几十剂，电告已愈。

当然，病有轻重，治有易难，今年又遇一网友，患精索静脉曲张已几年，南北遍访名医而治，效或有而未决。因症状除了阴部的抽掣疼痛之外，全身症状复杂，故医多在其他方面做文章，未抓住主要病机。舌扁大有苔，边缘红，似有湿热，因原来所吃药多温多升提，故与小剂量以试之：柴胡6克，青皮6克，白芍10克，甘草6克，川楝子6克，延胡索10克，橘核6克，荔枝核6克，牡蛎10克。吃药数剂即效。因要回家，带方走人。回家后反映病有反复，只得网诊，不敢随便加减药物，怕有药害。其人久病略知医，曾变化出入海藻、

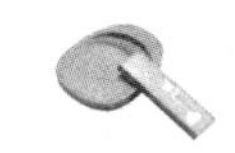

昆布、薏苡仁、黄柏。这个病例还在治疗观察中，但有一点可以肯定，只要守方，病愈还是有期的，因是有形的病变，要改变病理结构至正常的生理状况，是要用时间来说话的。虽病同而证不尽同，其中机缘窍门也不得不深思。

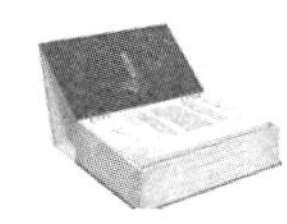

## 经血不止寻病机

女子经后下血久不止一般称为经期延长，甚或淋漓半月方尽，也可叫月水不绝。若淋漓不断，似屋漏不止，终月不休者称为漏证；若骤然大下血，如土崩瓦解，情势甚急，就是血崩了。主要还是看下血的多寡，情况的缓急，来确定治则。如似有似无，随带而下，就是赤带。《傅青主女科》谓"妇人有带下而色红者，似血非血，淋沥不断，所谓赤带也"，虽然这几个病症在病名上有别，治法依然异中有同。方书多认为月水不绝以血瘀、血热者多，崩漏病机更为复杂，但总要在虚实上做文章。带下病多以湿热立论，夹虚也有之。若赤带就多有火，"夫赤带亦湿病，湿是土之气，宜见黄白之色，今不见黄白而见赤者，火热故也。火色赤，故带下亦赤耳"。

张某，女，26岁，未婚。2010年1月3日初诊。述月经尽后又来不止，量或多或少，出血半月甚至20日以上已年余，医院妇科诊断为功能性出血，治疗无效。B超示子宫附件除子宫内膜略厚外，妇科常规检查无任何病变。看体态较瘦，身高170厘米左右。诊脉弦而微数，舌红苔薄。问月经，28日左右一至，无忽前忽后现象，尚属对时，量中等，色鲜无块，无腹痛腰酸。一般在7日经尽后几日又见出血，淋漓不断，似属延期不止，又似经漏。时值经来，按常法出牌，断为血热，丹栀逍遥合二至与服。

柴胡12克，茯苓10克，白术10克，甘草6克，当归10克，白芍10克，炒栀子15克，牡丹皮10克，薄荷叶3克，女贞子15克，墨旱莲20克。每于月经来时服药7剂，服药2个周期后，血量渐少，似有似无，多余出血的日数也大为减少，只有数日了。效不更方，再于经期服药2个周期，共吃药

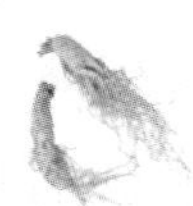

28剂。5月停药观察，此次电告经尽无复来。8月5日又来复诊，说2个月没吃药，至7月又回到从前的状况了，此时月经已来数日。看来习惯常用的治法有问题，宜集思广益。按脉还是弦而微数，再无其他兼证可寻。疑惑之中，想到傅青主有清肝止淋汤治赤带法。方用“白芍（一两，醋炒），当归（一两，酒洗），生地（五钱，酒炒），阿胶（三钱，白面炒），粉丹皮（三钱），黄柏（二钱），牛膝（二钱），香附（一钱，酒炒），大枣（十个），小黑豆（一两）”。因无下部湿热见证，故不宜用黄柏燥湿；下血而无瘀，牛膝多余；逍遥疏肝理脾不应，香附还可耗气，故也宜去之；只宜静法养阴养血，同时治标。组方用熟地黄20克，当归身15克，白芍药15克，女贞子20克，墨旱莲15克，仙鹤草30克。8月用药7剂，未再续下血，9月经来，再服7剂以资巩固。病愈。

赤带，现在多认为是炎症导致出血、排卵出血、宫颈出血、放环后出血、生殖道肿瘤出血等，也不尽然。月经延长、漏证下血、赤色带下宜参合分析。此案到底是月经延期还是漏证、或是赤带，在病名上似乎已无分别的必要了，只是抓住血分虚热的病机即可，养阴止血是为正治。

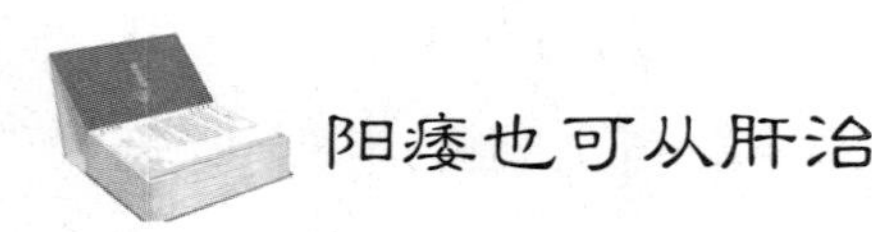

## 阳痿也可从肝治

阳痿这个词，从古至今都说的是男子阳物痿废不举，病变在这阳物上，又加上房事都认为与肾有关系，所以有了这个问题就多从肾虚去考虑和治疗了。现在还有个现象，有些人性功能不好，还到医院去查肾功能，这个当然是概念混淆了。把阳痿这个病名改称为男子性功能障碍，虽说有现代的味道，但还是有意义的，至少能让人明白阳痿不尽是“阳”的问题，因为自古以来，房事不行，多说肾阳亏之故，治疗就盲目地补肾壮阳，用壮阳的药物能提高性欲是没问题的，可要治阳痿就不一定行了。当然，肾阳虚可以造成性功能减退，也是一部分，但不能说都是因为这个原因。有大部分是因为情志方面

的问题造成的，既然与情志有关系，那自然要考虑肝的问题，肝主疏泄嘛。

性欲和性兴奋突出地表现在外生殖器的生理变化上，心有欲念，阳物兴起。《广嗣纪要》谓：“男子三至者，谓阳道奋昂而振者肝气至也，壮大而热者心气至也，坚而久者肾气至也。三至俱足，女心之所悦也，若痿而不举者，肝气未至也。肝气未至而强合则伤其筋，其精流而不射矣”，这样就没有任何乐趣可言了。生殖器的兴起首先是充血，然后才有勃起。血管的舒缩功能与肝很有关系，这点，仲景先师就发现了，要不怎么有四逆用四逆散治疗的经文呢，这个四逆散从临床使用来看，应该与少阴无关，倒是与厥阴的干系脱不掉。肝主筋，其经脉循股阴入毛中过阴器，其筋结于阴器，络诸筋，足厥阴之别者经胫上睾，结于茎。肝又藏血，主疏泄，肝之经气条畅，宗筋才得所养，阴器自然勃起。《素问·五脏生成篇》说“人卧血归于肝，肝受血而能视，足受血而能步，掌受血而能握，指受血而能摄”，同样，生殖器也是受血而能举。肝所藏之血还与肾精有互资互化的关系，精血同源，肝血旺则肾精充，肾精充又可使肝疏泄有物。肝若不疏泄，就如管道不舒畅一样，血管不充盈，阴器充血不足，当然鼓胀不起来了。

肝疏泄不利而致的阳痿，青壮年多见。因情志异常表现的精神紧张或萎靡，恐惧、焦虑，都与肝密切相关，所以疏肝解郁的治则就用上了。有个小伙子体质倍儿棒，二十七八，正是气壮的时候，但房事不称心。年轻时有个手淫的坏习惯，又听说手淫会伤肾，心里老早就有点怕，可又管不住自己，恶性循环，终至痿弱不力。自己在药店里买壮阳的药吃，效果不显。检查精液，数值也属正常范围。此《素问·痿论》所谓“思想无穷，所愿不得，意淫于外，入房太甚（频繁的手淫也算入房太甚），宗筋弛纵，发为筋痿，筋痿者，生于肝使内也”，是有理论渊源的。沈金鳌在《杂病源流犀烛》中说：“有失志之人（行为不检，也为失志），抑郁肝火，肝木不能疏达，亦至阴痿不起（这个阴，指的是阴器）”。诊得此人脉有弦意，刻意去推求下部脉，也无多大异常，也没有五心烦热、腰膝软弱或手足冰冷，小便频数、阴囊湿冷等肾之阴阳亏损的症状，看舌苔淡薄也属正常，当然不能从肾去论治了。处以柴胡15克，青皮10克，白芍12克，甘草10克，四逆散可疏肝解郁，条达肝气，以为君；再用枸杞子15克，女贞子15克，滋肝肾阴精者以为臣；补要顾阴阳以平衡，又取淫羊藿15克，炒蛇床子10克，兴阳道者以为佐使。8味药，方子也不大，吃10剂后即见大效。嘱尽量地避免多房事，养精可蓄锐，同时也要放下思想包袱，不要认为自己不行。对于此类的阳痿，我多以四逆散加味来治疗，“疏其气血，令其条达而致和平”，此为治疗阳痿不可缺之一法。

若辨证有肾气亏损现象，检查精子质量也不行，阳痿、早泄、不育并见，法则就要变一下了，若再以疏肝为主就错了，可从龟鹿地黄、五子衍宗之类的方和法来推求。

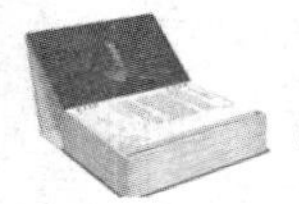

## 经来发热有良方

常常遇到女子月经来时以困乏无力、头痛、身冷身痛甚至寒热往来为主诉的问题，且每次经来时必发。每发时当作炎症治疗，输液消炎，等经尽时症状消失，也说不清是治好了还是自己缓解了。中医调经多有在经前给药的习惯，是因为月经病的发生多在经来时有严重的表现，病人也多在此时就医之故。现在有些医生也流行在月经来时动员患者输几天消炎的药物，美其名曰“通治妇科病”，真是知其然而不知其所以然。其实妇科问题复杂，若确实是由炎症引起的疾病，抗炎治疗无可非议。但是与月经相关联的疾病是不是都由感染引起，似乎值得怀疑，从临床实践来看，由感染造成的实在是少数。此经来发热、身困、头痛的病人多见微数之脉，用体温计测量体温，常在37℃以下，若从体温计的测量和多数医生的见识来看，病人是不发热的，可是病人的症状有寒热头痛，从中医的认识来看是发热无疑，这个就叫经行发热。

经行发热在成年妇女中是个常见的问题。教科书《中医妇科学》谓经行发热因有四端，血热内盛、肝肾阴虚、气血虚弱、瘀热壅阻，从理论的角度

来推衍，不无道理，但是从临证经验来看，似乎没有这么复杂，也没有着眼到此问题的根本来阐发。女子以血为用，月经的来止是女子育龄期生理功能固有的表现，月水的盈亏有赖于厥阴的疏泄功能。这类病人常有月经阻滞不通畅、经来紊乱的现象，营血抑郁，经脉滞涩，即与卫气不相并行，营卫衍其度而寒热发，这个是从中医传统的理论来说的。现代医学则认为月经期发热是慢性盆腔炎或者是子宫内膜异位症等炎症所导致，但是治疗效果却不尽如人意。是不是因为经血排得不通畅而发生的吸收热呢？这个应该是病理学家们要研究的问题。若从疏肝解郁解表、养血活血通经的角度入手治疗，多三两日即可使症状消失，其后再于经前用药治疗两三个周期即可治愈。

刘某，女，28 岁，未婚。生活起居无规律，烦心的事又常常有，每次月经来时腹痛腰酸，几年前我就给她看过，可是禁不住吃药之苦，都是吃了三两剂药就不看了，根本没有解决问题。去年又加了个新毛病，月经来时就忽冷忽热，困倦嗜睡，头痛见不得风，身上像被棍子打了似的痛，到医院去看，医生说是有妇科炎症，开了消炎药，到诊所每于月经来时输液抗炎治疗，几个月过去了，好像没啥效果。没办法还是来找我要吃中药。诊得脉弦微数，查体温 36.8℃，舌红苔薄。月经一年多都来的无规律，经前几天就乳胀身困，经血也不鲜亮，色黯，来的也不多，总是憋得难受。老方老法，处逍遥散加味方：柴胡 12 克，茯苓 10 克，白术 10 克，甘草 10 克，当归 12 克，赤芍、白芍（各）10 克，川牛膝 10 克，川芎 10 克，荆芥 12 克，防风 10 克，薄荷叶 6 克，生姜为引，3 剂服下，经顺通畅，热消寒无，身轻爽快，病痛若失。因经期紊乱，搞不清楚何时经再来，就嘱于下次有乳胀的感觉时就来吃药。再处失笑逍遥散：柴胡 8 克，茯苓 6 克，白术 6 克，甘草 6 克，当归 8 克，赤芍、白芍（各）6 克，川芎 6 克，川牛膝 6 克，蒲黄 6 克，五灵脂 6 克，薄荷叶 6 克，7 剂。药进 3 个周期，病未再发。

沈金鳌《妇科玉尺》于逍遥散方条下云："治血虚劳倦，五心烦热，肢体疼痛，头目昏重，发热盗汗，减食嗜卧，及血热相搏，月水不调，脐腹胀痛，寒热如疟。又主室女血弱阴虚，营卫不和，痰嗽潮热，肢体羸瘦，渐成骨蒸"。

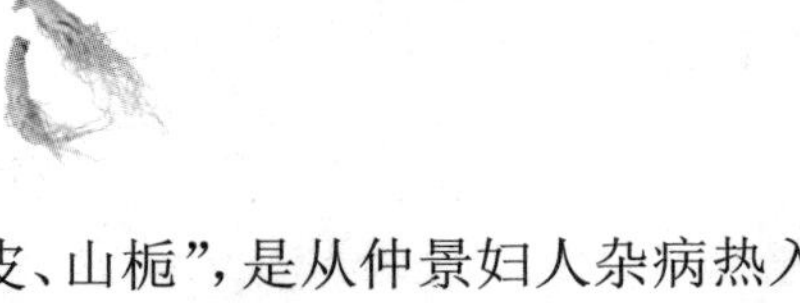

其加减法云:“如热甚,加丹皮、山栀”,是从仲景妇人杂病热入血室例,仲师云:“妇人中风,七八日续来寒热,发作有时,经水适断,此为热入血室,其血必结,故使如疟状,发作有时,小柴胡汤主之”,垂法治从柴胡剂,加牡丹皮、栀子(炒黑入血分)者,凉血消瘀。此经来发热虽非从“中风”“伤寒”得来,“其血必结”却是发热的病因。若瘀血结聚日久化热者,治从丹栀逍遥例,无里热而见表证寒热头痛,就要疏肝解郁、养血活血、解表祛风,治从逍遥散加荆芥防风了。

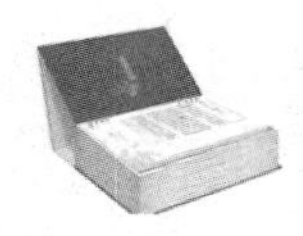

## 医治痛经有秘法

痛经,可以说是妇科最常见的病痛了。尤其是年轻的女孩子痛经,严重时每次来月经就像是过难,来之前就恐惧异常,经来不易下,小腹揪痛阵发,痛不欲生,甚至于冷汗淋漓,手足厥冷,面色惨淡,甚则呕吐。这个少女的痛经可谓是原发的了,有谓暴痛属寒,治以温通,《金匮》温经汤可以效法。蒲辅周先生经验方用当归 1 ～ 2 两,艾叶 0.5 ～ 1 两,红糖 1 ～ 2 两煎服,即是取温经汤方意,对此等痛经有奇效。我在临证中常加一味生姜 0.5 ～ 1 两,因糖多壅气滞胃,加生姜可帮助胃的吸收运化;再者,生姜可散寒,《金匮》当归生姜羊肉汤治产后腹中痛,并治腹中寒疝,寒疝为暴痛之疾,即以当归与生姜配伍。此原发痛经不伴有盆腔、子宫附件的具体病变,为痉挛性质,多从养血温宫论治。至于成年妇女的痛经就较复杂了,然一病必有一病的对应之方,本文着重阐述治痛经的临证个人经验治法。

张山雷在《沈氏女科辑要笺正》中解释痛经说“经前腹痛,无非厥阴气滞,络脉不疏,治以疏肝行气为主,但须选用血中气药,如香附、乌药、玄胡之类,不可专主辛温香燥。伯仁(滑寿)谓两尺脉涩,既是络中气滞之征,况复弦急,肝气抑塞,又其明征。唯寒唯热又当他证参之,必不能据绞痛一端,概指为寒湿,而浪投温燥。盖肝络为病,郁热也正不少,伯仁但知寒湿,尚属一偏。

 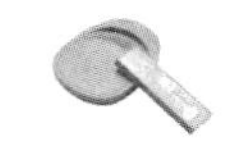

唯痛在经前而经行痛止者，当其作痛之时，固可稍加温煦，并当参以推荡活瘀之法”。此解释痛经最为精当，可师其意。

师门垂法，女子多滞结，逍遥散加减主之。又说女子唯血滞而致血枯，从来阴虚之证与女子无缘。此说虽有断言之意，但从临床来看，妇女大病，久病可见阴虚之证，余见阴虚者绝少，故有逍遥散加减主之的大法，随寒热虚实而化裁，痛经莫不如是。气滞血瘀为痛经的主因，可见寒热虚实之变端。诊治痛经，参脉象以辨虚实外，腹诊还是重要手段。按之痛加为实，痛减为虚，刺疼不移为瘀滞的指征，绵绵而痛则血虚可议。审经色可辨寒热，让患者和平素的颜色去对照，色较黯黑多寒，色较鲜红多热，经期提前多热，愆期多寒，有块为瘀，这些都是凭经验去辨别的。若寒热虚实难辨，只要认准血滞的要点即可，因为寒热只是疾病的外在表现，寒热的存在必须以瘀滞这个病根为载体，气滞可导致血瘀，血瘀络脉运行受阻也可导致气滞，故疏肝理气、祛瘀活血为治痛经必要之法。

张某，女，36岁，自从生了第二胎孩子上环后，经来下血不止，经过对症治疗不缓解，无奈取了环。此后经来愆期，后错三至五日，经前乳胀扯痛至腋下，小腹坠胀疼痛不适，腰酸痛如折，经期延长，量少难行，一般至6日经尽后，即又断续来10余日方休。妇科B超检查示输卵管增粗，子宫内膜增厚，西医以子宫内膜异位症治疗多月，效果似有似无。经朋友介绍来诊。正值经来，诊脉短涩，下部脉沉取始见，舌红苔干口燥，舌下络脉瘀滞、增粗。经来颜色黯红有血块。腹诊小腹硬满有抵抗感，左少腹有硬块而拒按，处逍遥加味方：柴胡12克，茯苓10克，白术6克，甘草6克，当归15克，赤芍、白芍（各）10克，川芎10克，川牛膝10克，丹参20克，醋延胡索15克，五灵脂10克，药尽4剂，下血块较多，6日经尽，药续5剂。估计下次经来前7日继续吃药。后又治疗2个周期，吃药30剂，病若失。

柴苓术草当归芍川芎，牛膝丹参元胡五灵脂，是我治痛经的常用配伍。勿论寒热虚实，只是在药味分量上加减。理气可加香附，有湿可重用茯苓，寒象明显者加重当归，也可用艾叶、小茴香辅助，若脾虚气弱多用白术、甘

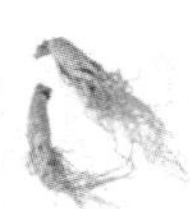

草；痛重者芍药为要药，赤芍、白芍并用，取芍药甘草汤意；川芎为血中气药，上下彻行，多用可化燥，若有热象可去之为宜。牛膝走下通经，若出血量大要慎之，可用益母草代替。丹参性微寒，功兼四物，见血热心烦、卧寐不宁宜重用，也可入牡丹皮、炒栀子，此时薄荷要加用以除蒸。延胡索、五灵脂也为血中气药，止痛消瘀最佳，宜用醋延胡索，又糖灵脂功效在灵脂米之上（注：五灵脂有结块的为糖灵脂）。瘀滞不重、病情也轻者可简化用药，失笑散、逍遥散即可，若有出血过多，经期延长，应去五灵脂或炒用，再加用蒲黄、茜草炭。腹有包块，为病痛之根，可于不用汤药之时服少腹化癥丹（方在妇科捷要）。

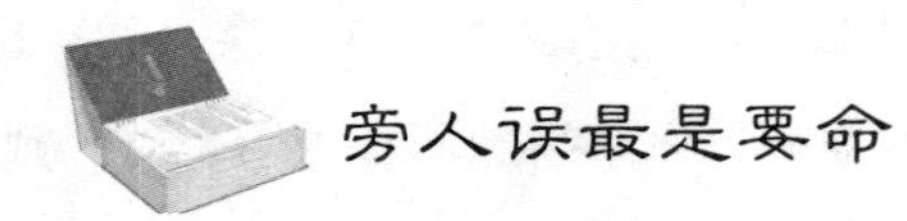

## 旁人误最是要命

程钟龄在《医学心悟》首卷就写“医中百误歌”，其中涉及医家误、病者误、药中误、煎药误。还有寥寥数语陈述旁人误，针刺见血，鞭笞时弊。“旁人误，代惊惶，不知理路乱忙忙，用药之时偏做主，平时可是学岐黄？旁人误，引邪路，妄把师巫当仙佛，有病之家易着魔，到底昏迷永不悟”。古今一理，旧辙新车，看今日旁人误有过之也。

我有一友，是我在“治疗癌症的无奈”文中提到的雷姓大哥，他的妻子在几年前，一次无意中发现左乳有豆大的小包块，立即去医院检查，这一去，人生就发生了转折。穿刺病理检验说是乳腺癌，不加考虑做了乳腺切除手术，还继续化疗了一个时期。后来找我医治，因无外在表现，一切尚好，在我的眼中，当时她是无病的，嘱心情放愉快些，少烦恼，多观察。术后半载，发现左臂肿胀，来请医治。我分析后觉得是手术破坏了淋巴管道，淋巴回流障碍造成的，让她去医院请做手术的大夫确定，后确如我言，无法医治。给予中药活血通痹、疏络利湿之剂，略有改善。今年初，左眼逐渐失明。我分析可能是颅内有占位病变压迫视神经所造成，影像检查，果然。

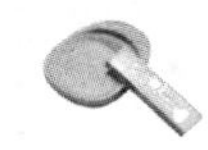

又到医院住了一个多月，病情无任何改善，左颈还长了一个包块，后脑枕部也有两个，都如蚕豆大小，人也逐渐消瘦，饮食渐少，以至于体力不支，心慌气短，卧床不起。医生断言还有2个月的生存期。绝望之下，家中待毙，请我去诊。诊得脉六部弦数，弹指少胃，舌红苔少，饮食无味，大便干结，此肝经郁怒之火，消烁津液，经脉滞涩，顽痰结聚，发为上石疽，日久定有失荣之变，不可挽回。考虑再三，非大剂猛药不足以顿挫病势，力挽狂澜，祛邪即所以救正。处：夏枯草100克，黑玄参30克，浙贝母30克，生牡蛎50克，炙甘草20克，制昆布30克，漂海藻30克，全当归30克，白芥子20克，制天南星20克，香附子20克，连翘壳30克，生姜50克。取消瘰丸、香贝养营汤方义。嘱兑水5斤，煎取2斤，再去渣重煎浓缩至300毫升，一次2两，日三服尽。药进半月，饮食增加，大解通畅，体力有所恢复，还能够去茶馆打牌。雷兄的脸上现出了笑容。正当我鼓足干劲，准备再诊时，出现了变故。患者家姐是个戴眼镜的文化人，听闻有人吃一草药治愈了“乳腺癌”，就请此人从南方邮寄回来了此药。患者也像抓住了救命稻草，不愿再吃药，因为十余日过去了，失明的眼睛还看不见，生了急躁的情绪。雷兄执拗不过，因为他是活在我手下的，所以对我信任有加，只得把药拿来给我看，像是白花蛇舌草。越十日，电询病情，患者身体情况日下，又饮食不进，精神萎靡，卧床不起。人算不如天算，待胃败神消之日，虽扁仓莫救。感叹之余，只好观望了。

对于这些棘手疾病的治疗，我多会给病家一个忠告，就是“耳朵根子要硬”，不可道听途说，不加分析地祈望有什么“神药”能够立时解决很难的问题，旁人、朋友引荐医或药本来是好心，但是不审时度势地盲目引荐可能会要了患者的性命的。这位嫂子本来对我还是很了解的，危难之时把性命交付给我，是对我最大的信任，奈何听信旁人之言，钦望“神药”救命，这和“妄把师巫当仙佛”有什么区别呢！世上本无神医与神药，有的只是根基扎实、阅历丰富、技术过硬的明白医生。

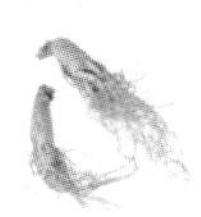

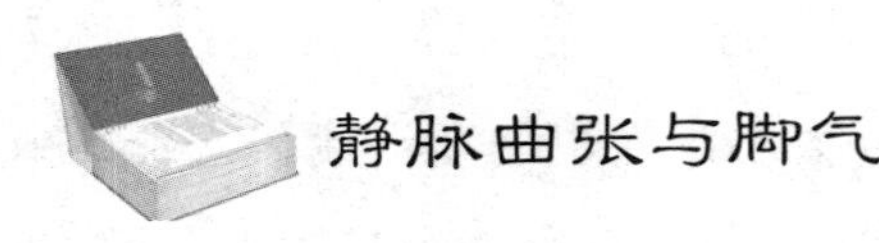

## 静脉曲张与脚气

要说下肢静脉曲张，还要说个插曲，先认识一下什么是脚气。

脚气这个病名从古到今一直在用，内涵是有区别的。现在一提起脚气，人们首先想到的是真菌感染所致的脚上皮肤病。传统中医所论的脚气是指足胫肿胀一类的疾病，与水湿壅积有关，所以古人称为壅疾。现代医学所说的脚气病，是因为维生素 $B_1$ 缺乏所致，也有足胫肿胀的表现，古籍所论的脚气冲心就是指因脚气病引起心功能不全或心力衰竭，见心悸气喘，面唇青紫，神志恍惚，恶心呕吐者。《肘后备急方》又称脚弱。此病因外感湿邪风毒，或饮食厚味所伤，积湿生热，流注腿脚而致病。其证先见腿脚麻木，酸痛，软弱无力，或挛急，或肿胀，或萎枯，或发热，进而入腹攻心，小腹不仁，呕吐不食，心悸，胸闷，气喘，神志恍惚，语言错乱等。治宜宣壅逐湿为主，或兼祛风清热、调血行气等法。通用苍术、薏苡仁之类以治其湿，知母、黄柏之类以去其热，当归、芍药之类以调其血，木瓜、槟榔之类以行其气，兼用木通、防己、川牛膝之类引药下行及消肿去湿，古方鸡鸣散是治此疾的代表方，勿论寒湿、湿热、湿毒均可师其意而化裁。现在因摄入维生素不足导致的脚气病已不多见。心因性足胫肿胀也可参考脚气治法。我们都知道还有个丝虫病，虽然治疗和脚气有共同之处，但是病因有本质的区别。足胫肿胀还有一个重要的原因就是下肢静脉回流障碍，这个也是下肢静脉曲张的重要原因。下肢静脉曲张其由来也渐，非一朝一日之害。

蔡姓大婶，年近六旬，在我诊所附近菜场做生意。长期站立劳累，经常有脚踝、小腿水肿胀痛的问题发生，轻微时注意多休息即可减轻。随着年龄的增长，症状越来越重了，站立半天就受不了啦，下肢肿重，还时不时肿到大腿，走路像穿了个灌水的袋子样难受。到医院去看，医生只是给点利尿的药片，可解一时之苦。到前年就见腿上长了不少青筋，越来越粗，不彻底治

疗怕是不行了。可是医生也没啥好办法，做手术把那青筋结扎了吧，她又不干，只得要她穿有弹力的长筒袜子。干活的人怎么也不适应这个方法，因和我较熟悉，就来找我咨询。我问了她的情况，又看双下肢水肿，一按一个窝，脚踝也看不见了，大腿虽然看不见水肿，但是自己觉得很胀。小腿胫侧见多条增粗的静脉。问上楼累不累，说上楼倒是没试过，走路多久也不觉累，就是腿胀得受不了。看来心脏是没问题了。诊脉也多无大异常，饮食及大小便如常，肚腹也不饱胀。心里盘算如何去治。因无虚实寒热可凭，就依症状而治。变通鸡鸣散法，益气化瘀决壅利湿。处方：黄芪 30 克，川牛膝 15 克，薏苡仁 20 克，泽兰 15 克，粉防己 10 克，丹参 20 克，木瓜 12 克，苏木 10 克，槟榔 10 克，加生姜如拇指大一块煎服，日一剂。服至 5 剂就见大效，续服 5 剂，腿已完全消肿了，觉得很轻松，才花了 100 多元，笑逐颜开。我说还没完哩，还要继续吃药，巩固治疗才好。依上方 8 剂，做蜜丸一料。现在已经 2 年过去了，也没见她再发作，曲张的静脉也看不见了。这个很好解释，人的血管和内脏一样，也是有代偿功能的，在它失代偿以前控制了病情的发展，功能完全可以恢复。此病例治疗能达到很好的效果有两个原因，一是早期治疗，下肢的静脉没有完全扩张硬化，静脉窦也未破坏；二是听了医生的话，能自始至终配合治疗。

2006 年我还治疗了一例严重的下肢静脉曲张，没有取得理想结果。一位多年骑着三轮卖粽子的河南大嫂，患此病 10 余年了，也失去了治疗信心。之所以找我看，并不是想治好她的病，只是长期的静脉瘀滞，下肢肿就不用说了，两只小腿还有多条的硬结疼痛，用她的话说经常发炎，红肿热痛就像长疮，多年裹在腿上的弹力袜子也穿不成了，捂得难受啊，只怕是要得老烂腿了，我一看症状，不看舌脉就知道是湿热下注。也是在上方的基础上入了苍术和黄柏，四妙俱全了。外以芒硝化水湿敷，一日两次，每次半小时。药进 10 余剂，病情好转，红肿完全消退，硬结也较软化了。本来我还有信心尽力把她治得更好，可是吃药是要花钱的，嫂子说俺挣钱不容易，得过且过了吧。最后不得不放弃了。

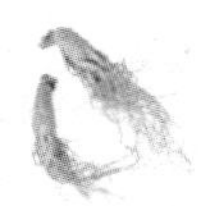

## 焦树德先生自拟“足胻①消肿汤”病案一则

组成：焦槟榔12～18克，茯苓20～30克，木瓜10克，苍术6克，紫苏梗、紫苏叶各9克，薏苡仁30克，防己10克，桔梗4.5克，吴茱萸6克，黄柏10克，川牛膝12～15克。

功能：降气行水，祛湿消肿，散寒温经，舒筋活络。

主治：风寒湿之邪流注小腿、足踝而至两足及胫踝浮肿胀痛、沉重、麻木、筋脉挛急、行走障碍等。包括西医诊断的下肢淋巴或静脉回流障碍等引起的病变。

党某，男，55岁，1980年5月23日初诊。1966年开始左下肢浮肿10余年，以后渐至双足及下肢均浮肿胀痛，麻木痉挛，步履艰难，夏天不能穿单鞋而穿棉鞋。近4年加重，每到夏天即发，逢雨天更加重。西医诊断为“下肢静脉回流受阻”，建议手术治疗。今又发作如述，且有头晕。观其舌苔薄白，切其六脉皆弦。约其每年夏天来治，连治3年。

辨证：湿邪下注，络脉瘀阻，气机不畅而致足胻肿痛。属中医脚气病。

治法：降浊利湿行气，佐以益肾。

处方：焦槟榔12克，木瓜10克，茯苓20克，薏苡仁30克，防己10克，吴茱萸6克，苍术6克，黄柏10克，桑寄生20克。

1980年6月3日二诊，足胻浮肿沉重感均减轻，舌苔薄白，脉沉细弦。上方茯苓改为30克，苍术改为9克，续服6剂。1980年6月17日三诊。头晕及下肢浮肿均感减轻，足胻仍感发胀，上方改焦槟榔15克，加红花6克，服12剂。1980年共服上述方药68剂，症状消失。1981年、1982年夏天均服上述方药预防。追访3年未见复发。

按：先生立法组方甚妙。此案若早加化瘀活血药可能会缩短治疗过程。

①胻：音，衡；指足胻指小腿和足踝部位。

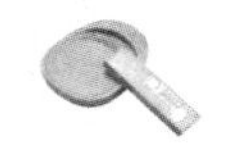

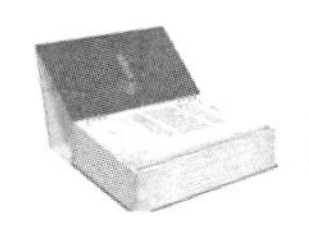

## 苏木功效类红花

在看病选药组方的过程中，常常会考虑药材价格，为的是医者成本核算和患者能不能承受。在疗效不受影响的情况下，用价格较低的药物来代替价格较高的药物，是我经常要考虑的问题，经过长期的实践，我摸到了一些门窍，这里说说用苏木代替红花的经验。

我们都知道，有很多疾病的治疗都会掺杂活血化瘀的治则，考虑到药物的功用和归经会选用不同的活血药，用红花的机会很多，比如痹症、损伤、妇科病，还有一些内科疾病有瘀血见证者。自从我接触中药开始，印象中红花的价格都是比较高的，所以就是用也非常珍惜，后来我思索用何药可以代替使用。选来选去，确定了苏木。虽然，苏木和红花的性味有别，但是活血祛瘀的功用却是相同的。苏木性味辛咸平，辛则走散，咸则入血，平则和平，较红花辛温者功用更广泛。

《本草求真》说："苏木功用有类红花，少用则能和血，多用则能破血"，这和红花少用养血、多用破血的功效特点相仿。《本草经疏》说苏木"咸主入血，辛能走散"，伤科用来治扑损瘀滞作痛，其能散经络瘀滞的作用明确。推而广之，凡痹症需活血走络治则者，苏木首当其选，又辛咸通痹之功非红花可比，苏木较之红花以祛风见长，《用药心法》谓"祛风与防风同用"，可见痹症用苏木之理。治筋骨疼痛，血痹之证常与鸡血藤配伍为对药，疗效可见增加，且其性平，寒热均可应用。无耗血之弊。

苏木治妇人血气心腹痛，也推广之用于因瘀滞而心胸、胃脘、大小腹疼痛者，采纳焦树德先生经验，治胸痹心痛者，常辨证在瓜蒌类方中加入苏木，疗效肯定。又可与延胡索、五灵脂、丹参等相伍，治女子月经滞涩疼痛，见少腹积块不散者，苏木可立奇功。《太平圣惠方》苏方木煎用苏木二两，硇砂半两，大黄一两，煎苏木入硇砂、大黄末为膏，治妇人月水不通，烦热疼痛，有消瘀破死血之功也。

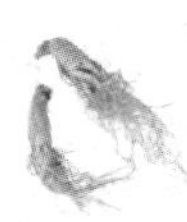

《中药大辞典》规定苏木的用量为9克。我用苏木常在10～30克，未见任何不良反应。

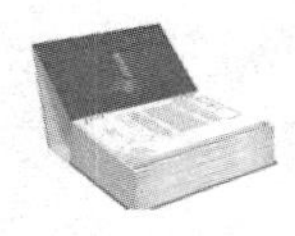

## 验方兴阳地黄汤

淫羊藿与蛇床子是我在临证中筛选出来的价格低廉的补肾壮阳药物。我们都知道补肾壮阳的药，多是一些名贵的药材，价格都较高，比如鹿茸、巴戟天、肉苁蓉、蛤蚧、菟丝子等。在治疗男性性功能障碍和不育的问题时多用到一些补阳药（补阳药和温里药不同，这点是要搞清楚的）。补阳药多有补虚的作用，治疗虚损一类的病常用到。从中药的药理来看，淫羊藿的壮阳作用是通过促进精液的分泌，使之亢进，精囊充满后刺激感觉神经，间接兴奋性欲而引起，还具有雄性激素样作用。《神农本草经》谓淫羊藿“主阴痿绝伤，茎中疼，利小便，益气力，强志”，“阴痿绝伤”应该是阳痿一类的疾病，“益气力”就是说它有强壮的作用无疑了。蛇床子也具有雄性激素样作用，也是传统的壮阳良药，《名医别录》说令“男子阴强，令人有子”。教材《中药学》把蛇床子归类于“外用药及其他”不知何意，可能是因为蛇床子多外用于燥湿止痒，还因为蛇床子的口感不好，辛辣刺激特强，用生蛇床子内服，胃中灼热，一般的胃是受不了的，所以古来的制法用地黄汁拌蒸，以去除辛辣味，故《本草正义》说：“绝少用为内服之药”。我亲自试验过其煎液的霸道，大量喝下肚去，胃中灼热难受。若用炒过的蛇床子，刺激感就小多了。淫羊藿与蛇床子配伍可达到什么疗效呢？我最早是在2003年就初次试验了这两种药的功效。

有郑姓夫妻，1999年结婚。婚后半载女方受孕，因工作原因，无人带小孩，就人工堕了胎。其后几年，也因男方常年在外工作，一年夫妻难得几次相聚，就没有再怀孕。2002年底男方要求暂时调回工作，夫妻生活半年之久，虽经过几十次努力地亲密接触，女方的肚子就是不争气，孩子是个奢望了。

到医院一检查，发现男方精子质量有问题。当时我正好在医院坐诊，就来找我看。问夫妻生活咋样，小郑叹气说这几年长期在外，工作繁忙，男女之事都不咋想了，虽然现在回来了，天天与妻子在一起生活，可就是力不从心呀！看他的检查单，精子活力低下，数量还达不到受孕的要求，液化时间也超过40分钟。诊脉细弱，腰膝常疲乏无力，精神也萎靡不振，房事时阴器痿弱早泄自不在话下了，属于"精冷艰嗣"。为避免漏诊，要求妻子来看看。问女方月经来色黯淡，汛期不准，乳胀腹痛，遂处失笑逍遥散10剂与服。男方舌根有白厚苔，下焦应有寒湿结聚。补养之药恒多，本来应该用六味、鹿茸、五子之类的方药，考虑药价的问题，思虑良久，处以熟地黄30克，枸杞子20克，怀牛膝15克，桑寄生15克，五味子12克，淫羊藿20克，蛇床子（炒）15克，地肤子15克。此方用熟地黄、枸杞子填精益髓，怀牛膝、桑寄生强腰膝，五味子固肾气，淫羊藿、蛇床子兴奋阳道，用地肤子者，利下焦之湿，也即六味地黄丸用茯苓、泽泻之意，且能益精，又合淫羊藿、蛇床子为寒湿之治。2003年4月11日第一诊，6剂，4月23日续6剂，4月30日再6剂，共18剂。此后渺无音讯，我还一直在挂念。至8月底的一天下午，我正在点头钓鱼馋瞌睡，夫妻俩拎个包进来了，说："樊医生，真的不好意思哟，回了趟四川老家，没来给您打招呼，5月底媳妇都怀孕了。"

有过此次的经验，我去除了传统的一些方药，不用龟胶、鹿茸、五子之类的价高药物治男子精伤不育，把上方定名为"兴阳地黄汤"，以此为基本方对证化裁。阴亏者多用地黄、枸杞子，见虚寒者加重淫羊藿、蛇床子用量，湿重者在重用地肤子的基础上再加车前子利湿，见舌根有黄苔就加盐炒黄柏坚阴，苔退就去之，以防伤阳杀精。早泄严重者就加重五味子用量，再加用一味龙骨固涩，同时用验方秘精酊以奏功。

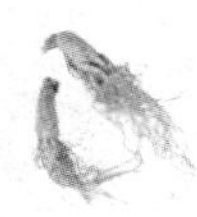

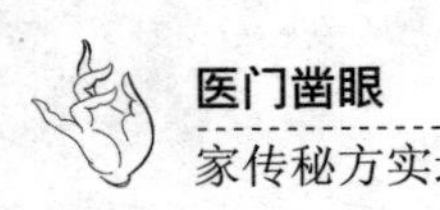


兴阳地黄汤

熟地黄20～50克，枸杞子10～30克，怀牛膝10～30克，桑寄生10～30克，五味子10～20克，淫羊藿15～30克，蛇床子（炒）10～20克，地肤子10～30克。

秘精酊

蛇床子20克，丁香、细辛、五倍子（各）10克，共捣粗末，浸于70%酒精中半个月过滤，涂搽龟头待麻木行房。

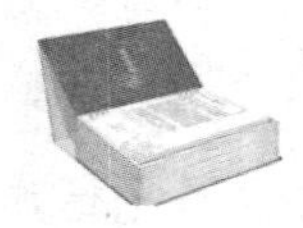

## 自拟宽肠顺便汤

便秘这个问题是老生常谈的问题，治疗的良法可谓多了。不管你辨证如何，但是病位在大肠是不容置疑的，就是粪便没有按平素的规律排出去。所谓的阳热内结也好，阳虚寒凝也好，气虚、脾虚也好，见症都在大肠，都是较久的不大便而结聚了，传化失常是基本病机。有些燥硬如羊屎，如算珠，有些初硬后溏，只是开头难解。还有的大便条粗，有的大便条细。

仲景先师所说的“脾约”是因大肠燥热而不濡润，有燥热的病机在里边，取小承气汤加芍药、杏仁、麻仁，变汤为丸，缓下治法，可以说是仲景的增液承气汤，我在《伤寒读书记》里边说过这个问题。从临床来看，多半便秘的患者都符合传化失常的基本病机，老年人、虚人虽可见脾气虚弱甚至津血亏损，同样也有气滞的因素存在。此证要辨别清楚，以我的经验，可用排除法，就是排除阳虚、气弱、脾虚、津亏者外都可以麻仁丸方化裁施治。一部

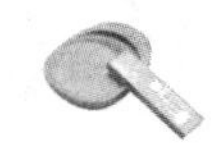

分便秘的患者并不见燥粪，只是“初硬后溏”而难解，腹诊多见左侧小腹压痛，还有气胀感，这个也可以用此法，但是“腹微满，初头硬，后必溏，不可攻之”，是因“未定成硬”，故不可攻之，不能用芒硝、大黄者明矣，就是现在人们常常喜欢用的番泻叶、果导片也在此例。甚至有些还有无证可辨的情况，如何治疗是我长期考虑的问题，后来从一例治案中受到启发，基本形成了治便秘的思路。用药不多，在分量上做文章。

2005年我遇到了一位从山东来襄樊打工的姑娘，24岁。原来在老家时一切都好，来樊后因环境、饮食、作息的改变，得了个便秘的毛病。常常四五日甚至一周一次大便，初头坚硬难出，经常挣的肛门出血，但是那一节出来后反倒不硬了，一旦多日不便，左小腹就有闷胀不适感，矢气不通，吓的不敢多吃饭，吃香蕉等水果也不能改善症状，只得吃泻药度日，一旦吃了泻药，其后便是更长久的不大便，恶性循环。一日无意路过我的门诊问我能不能治，我切脉看舌查证后对她说，服中药可以解决。按常规辨证，无胃肠之热，无气弱脾虚，更无血虚、阳虚见证。问是否自己煎药，说没有条件自己煎。常规开了10来味药。人走后我在思索，若取麻仁丸原方肯定是不对证的，她这个“便秘”其实就是所谓的“气秘”。这个气滞，也就是传化失常的机窍在任何便秘的证中都可存在，有些气滞不见痞与满，只是程度小不显形罢了。张介宾的“济川煎”用当归、牛膝、肉苁蓉、泽泻温润辛通，少佐升麻以升清阳、枳壳以宽肠，肠燥日久者就去泽泻，加锁阳、麻仁，称之谓“用通于补”之剂。勿论补也好，通也好，目的是要恢复大肠的传导功能，随见证而用药不同。日久不便，勿论何因，病根在大肠不宽，魄门不展。大肠与肺为表里，宣肃肺气即可导大肠滞气而宽肠以展魄门，宜重用杏仁，且杏仁多油脂，也可润肠。重用枳壳能使胃肠运动收缩节律增加，这就是枳壳宽肠的机制，枳、朴相伍，是仲景的经典用法，初硬后溏虽然下法不可用，但麻仁缓润可以加入。处方用杏仁（打）20克，麻仁（打）15克，枳壳30克，厚朴30克。数剂即愈。药后不但大便一日1次解下顺利，还成形不溏了。

此方从麻仁丸化来，其后我多次应用，疗效非常，名之为“宽肠顺便汤”，勿论老小强弱，均可以其化裁。拟定方：杏仁 10 ～ 20 克，麻仁 10 ～ 30 克，枳壳 20 ～ 30 克，厚朴 20 ～ 30 克。因为杏仁、麻仁、枳壳、厚朴可以看作是麻仁丸的方根。气虚者，加黄芪 10 ～ 30 克，稍加升麻 3 ～ 5 克；脾虚少食，减杏仁枳壳厚朴用量，加生白术 20 ～ 50 克，并去麻仁；多年便秘加当归 30 克，桃仁 10 克。无其他见证就用原方，随年龄、体质决定用药分量，并以药后得效大小来增减服药频率和药量。

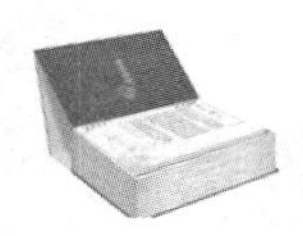

## 亲验麻黄加术汤

先说点题外话。人吃五谷杂粮，不可能没有生病的时候。医生也是肉长的，和芸芸众生一样，也会生病，为医先自救，天天和药打交道，就有便利的条件。我见过不少医生生病了，就请别个同行医治，殊不知自己的身体情况自己更清楚，即使请“名医”也还要揣度，不一定更切题。我这几十年大病没有，小病不少，自习医后都是自己解决的。忆上学读书时住学生寝室，大冬天的被子单薄，受寒咳嗽，一二月不止，请学校门诊医生诊治，处止嗽散加味方，喝多剂而不愈，无奈第一次给自己用小青龙汤方，2 剂即病若失。以后对小青龙的认识更加深入，因有切身体验之故。1992 年秋，不经意间发热，查血常规无问题，按大众处置方法，静脉注射青霉素 1 周，天天热去复来，寒热交作，只得处小柴胡加石膏方，2 剂即热退寒消。此第二次自用经方。平素有个感冒发热都是一两剂药解决，这个没啥说的了。因素来爱好杯中之物，身体就多湿，从舌头胖大有痕、大便素来偏溏可知，烧酒热性大，喝了还怪好，至于啤酒，天热出汗时，有去路还行，天冷了多喝了便不舒适，肚子膨胀，小便不利，明显是脾运化不良，水湿停聚，这个除非戒酒才可彻底改变。有时在一年之中，特别是夏秋之交，贪凉过度，喝了啤酒也常有个感冒，但不是常说的胃肠型感冒，不吐不泻，饮食如故，当然就不是肠胃炎了，就是身子困而酸痛，还有关节痛的症状，查体温常在 37℃多一点，喝个

解热药管个半天轻松，药劲过去了依然如旧。最早在2001年出现了这个问题，服时方也能治住，常服三二剂见效热退。近几年，随着临证经验的增多，更大胆喜爱用经方，对于这个小恙，麻黄加术汤更切题。

《金匮要略》痉湿暍篇有云“湿家身烦疼，可与麻黄加术汤，发其汗为宜”，这个湿家没有明白去说表湿或里湿，重要的是麻黄加术汤能祛湿。麻黄汤为风寒表实而设，为开太阳之汗，加术即可并行表里之湿，从汗尿而去，发汗利水为治太阳病两大法门，麻黄加术汤的功用是最能体现的。对麻黄的运用，困于古时方医家之说，原来我多不敢大量使用，即使有的对之证，需要用麻黄时也只是用小量6～8克混迹于其他开表或利水药中，用于咳喘证时，剂量也最多在10克左右，不敢轻易越雷池一步。2009年8月，我与朋友在汉江边小聚，饮冰镇啤酒过多，加上江边凉风吹袭，第二日即发热，并无咽痛、流涕的上感症状，有的是微恶寒、身困、身痛，肚腹撑胀，小便热少而不利。寻思半日求解。脉来浮数，看舌胀有苔，口中虽渴而不欲饮，水湿无疑。外感凉爽之风而闭汗窍，内伤酒湿之邪而困脾阳，宜开表而运脾。原来出现此证时，常以藿香正气主治，多日才解。此次下定决心服麻黄加术汤。其中之术，知道用苍术更适合，《本草正义》谓：“脾家湿郁，或为䐜胀，或为肿满，或为泄泻疟痢，或下流而足肿……但有舌浊不渴见证，茅术一味最为必须之品”，从考证看，仲景之时白术、苍术不分，但从后世对术的区别运用看，五苓、真武、苓桂术甘辈健脾利湿当用白术为宜，湿郁有表的麻黄加术、越婢加术中当用苍术为好。王好古有神术汤，仿麻桂之意而制，柯琴谓：“此王好古得意之方，仿仲景麻桂二方之义，而制为轻剂也，然此是太阴之剂，可以理脾胃之风湿，而不可治太阳之风寒，亦不可以治阳明之表证，与少阳之半表里也，内经所谓春伤于风，邪气留连而洞泄，至夏而飧泄肠澼者宜之……今人不知仲景立方之旨，只恐麻黄桂枝之伤人也”。陈修园《时方歌括》说：“术防甘草湿家尝，神术名汤得以方，自说法超麻黄上，可知全未梦南阳”，蔑视之意跃然字里行间，都因为惧怕麻黄桂枝之过也。斗胆处方：麻黄30克，桂枝20克，杏仁20克，甘草10克，苍术40克，依法煎药，取汁400毫升，

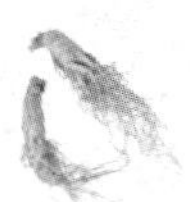

温服200毫升。药后温覆取汗。不半时，汗出绵绵，肚中滚动，如厕二便俱下，此脾家实，腐秽当去之故。隔半日再服余药，反不见汗，只是小便通利，大解稀便两次，中病即止，不再服药，身轻热退，肚子也瘪了，看来还能减肥呐！前些日与友在诊所门前对酌，酒过三巡，忘了身体，兴趣来处，又饮啤酒3瓶，晚上凉风习习并不觉冷，第二日就感不妙，饮食注意也不行，到第三日还是病了，发热37.8℃，感觉如上述。这一次我有意试验药物分量对效果的影响，减其制用；麻黄15克，桂枝10克，杏仁10克，甘草6克，苍术20克，还是取400毫升，分2次服用，效果不如上一次，服2剂才好。可见药量大小是关键，愈信乎不传之秘在于量之说。

对于麻黄和苍术的配伍应用，早年读《名中医治病绝招》中有许公岩先生“治湿证，恒用麻黄、苍术”一文，许老先生的体会，治疗湿证虽用祛湿、化湿、散湿、燥湿、渗湿、利湿等诸法，依法用药治之，仍有不少病例湿去复聚，久治不愈，疗效每不满意。后来反复实践，在选药的过程中，深切体会到麻黄与苍术最为理想。因苍术辛苦温（气味雄悍），为燥湿健脾要药，能以其辛温之气味升散水湿，使脾气上归于肺，脾健则湿化。然在脾虚湿积时，肺也不能独建，必失其下输之功能，通调受阻则湿必停聚，又将能发汗利尿之麻黄作配以助肺之宣达，两药同用协作，具有升脾宣肺而化湿之功。并发现两药配伍剂量不同而作用也不同。等量使用，则见发大汗；苍术倍于麻黄则小发汗；苍术3倍于麻黄则尿量大增，利尿作用显著；苍术4倍于麻黄，虽无明显之汗尿，则湿邪则自能化。先贤之论，与我体会确实暗合也。

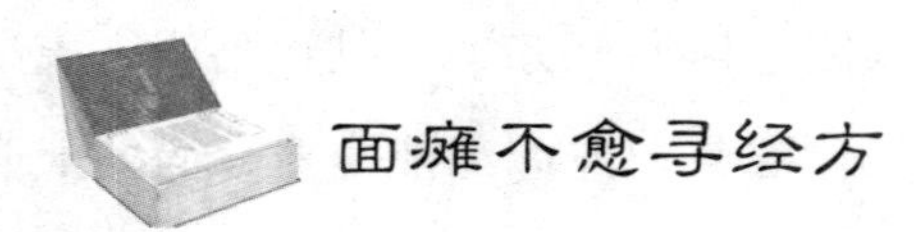

## 面瘫不愈寻经方

面神经麻痹这个导致口眼㖞斜的毛病是司空见惯的，很常见。传统称之为面风，属中风之一种，是为外风。传统认为本病之发乃正气不足，脉络空虚，风邪趁机侵袭，致使面部三阳经气阻滞不通，经脉失养，一侧面部肌肉弛缓，

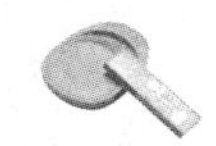

受对侧牵拉而成。诚如《金匮要略》所言“或左或右，邪气反缓，正气即急，正气引邪，㖞僻不遂”，这个邪气即指的是病患一侧，正气即指的是正常一侧，正邪也为相对而言。现在我们知道面部㖞斜有中枢性和周围性之分，在仲景时代好像分得还不是太清楚，说“寸口脉浮而紧，紧则为寒，浮则为虚，寒虚相搏，邪在皮肤，络脉空虚，贼邪不泻”，这个就应该指的是周围神经病变所导致的了。那么它的表现除了口眼㖞斜之外还有啥呢？“邪在于络”因而“肌肤不仁”就是病者的自我感觉。这与“邪在于经，即重不胜，邪入于府，即不识人，邪入于脏，舌即难言，口吐涎”的脑血管病变是有区别的，所以单纯的面神经麻痹应该是络脉的病变。在《金匮要略》中这个问题的治法仲景没有明白写出。

后世对此病之治多以祛风化痰、化瘀通络为法，外有六经形证者，桂枝、麻黄、葛根、麻附细辛、小续命诸汤都可选用。牵正散是个效方，可以加入应证汤方中。因病变部位有见于少阳经脉，故小柴胡也为常用方。我所在的医院旁边菜市场里有个湖北通城的酿酒老板，一日醉卧当风，醒来喝水发现嘴不听使唤了，包不住水，右边的半边脸被左边半边脸拉歪了，右眼也闭不住，这下可慌了，找医生又是扎针吃药，又是糊鳝鱼血，搞了半个多月，就是不见疗效。听别人说市场旁边有个老中医看病很好，就找到我父亲，恰好我也在父亲的诊所里。诊脉浮数，舌歪苔薄黄，口苦，右半边头痛。柴胡汤证见一证便是，不必悉具。处方：柴胡 15 克，黄芩 12 克，甘草 6 克，制天南星 6 克，制白附子 6 克，白僵虫 10 克，荆芥 10 克，防风 10 克，薄荷 6 克，生姜拇指大一块拍碎，枣 6 个为引，7 剂。并不夹杂针刺，病愈。又遇一李姓熟人，见口眼㖞斜，诉已发病 3 天，病侧面部麻木，耳后及眉骨压痛，别无所苦，舌淡苔薄白，即处方：柴胡 12 克，黄芩 10 克，甘草 6 克，半夏 10 克，防风 12 克，白僵虫 10 克，制天南星 10 克，制白附子 10 克，白芷 10 克，还是姜枣为引，同时患侧贴千里香膏药一张，3 剂病愈。像这样的情况遇到的不少，药效都还可以。

病有常也有变，曾遇到一例 50 多岁的女性患者，口㖞眼斜已有半年，多方治疗无效，有药贩朋友介绍来诊。舌脉无异，只是面部感觉麻木迟钝，咬肌无力，问及所吃汤药中多有蝎子、蜈蚣、僵蚕之类，这下可是遇到个麻烦，前人所走的路若再重复即劳而无功，必另寻别径。在杂志上看有用补阳还五法治愈久患面瘫者，应该不是杜撰。仲景有言“夫风之为病，当半身不遂，若但臂不遂者，此为痹”，血痹虚劳篇说“血痹……外证身体不仁，如风痹状，黄芪桂枝五物汤主之”，“但臂不遂”和“但脸不遂”有共同之处，面部麻木也是身体不仁之一部分，此患无黄芪、桂枝之药禁，试以黄芪五物汤化裁加味：黄芪 30 克，桂枝 20 克，赤芍 20 克，制白附子 6 克，制天南星 6 克，全蝎 6 克，地龙 6 克，川芎 6 克，当归 6 克，生姜 20 克，大枣 6 个，7 剂，嘱有无效果均来复诊。10 日后患者复来，面带笑容，说这一次可能该好了。药后患侧面部发热，麻木感已退不少，只是嘴㖞的还是老样子，眼睛也还闭得不是太紧。诊脉无热，苔无燥象，原方只是黄芪加量为 50 克，余药不变。这次 7 剂药后，面部有出汗的现象，络脉的闭阻应该逐渐通活了，神经有复原的表现。守此方续进，药至 30 余剂，时一月半有余，麻木消失，鼓嘴闭眼基本正常，外观不细瞧基本看不出来了。

借用黄芪桂枝五物汤治血痹之验，益气和营，通行络痹，也为愈久患面瘫之一法。揣测仲景治法无外乎此。

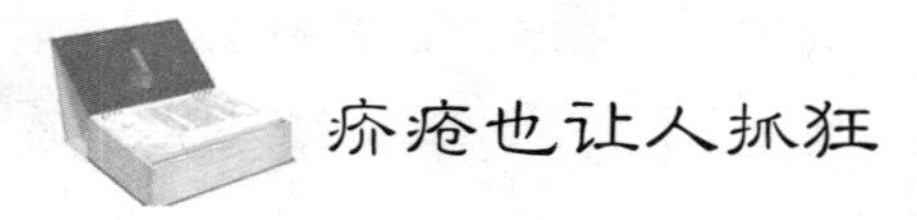

## 疥疮也让人抓狂

疥疮这个真正意义上的皮肤病是老百姓也知道的，似乎没有说的必要，可是我遇过很多久治不好的，这很可能是医生诊断不清或是用药不恰当。现在卫生条件好了，城市里的居民少见此病，可以说年轻一代即使是专业皮肤科的医生，见过的可能也不多，不识病是个不争的事实，往往把疥疮当成荨麻疹或是别的皮肤病来治疗了。

记得读高中时住校，那时的条件还很不好，一二十人住一间大寝室，睡

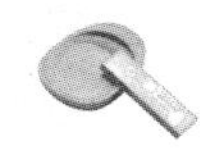

的是大通铺，只要有一个人得了疥疮，传染一屋是很正常的。上课你抓屁股我挠手，晚上光着身子满身抠，出了太阳抢地盘晒被子是一道风景。夫人说小时候在农村，一家人长疥疮是很常见的，女孩子爱清洁，得了还好些，男孩子满地爬，指甲又脏，抓到感染，满身长脓疱，十指合不拢，走路叉着腿，屁股不敢坐！20世纪90年代，我遇到一个外地做小工的小青年，得了严重的皮肤病，满身抓的都是血痂子，痒不可耐，医生说啥的都有，治疗几个月效果几乎一点也没有。找到我，我分析前因后果，治疗过程，又看他一手的黑指甲，最后断定是疥疮，很容易都治好了。原来在农村，患疥疮的到了别个人家，有不让坐板凳的风俗，可见老百姓都知道这个东西传染性是很强的。

疥疮是由人疥螨（疥虫）引起的皮肤病。古人对疥疮命名较多，也认识到是虫子引起的，因小如芥子，故名疥疮。此疮多生在手指缝、手腕屈侧、肘部屈侧、腋窝、股内侧、女子乳房下、小腹、臀部、男子阴囊等处，这些地方有个特点，都是皮肤角质层较薄的地方。没有经验的医生常会和荨麻疹、特别是丘疹性荨麻疹相混淆，想想看，病诊断错了，治疗哪会起效呢。疥疮的皮疹常会有针尖大小的丘疹和小水疱混合出现，与荨麻疹就是俗话说的风水疙瘩忽然去来、皮疹常融合成片；丘疹性荨麻疹多遍发全身，为散在的丘疹、水疱、风团样皮损，瘙痒剧烈是不一样的。也要和慢性湿疹长久不愈，有痒疹并伴有皮肤干燥、粗糙、肥厚、脱屑相鉴别。疥疮还有一个区别于其他皮肤病的特点，最有意义，就是可以看到疥虫钻入皮肤角质层而形成的浅褐色的线状隧道，2～3毫米长，盲端即可见淡红色的或与皮肤颜色相近的丘疹或水疱，当然，也不是每个丘疹、水疱旁边都可见到隧道，仔细寻找还是可见的。俗话说，手闲疙痨痒，这个疥疮痒的也有特点，就是不干活，手闲时它痒的厉害，还有睡觉被子捂热了它也痒的厉害，只要把它鉴别清楚了，治疗是很容易的。一物降一物，治疥疮最有效的就是硫黄，但是怎么用硫黄治疥疮还有些窍门。书上说用10%左右的硫黄软膏涂搽3天为1个疗程，在3天之内不洗澡，不换衣服，第4天洗澡换衣，第5天再重复1个疗程，这样有点不保险。我治疥疮常嘱7日之内不换衣，硫黄中再加一点薄荷脑，共研

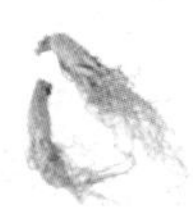

细末，薄荷脑有轻微的表皮麻醉作用，可以止痒，不一定要10%的软膏，多用点硫黄效果更好，用凡士林调膏用力涂搽患处，一日最少2次，期间可以冲热水澡，但不要用肥皂洗去药膏，以免中断药力。对于有挠抓感染的，加用花椒、百部、苦参、黄柏、地肤子、土茯苓熬的药水擦洗，再涂搽药膏更好。

西方国家把疥疮列在性行为传染病之中。近些年，由于人口流动性的增大，疥疮似有卷土重来之势。前几年，传销成风，我曾经治过大几十例，都是住集体寝室，睡地铺，窝里传。散在发生的也见过不少，都是用硫黄加薄荷脑调膏治好的。患者最好在治疗时穿旧内衣裤，穿到治疗结束，便扔掉不要了，被子、衣服用沸水烫洗暴晒，杀虫以断根。

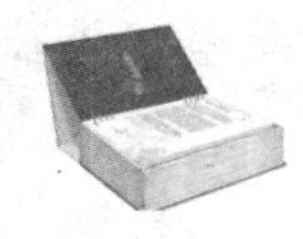

## 煎药也很有学问

诊病、处方、抓药过后，还有很重要的一环就是煎药，只有药煎好入口才可达到治病的目的。每看过病后，往往交代煎药方法是最费口舌的。因为现在很多人并不会煎药，掌握的煎药知识又是一些不正确的方法，所以煎药有必要说说。

煎药虽然没有多么高深的理论，但是却有很多学问。汤剂是传统剂型中最普遍、最常用的剂型，一直沿用至今。历代医家都重视汤剂的煎煮方法和质量，它对药物的疗效影响至关重要，即使是良医妙药，如果煎煮方法不当，也难收到预期的治疗效果。徐大椿说:“药物虽精，而煎法失度，药必无效”，《医学源流论》也说:“煎药之法，最易深讲，药之效不效全在于此……方虽中病，而煎法失度，药必无效。”仲景先师对煎药法最为讲究。《伤寒论》《金匮要略》二书载方252首，其中用汤剂者191首，在每个汤方后都详细告知煎煮方法和溶剂的选择，已经达到了很高的水平，令人叹为观止，可以视为准绳。百姓为节省计，常常一剂药煎煮数次，恨不能把药渣都吃进去，这些做法是错误的，更有甚者，把药渣晒干，下次再加入未煎药中合煎。我在实践中，煎

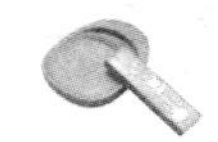

汤药多是水兑足一次煎好，2 剂以上的药合煎可煎 2 次，头煎、二煎药汁合兑，只因容器不够大之故。

煎药首先是选择容器，古来传统用砂罐或瓦罐煎药，因它们导热均匀，散热较慢，不易与药物起化学反应，是较理想的煎药器皿。其实，用不锈钢锅、铝锅煎药也是不错的选择，和铁锅不一样，这两种质地的器皿是惰性金属，不易与药物发生化学反应。铁锅容易和药物中的鞣质化合，而生物碱必须和鞣质化合生成盐才能溶于水，这就是不用铁锅的道理。再就是煎药前一定要用凉水泡药，这个是有科学道理的。常用的饮片都是干品，药材的细胞壁与导管皱缩，细胞液干枯，其中的有效物质结晶沉淀在细胞内，先用冷水浸泡，细胞重新膨胀，可溶性物质重新溶解，经过渗透作用释放出来。若直接煎煮，饮片表面的物质易糊化，阻塞细小的孔隙，有效成分不易向外扩散，这样煎出率就降低了。还有，不可用热水浸泡，如山药、芡实、薏苡仁、茯苓、百合等含有蛋白质，遇热水则凝固在细胞内，阻止有效成分的煎出。再有是水量的多少，这个根据配方药物的总量多少和药物要发挥的治疗作用来决定，常一次加足水煎到要求的药量，这样很直观。一般来说，汤剂一日的煎出量在 500 毫升左右为宜，这样分 3 次服用的话，一次就是 150 克左右，不多不少正合适。煎好的药要趁热滤出，这样成分才不会再被吸入到药渣中去。为节省药材，我施药时常把大一些的饮片再打一下，这样饮片多如豆大，表面积增加了，与水的接触也更密切了，更容易煎出有效成分，该用 10 克的量用 8 克足矣。旋覆花、枇杷叶、滑石粉等是传统要求包煎的药，我认为这样并不好，不利于煎透。可在滤出药汁时用纱布过滤或稍微沉淀一会儿再滤出。子实类如车前子、葶苈子个头甚小，容易沉到罐底，煎时可用筷子经常搅动，以免糊锅。用朱茯苓、朱麦冬时更要注意经常搅动，若朱砂与罐底接触，就是在烧朱砂了，会析出水银，一剂两剂可能没问题，吃的多了会汞中毒的。就是没有这些小个头的药，也需经常翻动，以便药材煎透。对于解表如荆芥、薄荷之类的药，后下也是传统的做法，这个并不好掌握，若后下，药物是干的，只煎几分或十几分钟，有效成分并未煎出，煎的久了又挥发了。我一般

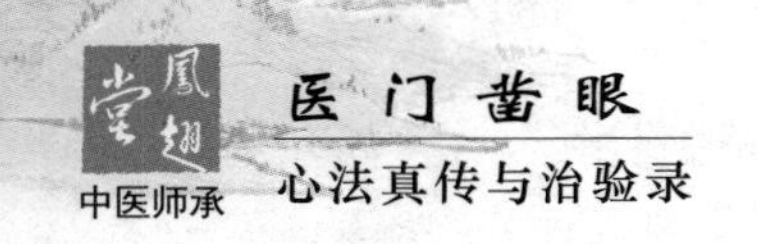


是根据用量多少来决定煎法。如需用大量时，可在泡药之后，大火急煎几分钟，先滤出需要药量的一半，再煎好后两次药汁合兑即可。也可另外煎解表药与他药和合。先煎的药除非是为解毒者如附子、乌头外，石膏、龙骨、牡蛎这些最常用的药，不必要先煎，打成细粉和其他药物同时煎煮也可，并不影响煎出的质量。

观仲景煎药法有四。第一，浸渍法。即用开水浸泡，大黄黄连泻心汤是代表，目的是取轻扬以治上焦。第二，急煎法。这个仲景未明言，但从用水多少可以揣测出。如芍药甘草汤“以水三升，煮取一升五合”，甘草干姜汤、四逆汤等都是以水三升，煮取一升五合，茯苓甘草汤“以水四升，煮取二升”，凡急煎之方，大多药味少，药之总量轻，或病情需要尽快给药者，或需一次顿服者。第三，久煎法。一般是煎煮挥发去水量的2/3或3/4，如干姜附子汤、温经汤、黄芩半夏生姜汤都是“以水一斗，煮取三升”，桂枝汤“以水七升，煮取三升”，桂枝新加汤“以水一斗二升，煮取三升”，炙甘草汤“以清酒七升，水八升，先煮八味，取三升，去渣内胶烊尽”，这样实际是把药煎成稀膏了。第四，去渣再煎法。去渣再煎以小柴胡汤为代表，一般认为是为得到较高浓度的制剂有关，我观去渣再煎的方子，如三泻心汤、旋覆代赭石汤、大柴胡汤等，均含有半夏。仲景用半夏都是生的，制法只是“洗”，为去除毒性，去渣再煎就很有必要，解了毒也醇和了药性。还有将药物分别煎煮再去渣合煎者，如百合地黄汤、滑石代赭汤、百合知母汤、百合鸡子黄汤等。现在去渣再煎多是为取得较高的浓度，或药物总量大，取汁少了会影响药物的煎出率，多了会给服药带来困难，故多煎出药汁再浓缩，量小力专以便服用。还有呕吐之证，本不易进药，浓缩后更便以服用。仲师也有先煎、后下之法，如麻黄、葛根、茵陈蒿、酸枣仁均是把主药先煎，茯苓桂枝白术甘草汤之先煎茯苓，小陷胸之先煎瓜蒌，枳实薤白桂枝汤之先煎枳实，是因当时药物形状的问题，若把茯苓打碎末，瓜蒌切细丝，枳实切薄片，就可不用先煎。这个宜灵活看待。后下者如栀子豉汤之后下香豉，是防香气挥发，桂枝人参汤“以水九升，先煮四味取五升，内桂更煮，取三升”，也是为防桂枝中挥发油

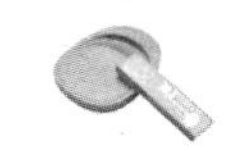

损失之故。大黄在一些方子中后下的道理就不用说了。读书不可打马虎眼儿，仲景汤方的煎煮法还远不止此，每个方子的煎煮法细心体味都是很有学问的，举一反三可见蕴藏的道理。

同等的食材，不同的厨师做出的汤味道就不一样，煎药也是如此，且不只是味道的问题这么简单了。汤方对证，药味无差，疗效却打了折扣，就不得不考虑煎药的问题。

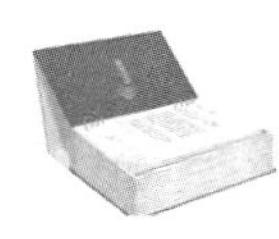

## 司药如同司命说

上一篇谈了煎药的问题，还有司药这个事情更重要，不吐不快。治病的过程是一环扣一环的，任何一个环节出了问题，其结果小则无效，给医生的名声造成损失，贻误了患者的病情，大则会造成生命危险，酿成医疗事故。所以现在要求药房司药者必须是药剂学专业人员。司药职责，重如司命。

记得在20世纪80年代，我父亲治一岁余小孩发热证，热病日久伤津，本来是用天花粉10克，药房给抓红花10克，当时的药材质量还是很好的，小孩用10克红花相当于成年人用量七八十克以上，足以让岁余小孩变证致危。好在父亲每在处方后都有交代病家把药拿给他检查的习惯，避免了医疗事故的发生，此事父亲不依不饶，惊动了卫生局，给了药房一个大的教训。这个司药者还是中医学院的科班生，就马虎至此，若为不懂药者，还不知要搞错多少事情。我在20世纪90年代一次用茵陈30克，药房错给为芫花，好在我也有检查药的习惯，若不细心，其结果可知。

在书上曾看了一个故事，可作为警钟。相传在清朝某年盛夏，有人患外感麻黄汤证，医者诊脉辨证，处麻黄汤3剂。药店据俗语“春不用桂枝，夏不用麻黄”，擅自更改处方，将麻黄3钱减半，增加席草（编凉席用的灯草一类）1钱半代之。患者服药3剂无效，医生据脉证理如前，续用麻黄汤3剂，并增加麻黄为6钱，店员又擅改麻黄为3钱，增加席草3钱凑数。患者服药后当然无效了。据脉证无变，医生以为病重药轻，仍用麻黄汤，增加麻黄为1两。孰料店员换了一位太听医生话的主儿，照方抓药，病人服药后一命呜呼。县令查实缘由，判令药店以家产赔偿赎罪。

事无巨细，凡事躬亲，必慎微而杜渐。原来在医院工作，药房是我的第二个岗位，除非抽不开身，多数时候都是我亲自抓药的，并不是我不放心别人，司药就是司命，来不得半点马虎。作为医生，若不熟悉药材、饮片，你就是书本读的再好，也是个不合格的医生。程钟龄《医学心悟》医中百误歌说到"药中误，秤不均，贱药多兮贵药轻，君臣佐使交相失，偾事由来最恼人"，药物剂量不准，药价低的多给点，药价高的少给点，君臣佐使的原则就丧失了，干这样的坏事是最使人恼恨的。有些抓药工作不负责任，不按规矩来，药不按序排列，放置一堆，这样抓好后如何查对？还有的认为中药不就是些花花草草的东西，毒不死人，量大量小些无妨大碍，称药时漫不经心，甚至还有信手抓药，"心识分铢，不假秤量"的高人，还有药不够秤，任意减裁，以斗底碎药渣充数等。凡此种种，不可尽数，枉费了医生的良苦用心，还势必影响方子的疗效。

中医处方之妙在于分量的比例，此中关系甚大，药物分量的多寡，决定了疗效的差异。一味药用的多少，其作用是不一样的。如大黄少用1～2克可健胃，用五六克可泻火，用至10克以上就可泻下。龙胆草也如是，少用苦味健胃，多用苦寒泻火。黄连用至10克以上长于泻火解毒，减为5～6克燥湿，再减为2～3克，也是苦味健胃妙品。生石膏用于清泻气热，因其质重，30克还是小量，若只给10几克就是杯水车薪，用石膏我必用成块者，以防用到熟石膏，龙骨也必用成块者，以防假以充真等。枳实少用10克以内，可顺气开结化痰，若用20几克以上就是破气峻药，厚朴也如是，用5～6克开胸顺气，多至15克以上就是宽肠破气的了。柴胡少用两三克，可升提清阳，用10克左右可疏肝解郁，再多至30克以上就是解表退热之药。升麻少用也为升提清气妙药，多用几十克就是败毒之品。秤量不准，可变主药为次，辅药为君，药之不效，其过在谁？故作为一名临床司命的医生，我认为必须

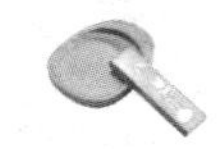

有自己的药房，且每药把关，每方细酌量，本来看病准确处方就是很难的事了，再加上药品差异，药量失准，疗效不差才怪哩。不出医疗事故就是轻的了。

一张处方，虽然是医生辨证施治的心血结晶，但毕竟还是纸上谈兵，付诸实际还需司药者实施。处方开药反复推敲，用心良苦是医生的职责所在，严格按处方司药是药剂人员对医生的尊重，更是对患者生命的负责。有条件者，医生、司药同时担当是最好不过的了。

附：司药制度供参

1. 处方必须查对姓名、性别、年龄、日期、配伍禁忌、剂量用法。发现错误，不得配方，特殊剂量、配伍、用法，必须要医生再次签名或说明。药剂人员更不得擅自更改药味，剂量。

2. 严格遵守操作规程，药、名相符。

3. 每剂药分量误差不得超过5%。

4. 需要打碎、另包者，严格按照处方要求调配。

5. 配方按药序整齐排列，结束必须再按处方查对一遍。

6. 发药要查对姓名、性别、年龄、剂数并且签名登记。

7. 处方药物有特殊用法者，必须对患者或家属交代说明。

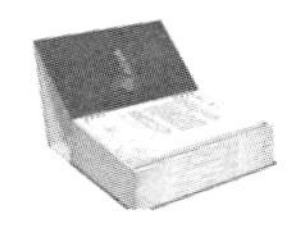

## 小处方的大问题

医生的处方就是医生的脸面，常听老百姓说医生的处方都是天书，让你看不懂的。这个要有分析地看。一般来说，西医的处方多有专业的拉丁文字，不是内行肯定看不懂的，中医的处方则不然，都是汉字应该让人看懂，除非

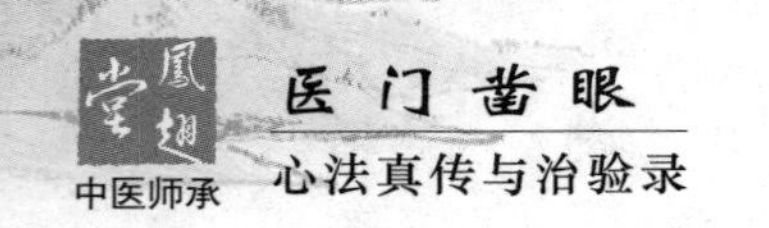

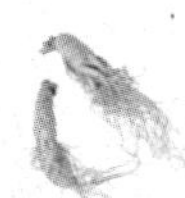

是有不可告人的目的。可是有的医生处方就是让人看不懂。中医是有人文艺术的学问和技术，向来讲究处方的工整、规范，传统的处方老师都是有要求的，一张处方先不说你的用药内容是不是完全对证切题，单看文字就知你这个医生是不是下了功夫，即使不写楷字也要写让人看得懂的行书或草书，写得好了，一张处方就是一幅书法作品，让人看了赏心悦目，凭这个，患者就已好了一分。

大概从明代中期开始，医生的处方每味药至少要写 3 个字，讲究的是 4 个字，其中除了药名之外还有产地、制法、规格、质量要求等。可是现在包括一部分中年中医开的处方，这些要求要写上的字都消失了，年轻的中医更是如此，药名不规范，制法不写明，若是见到规范的处方，恐怕也是莫名其妙，怕是要把这个好传统丢失了。

药材自古有用“道地”之说，所以处方中对产地要写明的有很多。如潞党参的潞，是指潞州，古之上党，今之长治；广陈皮的广，指的是广东；化橘红之化，指的是化州；怀山药的怀指的是怀庆地区；云苓片的云，指的是云南；雅黄连的雅指的是四川洪雅；宣木瓜的宣指的是宣州，今之安徽宣城一带；襄半夏的襄指的是襄阳的半夏；杭白芍、杭白菊之杭指的是杭州地区的白芍、菊花，川牛膝与怀牛膝产地不同，药效也有异；建泽泻就是福建的泽泻等，虽然现在道地药材不多了，我想这个要求道地药材的写法应该不要丢掉。

制法规格要求更重要，关系到药效和用药安全。常用的甘草还有炙甘草，当然就是炒过的甘草，能和中补虚、调和药性，和生甘草药效有别；甘草梢为甘草的尾部或细梢，清火通淋解毒的功用更强。焦白术和生白术的功用更有别，健脾开胃和中需要炒焦，利水逐湿、消痰治眩、通润大肠就需要生的。桂枝用尖，故处方一般写桂枝尖，桑枝也是如此。熟地黄、生地黄、干地黄功用区别很大，若只写地黄，司药便不知要给何地黄。知母要写肥知母，枯皮便不中用。栀子生用走气分清热泻火，炒黑就是入血清血热的了。瓜蒌子生用可致中毒，炒香就是化痰通便的良药。去油用，炙乳没就不会刺激胃。炒过的莱菔子就不会导致呕吐。橘核不炒用，生者苦味难于入口。牛蒡子不

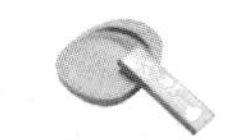

用炒者吃了就易腹泻。石膏、牡蛎、龙骨、赭石等金石药物若不注明“碎”，入煎剂就无用，煅用、生用功效有别，不注明怎么可以呢。桃仁、杏仁、麻仁、紫苏子等较大的子实药若不注明为泥，入煎剂是煎不出药效的。枇杷叶用生品和蜜炙药效不一样。枳实用小者为好，故处方要写小枳实。用苏木、鸡血藤等较硬的木质类药，不注明丝或片，体积大了就煎不出来。这些如果都养成个习惯写法，药铺或司药自然会合乎要求调配的。

对于质量要求也可在处方中写明。广陈皮就是要陈久者，若用新采集者，就达不到药用要求。净麻黄就要不含杂质，和麻黄绒、炙麻黄都有别。香白芷要保存良好，不走味者，灵磁石要能够吸铁者，明天麻要用饮片透明者，花大白（或花槟榔）要饮片有花纹者，锦纹黄要大黄如锦纹者，淡苁蓉要盐分少者，漂海藻要漂去腥味者，嫩角针要皂角刺新嫩、尖角者，霜桑叶必用霜打过者。淡竹叶和竹叶有别，要用去皮杏仁就写光杏仁等。

这些不起眼的笔头一画的小作为，还有很多很多，养成好的习惯也容易，只是在脑袋里面多根弦就成，年轻的中医师要多看多读老一代医生的处方、医案、医话，好传统是不该丢弃的。

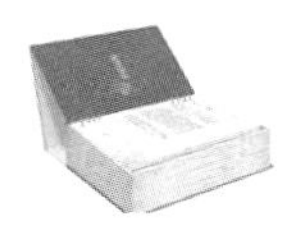

## 服药之法有玄机

前几篇文章我说了处方、抓药、煎药要注意的小问题，觉得还言不尽意，还有个不是医生做的但是与疗效也很有关系的问题，就是服药。有人说了，服药还不简单，张嘴仰脖，咕咚一声就下去了，顶多是药太苦，咧咧嘴罢了，其实不然，这个服药的问题也还真有学问哩。

鸡鸣散是大家都知道的治脚气名方，要求煎成安置床头，次日五更，也就是下半夜三到五点鸡叫时，分作三五次冷服，冬月略温也可。为何如此服药，想必是因为脚气为壅疾，后半夜腹内空空，药液好消化吸收，说“鸡鸣时服药，从阳注于阴也，服药需冷者，从阳以解邪也”，恐怕是臆说，拍脑门想的；为

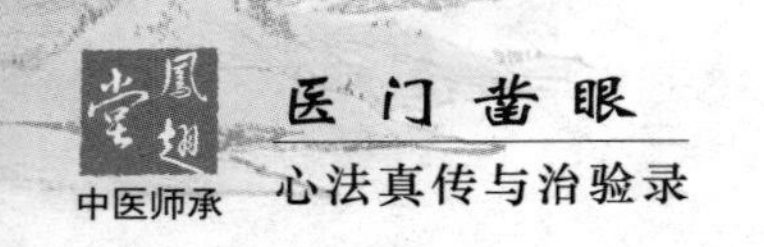

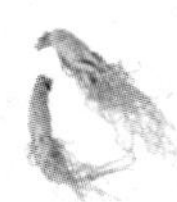

何冷服，想必是脚气冲心，心中烦热之故，不敢确定，有待高明。我多年验证服鸡鸣散之类的方药以治“脚气”，并没要求在鸡鸣时服药，只是要求空腹服，以便药力下走倒是真的。复原活血汤治跌打损伤，瘀血留于胁下，要食前大温服，也就是空腹服，以取利为度，得利则痛减，若饱食再服，药力则不得发挥极致。这个就要求服药要讲究方法和时间。

徐大椿《医学源流论》说：“病人之愈与不愈，不但方必中病，方虽中病，而服之不得法，则非特无功，反而有害，此不可不知也。”我曾经治一胃溃疡的病人，给药1周，药后反应效果不但不大，反而肚腹饱胀，再也吃不下饭，言辞之中，有埋怨之意。细审药方病情觉无差池，问何法服药，说医生交代的方法觉得不好，胃中已溃疡了，还要求饭前服药，那不是更刺激胃（他这个溃疡是因有头痛病，经常爱吃头痛粉刺激的，所以怕空腹吃药了），所以就每次在饭后服一大碗，不刺激胃还帮助消化。我笑着给他说，我这个药就是要求你饭前空腹吃，等过一两个小时再吃饭的，也不可喝多，二三两就好，不信你再吃几剂看看。原来胃溃疡病人消化力弱不说，肚子太饱了也会加重病情的，空腹吃药不胀肚子，药中的敛疮成分也可充分接触胃黏膜，起到治疗作用，饭后吃药则不然，加重了胃的负担还起不到很好的疗效，就这么点小道理，改变服药方法则疗效大增。经常有感冒发热的病人来吃中药，我就要求他服药以见效为度，不论一日三餐，可少量多次服用，必待微汗出为效。仲景先师桂枝汤服法可作为标准。说“若不汗，更服依前法，又不汗，后服当小促其间，半日许，令三服尽”，若要是按惯例一日三服，就达不到汗出病解的效果。治自汗，桂枝汤服法也有讲究，宜“先其时发汗则愈”，这个服药的方法和时间都说到了，不按此法，药就难以生效。实践证明，麻桂汤方服后不“温覆”，汗是不易出来的，这也是服药方法问题。别以为辨证处方切题了疗效就好，吃药不得法仍枉费心机。病在上部，宜饭后小量频服，如头面咽喉诸疾，病在下部，宜饭前空腹服药，以利于药力下趋。还有要根据人的生理状态来决定服药时间，一般来说，治疗不急也不缓的疾病而又无特殊忌讳的，我都是要求患者在肚子不饱不饿时服药，

这样会很舒服，想想看，肚子要是饿了该进食的时候，医生要求患者服药，还咋吃饭，肚子吃饭饱了，还咋能再加药汤进去呢？一句话就是要求服药离饭远一点。

一日三服的方法是老百姓最好掌握也是最明白的方法，因为一日三餐的缘故。三服法多是用于陈年痼疾，病势不急者。根据病情来决定服药方法是最合适的。比如呕吐严重的病证，也按常法服药，一次半碗，想想药下去了必然再吐，瞎伤胃气，必顺应所求，小口频服，待药力发挥，呕吐稍缓才可再多进药以达到治疗目的，如生姜半夏汤“煮取一升半，小冷，分四服”，一升半就是300毫升，分4次服一次也就不足100毫升了。“小冷”就是要看病人所欲冷热而定，吐多了的病人多口干舌燥，想喝凉的，如再给太热的药汤，胃中必然会更难受。仲景治呕吐剧烈者服药多在七八合，不足一升可以为法。喝药的频率也多讲究，根据病情和药力大小而定，攻逐水饮的十枣汤要“平旦服，若下少病不除者，明日更服”，大小承气汤“得下，余勿服”“若更衣者，勿服之”，葶苈大枣泻肺汤、大黄牡丹皮汤、大黄甘遂汤等的“顿服”，都是突击给药，是急去其邪而无使伤正的方法。病有缓急，服药也要审时度势。任何药物都有个在体内吸收、分布、排泄的过程，为保持药物在体内的浓度，仲景还发明了连续给药的方法。上桂枝汤例不论，又如桂枝人参汤“日再夜一服”，理中丸“日三四，夜二服”，麻黄连翘赤小豆汤“半日许则尽”，黄连汤“昼三夜二服”，当归四逆加吴茱萸生姜汤“温分五服”等，都是顺应病情以及时祛邪的频服法。

服药的时间还依据疾病的性质而定。如治疟疾就要在发作之前服药，这是都知道的。大黄附子汤“服后如人行四五里，进一服”，大概就是四五十分钟；防己黄芪汤“良久再服”，就不是一日三餐了；大建中汤“如一炊顷可饮粥二升，后更服”等。现在为什么一般认为中医只能看慢性病且治愈疾病较慢，除去其他因素外，我看服药可能也是个大问题。后世医家也很重视服药方法，急服、缓服、食后服、空心服、临卧服等都是对仲景服药法的发展。服药方法的问题是个不可不重视的问题。

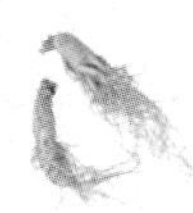

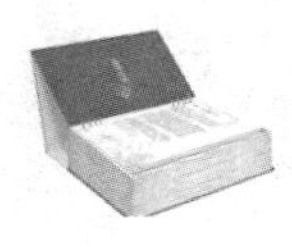

## 药引子的大功效

药引子这个词儿，老百姓也知道。经常有病人看过病、抓过药之后就问，医生，还放啥药引子吧，放啥呢？习惯就是姜枣了。生姜三片，大枣两三个，是很多医生的习惯手脚，就是很多古方也如是，要说想在药方中起个调味作用，这一点也还可以，若作为治疗作用的药来使用就太少了。生姜本来就是我们每天要吃的食物，起个调味、开胃的作用；大枣虽然不是每天在吃，可也是想吃都可以在市场买到的食品。若多用或独任就是药了。用姜、枣来治病，用得最好最多的还是医圣张仲景。看看医圣咋样用姜枣，就不是药引子那么简单了。

生姜内含特有的“姜辣素”能刺激口腔、胃黏膜，能刺激消化液分泌，增进食欲，使胃肠道充血，消化能力增强，吃过生姜后，人会有身体发热的感觉，这是因为它能使血管扩张，血液循环加快，看来先不讲生姜能不能治病，单就这一点来说，用生姜在汤药中就可使药物吸收消化加强，为治病做了个先锋官。大枣作为中药应用已有2000多年的历史，近年来药理研究发现，大枣中含有多种生物活性物质，如大枣多糖、黄酮类、皂苷类、三萜类、生物碱类、环磷腺苷、环磷鸟苷等，对人体有多种保健治病功效，大枣具有补虚益气、养血安神、健脾和胃等作用，是脾胃虚弱、气血不足、倦怠无力、失眠多梦等患者良好的保健营养品。和大米白面一样，枣就是个纯粹的补品。姜枣合用的作用已经很明白了，在经方中姜、枣还有单用者。

姜枣合用有代表意义的就是桂枝类方。桂枝汤用生姜3两，有四五十克之多，就有现今公制1两了，枣是以枚论的，这个今古不变。我自己曾经吃过桂枝汤，按原方剂量下药，煎煮出来的味道很甘美香甜，喝下肚去犹如喝了大补汤，胃中那个暖暖的舒服感觉是不好形容的。用黄芪五物汤治痹症（原方用生姜6两），我专门试验过用不用生姜的疗效差别，发现不用或少用效果就差，用足量疗效明显加强，这与习惯用的三五片是不可比

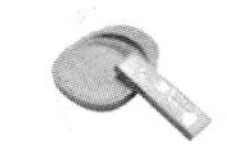

拟的。经方用生姜很有规律，凡病势较缓，邪正交争不剧烈，或需要小发汗者多用小量，即一二两，也就是 15 ～ 30 克，如桂麻各半汤、桂枝二越婢一汤、柴胡桂枝汤等。用以调和营卫，和中补虚多用中量，如桂枝汤、小建中汤、小柴胡汤等用生姜 3 ～ 4 两，就是 50 克左右。驱散寒饮或用于止呕吐者，量就很大了，五六两还是小量，生姜半夏汤用姜汁一升，想想一升也就是 200 毫升姜汁要多少生姜来绞汁，这就是独任其用了。和生姜一样，大枣用量也有小、中、大之分，桂麻各半、桂二麻一、桂二越一都是用的 5 枚左右，中量多用十几枚，大青龙、桂枝、十枣、葶苈大枣等汤方，不但可和中补虚，更能够监制峻药之性，至于当归四逆汤用大枣 25 枚之多，不敢确切仲景用意，也没这方面的经验，推测可能是监制三两细辛之毒吧，但是小青龙也用细辛三两，不用大枣者或是因为寒饮证不宜用枣之甘腻。我们都有个经验，咳喘痰多的患者，不宜多吃糖，可能仲景也注意到了这个问题，故不用大枣。十枣汤、葶苈大枣泻肺汤之类的峻烈方审病势需要顿服者，才用大枣护中气。橘皮竹茹汤用大枣 30 枚之多，因哕逆中气已虚，同时用到人参可为佐证。这就为我们治虚证呕吐提供了用药思路。小量用姜枣也有，如治风水的防己黄芪汤，但是从方后所注明的服法来看，是为煮散，“每抄五钱匕，生姜四片，枣一枚，水盏半，煎取八分（这个煎取八分应该是煎去 2/10），去渣温服”，又说“良久再服”，就是频服法了，这样算起来，一日用姜枣的量也是不少的。

生姜的药性在经方的运用中可以看出，用生姜者有“呕者”“吐多”“气短胸满”等，《药徵》总结“生姜体启开而扬散，排达、疏通为之用”。民间用生姜葱白红糖煎水发汗治感寒发热就是运用了生姜的发汗功能，因为生姜能使血管扩张，血液循环加快，促使汗腺张开而出汗散热。这样在以发散解表为目的的方子中，生姜均可用至二三十克之多，量少三五片即效用不明显。生姜为呕家圣药，小半夏汤之治“诸呕吐，谷不得下”，橘皮竹茹汤之治“哕逆”，吴茱萸汤之治“呕而胸满”“食谷欲呕”等，都是代表。以呕加生姜者，有黄芩加半夏生姜汤、栀子生姜豉汤、真武汤、通脉四逆汤、理中丸等方，

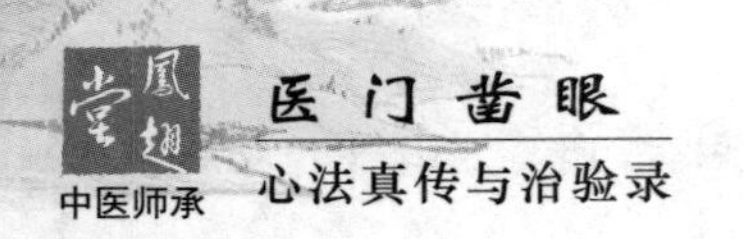


干姜则无，说明生姜专为治呕。因其温散，虚热证呕吐用姜就要伍清热之药，如竹茹、黄连、黄芩等。临床中发现，重症呕吐用生姜，和其他药同时煎服不如用姜汁兑服，兑的量多少，可以病者口感能忍受为度。这一点，仲景也有运用，在生姜半夏汤的用法中有体现，说“以水三升，煮半夏取二升，内生姜汁煮取一升半，小冷，分四服”，若仲景不用生半夏，我想是不会再把生姜汁入半夏汤中再煮的，煮过后生姜中的一些成分会挥发，现在用生半夏的机会不多，故可把姜汁另外兑入，这样止呕的效果更好。生姜治水之功亦不可没。真武汤倍术附去生姜加人参，就变治水之剂为附子汤的温补之方了。水停中脘引起的痞满，生姜泻心汤可疗，越婢汤发越水气等均取生姜散水功效。

大枣药用要取肥大者。归纳其用，和《神农本草经》中“长肌肉，益气，久服耐寒暑，不饥渴”所说相近，俱属补益之功。枣为古代道家辟谷食气所常用，“上有仙人不知老，渴饮玉泉饥食枣”可见一斑。其安中气，健脾胃、养脾阴、安心神有功。同用生姜有方名一样，用大枣也有苓桂枣甘汤、甘麦大枣汤、十枣汤等。十枣汤之治悬饮，黄元御说用大枣在于“保其脾精”，因大戟、芫花、甘遂均为峻烈下夺津液者，加入补少气少津的大枣，可使水邪去而中气津液不伤。一味甘遂可下水，我在用甘遂时，病者多反映药后胃中灼辣难受，药力行后又心中掉气，仿十枣汤意，用枣汤下药，这些不良反应均可避免。大枣其用也明矣。

生姜、大枣就是个药对，常相须为用，若要取其药性就得量大，要依病情需要而定分量，改变任何情况下都用几片、几枚的习惯。用生姜者均为寒证或虚热证，阳盛实热、肺热燥咳、热毒疮疡俱为所禁忌，然吴鞠通所创新加黄龙汤治应下失下以至于正虚不能运药，其服有加姜汁之法，代替可耗散气阴之枳朴以宣通胃气，此也为善用生姜者。大枣因其味甘腻，故小柴胡加减法有“若胁下痞硬，去大枣加牡蛎”之训，中满之证必要慎用。

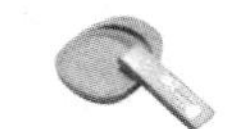

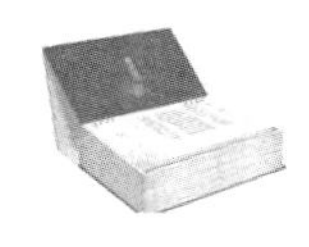

## 治病标本缓急说

标本，也是个相对的概念。无标就无本，无本也就无标。标，指的是现象，本，指的是本质。在中医学中，标本有多重含义。从正气与邪气来说，正气为本，邪气为标，如正虚为本，邪实为标；从病因与症状来说，病因为本，症状为标，如伤食吐泻，伤食为本，呕吐、腹泻、腹痛为标；从内脏体表来说，内脏为本，体表为标，如肠痈腹痛，肠痈蓄脓为本，腹痛发热为标；症状本身也有标本，如腰腿疼痛瘫痪，腰腿疼痛为本，因痛不能行走而瘫痪为标。

病有先后，"夫病痼疾"为本，"加以卒病"为标，治疗就应该有个先后，"当先治其卒病，后乃治其痼疾"。记得我在中医院实习时，一名素患肺心病的70岁老太太因感冒输液而导致心力衰竭喘促，见脉滑有力，舌大水滑，上为喘呼不卧，下为小便不利肿胀，形气俱实，同时实习的有两个学生在老师的指导下认为"高年肾衰，正气不足"辨为"肾虚咳喘"，处都气加味方，其中地黄用至30克，孰料一剂药下肚，胃满痞胀，喘促息难，无奈用呋塞米（速尿）利水救心，几乎濒临于死。当年气盛，在没下药之前我就力辩是非，当泻肺平喘，解水泛高原之害，还为此而与两学生斗气口舌。主治医师见药而病重，重新审病，采纳我的建议，停止输液，用小青龙重加葶苈子、桑白皮而安。从此可看出，痼疾本不为害，新病犹能杀人，一个重要的原因就是不能明辨标本，"是为妄行"。懂得标本，无论病症如何复杂，都能处治恰当。

治病不能见热清热，见痰祛痰，见血止血，见痛止痛，见肿利水，应该审病求因。比如引起发热的病因可以是外感风、火、暑、湿、燥、寒六淫，也可是有痰食瘀郁火虚内伤，见热退热就是不明标本。病有此脏病及彼脏者，也不可不知，如仲景先师举例说"见肝之病，知肝传脾，当先实脾"。我初临证时，医院病房收治一肝硬化中年女病人，是从上级医院回来又加重再住院的。腹大如瓮，肚脐肿出，心口已平，小便艰涩难出，院长要我给中药医治。诊得六脉浮而大，身有微热，正气内溃，不敢峻下逐水，与益气利水法，

3剂见效，小便渐渐通利。但好景不长，续药之效罔，腹水续长，几经用药，终至不起。后来我查询病人病史才知道她是多年的肺心病患者，肝病之根源在心，是上病而及下者，是“心源性肝硬化”，治疗一定是有错误的。与父亲谈及此证，父亲说我的治则少了两个字，就是“温阳”，若当时明了病因，从心阳虚衰入手，用益气温阳利水法，重用桂枝、附子等，或可救人于垂亡。这个也是不明标本的教训。

明白了标本还不行，标本还有个缓急的问题。虽然说“治病必求于本”，但也有先治其标、后治其本的情况，这是根据病情轻重缓急的情况来确定的。在本急本重的状况下固然要首治其本，而在标急标重时，治标就是重要的了，这就是“急则治标，缓则治本”的原则。如不管任何原因的出血，止血是首要的，我在“担当大任遣将军”的文章里的治则就是如此。呕吐久而不食，勿论何因，先要止吐让人吃饭进食，以保证身体需要，也是急则治标。这个原则当然也不能绝对化，标急的时候，未尝不可治本，如大汗亡阳，大汗为标，亡阳为本，用四逆辈回阳救逆；气随血脱，出血为标，气脱为本，用独参汤益气固脱。本缓的时候，未尝不可治标，如脾虚气滞，脾虚为本为缓，气滞为标为急，可先理气导滞以治痞满不适，再健脾补土以缓图治本。治标治本恰到好处，是医者临证必要的功夫。

在与医友谈及标本问题时，我说了一个想法，标本犹如阴阳，为对待言。推而广之，人与病也是标本关系，以人为本，以病为标。举例说，现在医学检查发达，能查出隐藏的疾病，虽然人本身还没有“病”的感觉，但是治疗就跟着来了，还往往是过度的治疗，走着进去，不多久躺倒出来者比比皆是，眼中只有病，没有人，这个就叫失标本。又出于现在的实际情况，中医在急病这一块几乎已经失去了阵地，到我们中医手中的疾病要么是久没被治好的疑难杂证，要么是最终正气已失的败证，治疗难度增大，病者还往往要一剂知、再剂已，这个时候就是以治人这个本为主了。疑难病首先要做好病人的思想工作，让他配合医生治疗，勿焦躁。败证更要处理好人与病的关系，留人治本为主，治病愈疾为标。

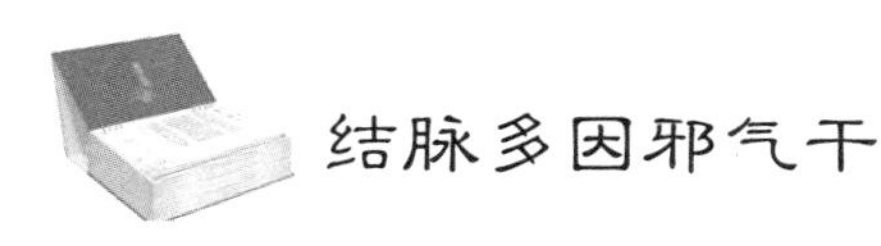

## 结脉多因邪气干

“伤寒，脉结代，心动悸，炙甘草汤主之”，经文如此，历来被奉为金科玉律。诚然，心之阴阳两虚，脉道不利，用炙甘草汤是为良方，故又有复脉汤之美名。脉来缓，时一止复来者是为结，止有定数是为代。代脉因脏气虚衰，致使严重心律失常，多是危证，故代脉不常见，而结脉可见于多种病症而导致的心脏期前收缩，如不寻求病机，套用炙甘草汤就是东施效颦了。

“脉来缓，时一止复来者，名曰结”“阴盛则结”。陈修园说：“结以偶停无定数，代因不返即更端；共传代主元阳竭，还识结成郁气干”，这个郁气所赅者广，食积、气、血、湿、痰、火六郁之邪皆可致气郁而使脉来见结，仲景所说“阴盛”是为常，与促脉因“阳盛”对待而言。心为五脏六腑之大主，气血逆乱，宫城动荡，心主不安，节律紊乱，多为他脏有疾所致，去除所结之因，即可拨乱反正，还心律之齐整。举一例可见一斑。

某女，55 岁，素有咳嗽吐痰之宿疾，诊断为慢性支气管炎。遇天气变化，遭非时之寒，即可感冒而发痼疾。随着年龄的增长，咳痰喘息有加外，还多了个心脏跳动不安的问题，常欲按胸而护心。心电图显示频发性室性期前收缩，还怀疑有冠心病的可能，西药治疗效果不显，打针输液消炎是常有的事，偶然登门求诊。时见脉来缓滑，十至内总有三五次歇止，是为结脉，其实是心脏心律失常，多跳了三五次，而脉搏波动未显现然，是做了无用功了。舌淡苔腻，喉中痰鸣，咽痒气冲不已，乃肺中痰饮作怪。取麻杏二三汤为底方，用麻黄 10 克，杏仁 15 克，茯苓 30 克，甘草 6 克，半夏 10 克，厚朴 10 克，紫苏子 10 克，白芥子 10 克，加葶苈子 15 克，桑白皮 10 克以泻肺之满，桂枝 30 克合甘草为桂枝甘草汤以通心脏之阳，茯苓多用为宁心止悸。每日 1 剂，药尽 5 服，咳嗽、咽痒、吐痰症状消失大半，脉来三十几至偶可见一止，原方不变，再进 5 剂，改原来每日 1 剂 3 服为 2 日 1 剂，每日 2 服。这个病人首诊是五六年前的事情了，这几年来，偶犯感冒，咳嗽复发时即可见到结脉，

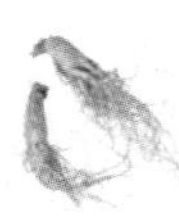

只是没有原来严重而已，轻微至感觉不到心中悸动，服几剂药即可解决问题。

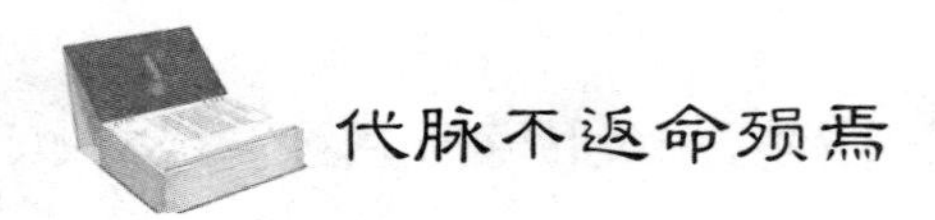

## 代脉不返命殒焉

上一回说了结脉，当然只是举例说明。促脉也一样，辨别只在缓、数之间，“脉来数，时一止复来者，名曰促”，促脉在临证中也会经常见到。辨脉之道在于胃、神、根，结、促之脉指下无失神的表现，即非死脉。至于代脉，若在ICU病房待的时间久了，可能会经常摸到，这是心律严重失常的表现，可见于心脏本身病变和全身严重疾病的晚期，甚至与十怪脉中某种脉同时出现，指下无胃气，是为死脉。不过现在医学手段完善，救人一时还是可以做到的，但最终还是要从此而去，古训结生代死不是胡诌的，是经验的积累。

先说个父亲讲的故事。20世纪80年代初，我同家门一位父亲爷爷辈的70多岁的老者，患心脏病多年，至于是何等病症，父亲没有讲及，说的只是脉象。吃了几剂药后，老头子很高兴，说我孙子有本事，药吃了几服就好转了，要求再服药。抓药后，父亲要他回去后让他儿子来说点别的事情，老爷子高高兴兴回去了。等他儿子来后，父亲严肃地给他说要他准备后事，因为诊到了“绝脉”，父亲说的“绝脉”，乡人是很信服的，问及何时，父亲讲只是给你说有个心理准备，好转只是暂时的，不知那一会儿。后不过2个月余，果验。我问是何脉，父亲说你学医看病多年后会知道的。此事常铭记于心。

2006年1月4日，铁十一局高层住宅有位杜姓大姐请我去给她老父亲看病。进家门，见一老者身体瘦弱，卧病在床。与之言语，耳背之极，大声喊叫方可听见。其人半靠在床头，喘息不宁，述心中动荡不定，看面色晦暗，双足肿胀，问曰肚子闷胀，不欲饮食，当是严重的心力衰竭无疑了。大姐说老父心脏病多年，这才从医院回来十几日又不行了，有无办法救治？诊脉弦硬弹指，重按即不见，更无缓和之象，脉来三动而中止，很有规律，代脉！弹指无胃，按之无根，乃绝脉也。勉为出方：红参15克，乌附片10克，龙

骨30克，牡蛎30克，桂枝30克，茯苓30克，猪苓20克，白术15克，炙甘草10克，5剂。此参附龙牡汤与桂苓术甘汤合方加猪苓而成。1月9日再诊，喘、肿倒是消了不少，只是说口渴，脉无变化，为防止伤阴，减附子、桂枝、茯苓之量，去猪苓，变红参为高丽参，再加麦冬、五味子各20克，这样把生脉饮也用进去了。再续5剂，喘促基本消失，两只脚也基本按不到窝了，可以下床行走。再诊脉，很是绝望，脉象无变。脉病人不病，是为行尸也。大姐说是不是再吃药，用好药我舍得花钱，我说暂时停药观察吧！过2个月，喘肿再发，后送去空军医院住院，十余日，病情无改善，回家遂殒。

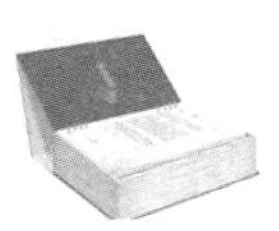

## 阑尾效方红藤煎

我们平时不易遇到阑尾炎，但如果遇到就要一招制敌，快速治愈才能不让患者跑到手术台上去。

我的一个堂妹逛街时突发上腹疼痛、呕吐，急到我这儿来检查。按压麦氏点，压痛并有强烈的反跳痛，疼痛放射至脐周、胃脘部。询问并无病史，排除妇科一切可能导致的问题，确诊为急性单纯性阑尾炎。即刻用抗生素，甲硝唑注射液0.5克、林可霉素1.2克加地塞米松10毫克静脉滴注。同时嚼服山莨菪碱（654–2）片10毫克，药后腹痛稍减，呕吐也止。商量愿服中药，并不详细辨证，即疏百试百效方“红藤煎”。用大血藤100克，败酱草15克，赤芍20克，生甘草10克，2剂。药后复诊，述腹痛已止，药后并无反应，只是大便稍多，还微感腹胀。按压麦氏点轻微疼痛，反跳痛已无。原方加枳壳10克，续2剂，愈。

红藤煎在治疗急性阑尾炎时常用到，百发百中。病程稍长、病情复杂者宜详细辨证加味。

认识红藤还是当小孩的时候，对家里药柜中各种各样的药很是好奇，便问父亲这药是干啥的，那药是治啥的，父亲多是一句话就把我打发了。一日见大药屉里有一种红药片，还带像自行车辐条一样的窟眼儿，放嘴边吹能透气，便问父亲这个东西是啥，父亲说它叫红藤，是治肚子痛的。再问为啥子肚子会痛，为啥子它能治肚子痛，父亲说你长大了学医就都晓得了。及学医才知，红藤又叫大血藤，是治肠痈的效药。初行医时在基层医院，老百姓患肚子痛的很多，那时我见外科医生一见肚子痛的不管是不是阑尾炎，多按在手术台上给割了，反正阑尾要不要无关紧要，即使不是阑尾炎，术后再保守治疗其他问题也可，对这一点，我很反感。真正的阑尾炎一到化脓期，就是做手术，没个十天半月也好不了。常想在我接诊的患者中若遇到阑尾炎，一招制住，不让患者做手术。一次我老家的一位老太太，因儿子招赘在附近，患阑尾脓肿住院，82 岁高龄，外科医生们不敢下刀，怕下不了手术台，只得保守治疗。1 周过去了，老人高热不休，因腹皮薄，右下腹可见鸭蛋大肿块，告病危。其子问及我咋办，我说都这样了，只得死马当个活马医，可用中药一试。见舌苔老黄，不时汗出，肚腹绷急拒按，腹膜刺激征已见，时有手足躁扰、谵语，承气汤证已备。遂用大黄牡丹皮汤、大承气汤合方。药进 2 剂，下燥粪不少，已见稀便，高热稍退，神志渐清，可包块无啥动静，再大胆加大血藤一两，薏苡仁一两，败酱草半两，冬瓜子半两，变生大黄为制大黄，再 2 剂药后，大便见下红白秽物，臭不可当，包块外表已不见，热退身凉，可坐起来自己进食，调理数日回家。这是我第一次大胆重剂使用大血藤。

用红藤治肠痈，以我的所读，最早可见于《景岳全书》。“治肠痈，生于小肚角，微肿而小腹隐痛不止者是。若毒气不散，渐大内攻而溃，则成大患：大血藤一两许，以好酒二碗，煎一碗，午前一服，醉卧之，午后用紫花地丁一两许，亦如前煎服，服后痛必渐止为效”，神仙一醉忍冬酒用法同此。《中药大辞典》载治急慢性阑尾炎、阑尾脓肿方，用大血藤二两，紫花地丁一两水煎服。

有了这次的经验后，凡遇阑尾炎，只要不是阴证，我必用大血藤。剂量也由 1 两逐渐用至 2 两，甚至更多。《实用中医外科学》载红藤煎方，大血藤 30 克，赤芍 15 克，枳壳、木香各 9 克，败酱草 15 克，甘草 6 克，可以师

法。其实单用红藤重剂即可名为红藤煎，随见证稍事加味。

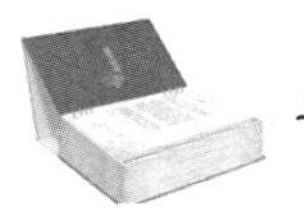

## 诊脉也有姿势说

我行医也已近30年了，摸过的脉不知道有多少，但是对脉法的最高境界——诊脉断病，我还远远达不到。我学医对脉法也重视，但是由于师传的原因，对专业的脉学书从未细致读过，包括《脉经》在内的经典著作，总认为太烦琐，一脉对一证，在临床上并不太实用。但对仲景书中所提到的脉象还是很在心用意，因为仲景所说的脉象都是和病、证密切相关的，只是理解和实践的还不够，所以也没啥独特的心法。初学医时，父亲只是要我细读陈修园对二十八脉的论述，不但简易而且实用，以浮、沉、迟、数、虚、实、大、缓八脉来统领二十八脉，记住了这些也只是有个大概的印象，不必在脉名上苛求，因为所有病脉都是和病证同时出现的，只有在病和证出现的基础上，诊脉才有意义，这就是依证辨脉，而不是以脉断证。柯韵伯在《伤寒论翼》中有"平脉准绳"一篇，对脉法的阐述可谓尽善尽美。说："自有脉经以来，诸家继起，各以脉名取胜，泛而不切，漫无指归。夫在诊法取其约，于脉名取其繁，此仲景所云驰竞浮华，不固根本者是也。仲景立法，只在脉之体用上推求，不在脉之名目上分疏。"若在脉名上着意寻求，而不在病症上推衍，就是寻枝叶而忘根本。就像说："我得到了啥啥脉，他必然是啥啥病"，就是这个意思。如浮脉主病在表，但是见浮脉不一定就是表证，必有表证与其相符才可断为在表，才可议解表之法，如再探求兼脉浮缓、浮数、浮迟，乃至有力、无力，结合舌象，治法才可确立，凭脉指导处方用药。若不见表证，但见里证则为反象，或可为败证。初学医者如果着意在脉名上下功夫，就是无根的浮萍，因为自己并没有太多的体验，先入为主，势必会导致一叶障目。记住的脉象主症再多，临床中多年也可能遇不到。同样是浮脉，在不同的病者手上，脉象也不可能尽同，如肥人之浮和瘦人之浮就不一样，因脉管所处

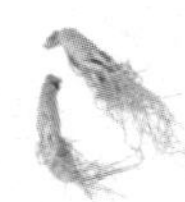

的位置不同之故，所以仲景就有了“肥人责浮，瘦人责沉”之说。因我治病是先辨证立法，再辨脉来指导处方用药，出发点不同。

读过很多书，看对于脉诊的说法也很多，没有完全一样的标准，因为各人指下的感觉不同，还因为病症千变万化，错综复杂，结合自己治病的结果，对脉象的理解就有不同的缘故，只是有一点我至今也不明白，古往今来这么多的医家，为什么对于诊脉的姿势没有明白说明呢？看官要说了，诊脉的姿势简单呐，把三个指头放在病人的桡动脉上，先以中指在高骨也就是桡骨头定关，次下食指、无名指定寸、尺不就得了。这个没有异议，我在初学诊脉时也是这样认为的，可是父亲敲过我的脑袋，说没有规矩不成方圆。如今看来，包括一些在诊脉上有很大建树的理论家，诊脉的姿势也可能不规范。

对于寸、关、尺分部所主脏腑这一点，后世的很多脉书都是在《黄帝内经》的基础上确立的，虽然有一些不同，但也没有再说的必要。按我们诊脉的一贯方位说，患者都是坐在医生的对面或左右侧，但以对面为最好。若先诊右手，医生应该用左手搭脉，先诊左手，医生应该用右手搭脉，这样医生的指端方向就一直处在患者的尺侧，也就是尺骨的位置，并不是用一只手去摸患者的左右脉搏，这样就分不清阴阳了。先说右手搭左脉，左手寸部主心与小肠、关部主肝与胆（尺脉另论）。心与小肠，肝与胆互为表里，这就有个脏腑分属阴阳的问题，在这个诊脉的姿势下，外推阴部也就是向患者尺侧推寻，得到的是心与肝的脉象，内拉阳部也就是患者的桡侧得到的是小肠与胆的脉象；左手搭右脉也如此，外推阴部寸、关得到的是肺与脾，内拉阳部寸、关得到的是大肠与胃。这样说的是有点绕口，不形象，有个口诀：“左之右，右之左，外推阴来内拉阳”。再在对象脉搏上体会就很清楚了。再说尺脉，尺脉要以五行生化来表述。从左手来说起，左尺部为肾阴，肾水生左关部之木，再生左寸部之君火，君火再化右尺之肾阳，三焦相火与肾阳配对，再生右关之土，再生右寸之金，肺金再生左尺之水，膀胱为水府，与肾阴配对在左尺。这样就是循环无端的动态了。在诊脉搭指之前，用手掌去扪患者尺肤，就先得到个寒热的初步印象。这只是我的一家之言，还望读者有分析地接受。

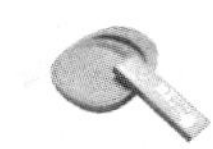

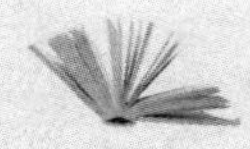
## 陈修园“八脉赅二十八脉歌”

**浮**：浮为表脉病为阳，轻手扪来指下彰；
芤似着葱知血脱，革如按鼓识阴亡；
散从浮辨形缭乱，定散非浮气败伤；
除却沉中牢伏象，请君象外更参详。
（浮脉兼见芤、革、散，其余脉象除沉、伏、牢皆可互见）

**沉**：沉为里脉病为阴，浅按如无按要深；
伏则幽潜推骨认，牢为劲直着筋寻；
须知诸伏新邪闭，可误诸牢内实成；
除却浮中芤革散，许多活法巧从心。
（沉脉兼见伏、牢，其余脉象除浮、芤、革、散皆可互见）

**迟**：迟为在脏也为寒，一息未及四至弹；
结似偶停无定数，代因不返即更端；
共传代主元阳竭，还识结成郁气干；
除却数中促紧动，诸脉互见细心观。
（迟脉兼见结代，其余脉象除数、促、紧、动皆可互见）

**数**：数为府脉热居多，一息脉来五六科；
紧似转绳寒甫闭，动如摇豆气违和。
数中时止名为促，促里阳偏即是魔；
除却迟中兼结代，旁形侧出细婆娑。
（数脉兼见促、紧、动，其余脉象除迟、结、代皆可互见）

**虚**：虚来三候按如棉，元气难支岂偶然；
弱在沉中阴已竭，濡居浮分气之衍。
劳成脉隐微难见，病剧津干涩遂传；

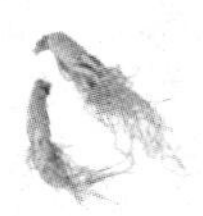

冷气蛛丝成细象。短为形缩郁堪怜。

（虚脉兼见弱、濡、微、涩、细、短，与实脉对待）

**实**：实来有力象悠悠，邪正全凭指下求；

流利滑呈阴素足，迢遥长见病当瘳。

洪如涌浪邪热传，弦似张弓木作仇；

毫发分途须默领，非人浑不说缘由。

（实脉兼见滑、长、洪、弦，浮中沉俱有，与虚脉对待）

**大**：大脉如洪不是洪，形兼洪阔不雷同；

绝无杨柳随风态，却似移兵赴敌雄。

新病邪强知正怯，夙疴外实必中空；

内经病进真堪佩，总为阳明气不充。

（大脉无兼脉，与缓脉相别）

**缓**：缓脉从容不迫时，诊来四至却非迟；

胃阳恰似祥光布，谷气原如甘露滋。

不问阴阳欣得此，任他久暂总相宜；

若还呆缓须当辨，湿中脾经步履疲。

（缓脉为常脉，宜与他脉相别）

此歌诀宜背诵，时常回味，受用无穷，再参心得体验，脉法大概心中存焉！

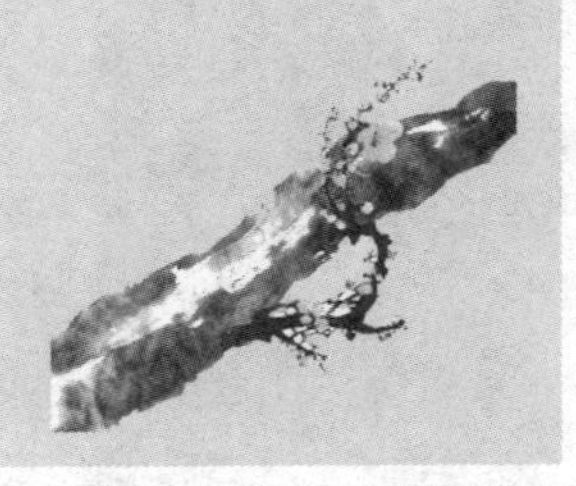

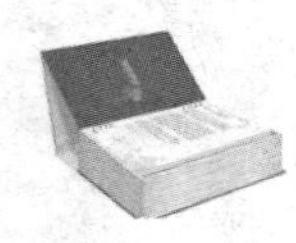

## 男子也会生乳病

乳房病有多种，一般多见于女子，其中乳疬可见于男子，现代医学称为乳房发育症，男女老幼都可发病，多见于青春发育期的少男少女。男孩子在

发育期常常有乳头内生小肿块的情况，如不是太大或有疼痛一般不需要治疗，等青春期过后一般会消失。至于成年男子乳房忽生肿块，即为病态，需治疗才可。《外科秘录》说："男子乳房忽然臃肿如妇人之状"，就是形容乳疬的病态。此病不常见，到现在为止，我仅遇4例，在医案篇有"乳疬"案一则，只是其中之一。

陈某，男，35岁。早在几年之前就发现双乳头内有小包块，按揉不痛。到医院外科求诊，医生说是乳房发育症，没有很好的治疗方法，仅仅给予小金片、乳癖消等中成药，疗效似无，见小疙瘩也长时间没啥变化就不经意了。时过2年，左乳肿块长过围棋子大，右乳肿块如围棋子，内衣如穿得紧一些便感觉箍的不适，按之疼痛，必须要治疗了。吃过一些中药，效果不大，也可能是没有坚持吃药的缘故。朋友介绍来诊，诊双脉弦，《经》曰："脉双弦者寒也"。常叹气太息，胸胁苦闷，肝郁之象也可见。摸双乳头下包块较硬，推之可移动，寒痰凝滞聚于厥阴之器。舌淡苔薄，可温之象。疏肝解郁、化痰软坚不在话下，然寒凝非温不化，药宜偏温方可。拟疏肝通络软坚化痰合阳和汤法，方用柴胡12克，橘叶10克，青皮10克，赤芍10克，甘草6克，炒橘核10克，浙贝母4克（研粉分冲），皂角刺12克，牡蛎15克，鹿角霜20克，白芥子10克。再加服龙马自来丹（自制）每日1克，分2次服，外贴麝香回阳膏（成药）。因有形之物不可速消，故用药量小，久服方宜。半月扪得肿块消了一小半，医患信心都增。续进药1个月，疙瘩消于无形。

按：肝郁气滞化火，煎熬津液聚而为痰者宜清相火；寒滞厥阴，凝结为痰者就宜温化。同病异治者如此。

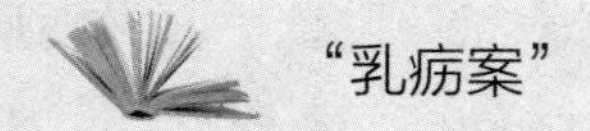

"乳疬案"

师某，男，28岁。2010年5月10日初诊。左乳头下肿块约2.5厘米大小，发病3个月。刺痛。诊脉左弦右滑，苔薄黄，舌边尖多红点，

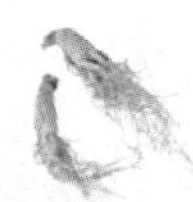

此肝有郁火，炼津为痰。处方：柴胡10克，夏枯草10克，橘叶10克，天花粉10克，青皮10克，甘草6克，赤芍12克，醋延胡索10克，橘核12克，皂刺12克，浙贝母10克，牡丹皮10克，牡蛎30克。守方30剂，愈。

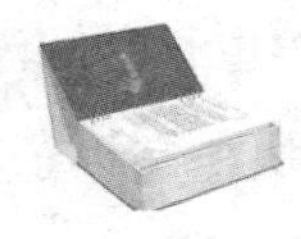

## 医过误施小青龙

先看看《医林误案》的一则误施小青龙案。

1978年7月26日，应友人之邀出诊，为其68岁老母疗疾。至其宅，见患者蹲坐床边，以手扪胸，神情萎靡，形清癯，面白，懒言语。友人代述云其母体虚，素有喘疾。3日前洗衣后自觉恶寒微热，头身酸楚，续则喘促胸闷，不得平卧，纳差恶食。两日来唯啜米粥半碗。曾服克感敏、通宣理肺丸、香砂六君子汤诸药，效罔。现仍恶寒，胸中气塞，呼吸短促，咳痰清稀，稍进食水则胃中不适，胸闷加重，舌淡微肿，边有齿痕，苔薄白润滑，脉细无力。吾谓此风寒束表，积饮内动，两寒相搏，肺气闭塞，治当解表散寒，温肺蠲饮。遂拟小青龙汤，嘱其煎服3剂。晚间10时左右，友人匆匆来告曰：上午取药后，已煎服2次，其母周身大汗不止，以致被褥浸湿。喘证非但不减，反而益甚，且躁扰不宁，起倒如狂，举家恐慌。吾闻后愕然，想历来所观医书，大都是小青龙汤有无表证皆可服用，方中有五味子、芍药可收敛辛散药力，今何以至汗泄如此之峻？患者寒饮阻肺证悉，又为何施温肺蠲饮反导致喘甚而躁哉？迷茫不解，遂急延吾师拯厄。至病家时，见其裹被而坐，面色浮红，张口垂目，神迷摇首。师诊脉后曰，此大汗亡阳之象，幸未至脱，可速投茯苓四逆汤救之。令我疏方：炮附子45克，潞党参30克，茯苓60克，干姜15克，炙甘草9克，急煎温服。是夜服药2次，汗止喘定，神安得卧。次日续

进3服，精神渐复，已能进食。改附子理中汤加半夏、茯苓、白蔻、紫苏梗、陈皮，服6剂而病瘥。

此案既有恶寒表证，又有里寒饮证，与小青龙证颇似，患者年近七旬，元气已衰，而寒饮久扰于内不能宣化，必因阳气蒸发之力不足，治当扶正祛邪，重固守而缓攻逐，小青龙重在祛邪，其表里分消中有发越阳气之弊。患者两天未进饮食，人以胃气为御邪之本源，医以保胃气为论治之法则，釜底无火，胃气虚寒，当扶其衰，暖其胃，切忌妄投峻剂攻邪。《伤寒论》曰:“病人有寒，复发汗，胃中冷，必吐逆”，提示阳虚者禁用汗散之意。小青龙加减法中有“若噎者，去麻黄加附子一枚，炮”之言，所谓噎，非指杂病之噎膈，乃指伤寒不能进食者，食则噎塞之意。若初诊时，悟此经旨，断不会滥施辛散蠲饮之剂而酿成大祸。(《医林误案》)

按：此误案分析头头是道，救逆之法可以为师。伤寒表不解，心下有水气，干呕发热而咳正是小青龙的证，虽见脉无力，也可用小青龙法，宜从喘者去麻黄加杏仁例，或者再加附子，胸闷也宜去芍药。又药物剂量不明，煎服之法不讲，或因剂量过大或因服药过度，都可至大汗亡阳。此患若用青龙法，应该加减适宜，且减其药量，峻药缓投，以消息之。

忆1998年遇一妇女患咳嗽，时值盛夏，因贪凉过多，又吹风扇，发热恶寒，咳吐稀涎。诊脉细数，舌红苔少。见吐痰清稀，投小青龙3剂。心中得意，料必愈疾。谁知第二天下午其夫来质问给他媳妇吃的啥药，我忙问是咋啦。说吃了药才1服，今天早上起床时咳吐了血丝，到中午咳嗽时就有血块吐出！我的心中咚咚直跳，心想祸事了。急往病人家中，见患者不时呛咳，痰中带血，面色发红。诊脉疾数。细问缘由，说原来就有月经来时偶有流鼻血的毛病。即刻愕然，此不问旧病，不合舌脉之过。此患旧有逆经之疾，时逢经来，相火上逆，虽因寒凉诱发咳嗽吐涎，也因相火刑金冲逆而然，其舌脉可以为资。虽见发热恶寒外证，也宜辛平解表，麻、桂、姜、辛焉可滥施，虽五味、芍药酸收也不敌辛散温热之发阳。仲景谓“少阴病，但厥无汗，而强发之，必动其血，未知从何道出，或从口鼻，或从目出者，是名下厥上竭，

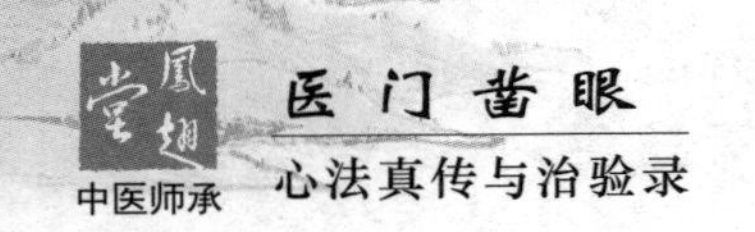

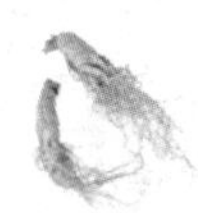

为难治”，此患平素热伏，血中有热，是少阴火化证。不辨缘由，贸然下药，焉可无祸？遂不敢再下药，请父诊治。问明情况，父交代处方如下：桑叶 15 克，杏仁 8 克，黑荆芥 10 克，枇杷叶 10 克，旋覆花 3 克，栀子壳 8 克，甘草 6 克，白茅根 100 克煎汤代水煎药。免费给药 2 剂，风波平复。

此事过后，父亲谈及 1983 年一事也可为鉴。父有一学生治一肺结核患者，寒冬不慎旧疾发作，也咳嗽稀涎，此医也与小青龙，为防咳血，还自作聪明用儿茶为监制，药进一剂，遂咳鲜血不止，惊骇不已，延请父师救治，父以大剂玄参、百合、天冬、麦冬、生地黄与服而安。

书此为滥用小青龙者鉴。

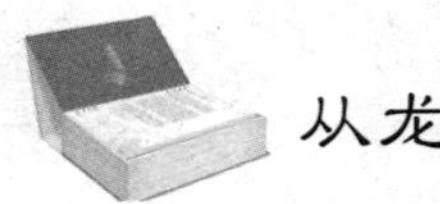

## 从龙汤法始仲景

刘渡舟先生善用经方，在《经方临证指南·小青龙汤证》中记载一则医案，是过服小青龙汤的救逆案——“某男，患咳喘痰多，不能平卧……证属寒饮射肺，投以小青龙原方两剂……第二年春见其色皓白不泽，身体羸弱，自云服药颇有疗效，原方又继续服用，第十二剂后发生头晕、心悸、夜难成眠等证……这是服用小青龙，发散太过，拨动肾根，发生的变证，乃用人参养营汤加龙骨牡蛎等药，连服数十剂后，体力才得以恢复。”

上初中时，学校旁边有一水坝，小孩子都爱水，季春、仲夏、入秋，我常常放学后在坝中游泳，伤水湿太多，又因体质因素，寒饮积肺，患咳嗽宿疾。一遇感冒，咳嗽必发，常咳吐稀涎满口，夜卧更甚，不成安寐，后知是宿饮为患。父亲见我咳嗽，即与酸麻味汤药与服。等学医有识，才知服的是小青龙汤。待成人长大，又染吸烟饮酒陋习，慢性气管炎这个毛病是去不掉了，除非忍瘾不要命。一旦旧疾复发，小青龙汤就成了我的最爱。服药常常效果不错，可以说是覆杯疾愈，可是有时效不如意，常苦思之而变法。

张锡纯先生有从龙汤，“治外感咳喘，服小青龙汤，病未痊愈，或愈而复

发者，继服：生龙骨一两、生牡蛎一两、生杭芍五钱、清半夏四钱、苏子四钱、牛蒡子三钱”。云：“从来愚治外感咳喘，遵《伤寒论》小青龙加减法，去麻黄加杏仁，热者更加生石膏，莫不应手而愈。然间有愈而复发，再服原方不效者，自拟得此汤后，凡遇此等证，服小青龙汤一两剂即愈者，继服从龙汤一剂，必不再发。未痊愈者，服从龙汤一剂或两剂，必然痊愈”。从此可以看出，先生用小青龙汤也有效果不好者。又说“名曰从龙汤者，为其最宜用于小青龙汤后也”，从龙汤即是为服小青龙汤后不愈或变证的处方。照此意义，小青龙汤后各种变证仲景早有处理方法，只是有其实而无从龙之名而已。

仲景不但创立了小青龙汤，且对于小青龙汤后的变证也认识极为深刻。在《金匮要略·痰饮咳嗽病脉证并治篇》，应该是以病案的写法阐述了小青龙服后的变证。云“咳逆倚息不得卧，小青龙汤主之”，这个说明咳嗽而气逆即以小青龙汤主治。又说：“青龙汤下已，多唾口燥，寸脉沉，尺脉微，手足厥逆，气从少腹上冲胸咽，手足痹，其面翕热如醉状，因复下流入阴股，小便难，时复冒者，与茯苓桂枝五味甘草汤治其气冲……”“冲气上逆”是其五种变化之一，余支饮复作“更咳”与苓甘五味姜辛汤治咳，饮气上逆“必呕”与桂苓五味甘草去桂加干姜细辛半夏汤止呕，“水去呕止，其人形肿者加杏仁主之”，应该是不但咳且有喘证出现了，去麻黄用苓甘五味加姜辛半夏杏仁汤以下气，“若面热如醉，此为胃热上冲熏其面，加大黄以利之”，用苓甘五味加姜辛半夏杏仁大黄汤治其饮热。这五种变化实仲景与人以规矩，随证加减，余可类推。所以说从龙法实祖以仲景。

我一堂弟去年因感冒后患喘疾，因在广州打工，视频见舌黄，QQ书传瓜贝宁肺汤无效，不得已住院大半月，激素治疗收功。今年初回家做卖面生意，炎夏酷热，不忌生冷，至秋后感冒病发，我处以小青龙汤五六剂，服药后非但痰涎上冲无休，喘息不宁，还心中动悸，夜尿频多而不成寐，见舌嫩黄而无根，诊脉浮而沉按无力，沉思良久，去麻黄、芍药而重用杏仁加茯苓、附子，汤成桂苓杏仁甘草五味姜辛半夏附子汤，不三剂而病解。出此方因我有自身感受故。仲景从龙法实为小青龙与桂苓剂之揉和化裁。读死书套青龙焉可乎？

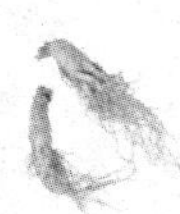

一部《伤寒论》就是一部医学宝典，深挖细读会不断有新的感悟，治疗大法心中藏焉，临证变通用药又在于医者之博识。

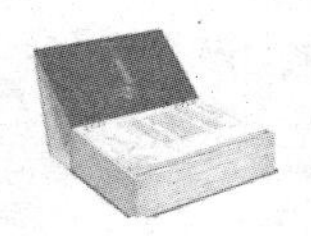

## 医治痔疮一妙法

俗话说十人九痔，要我说应该是十人十痔，为啥呢，从解剖学上说，肛管齿状线以下临近肛门地方的环状区域称为肛梳或痔环。痔环和肛梳的深部有丰富的静脉丛，此丛若淤血扩张则易形成痔疮。在齿状线以上的叫内痔，眼睛看不见，以下的叫外痔，一眼就瞄到了。可以说痔疮的原始发作都是静脉血管的充血纡曲扩张造成的。大便的干燥、排便的不畅，久坐久立、负重远行，妊娠腹压增大等，这些都是容易造成下部血液循环障碍的原因。在肛门直肠交界的齿状线附近，动静脉是以直接吻合的形式相交接的，没有毛细血管网，此种特殊的血管称为洞状静脉，所以痔疮出血有鲜红的动脉血的现象，这个人人都一样，所以说每个人都有发痔疮的可能。

痔疮的形态多种多样，但是从部位来分不外内痔、外痔、混合痔三种。不管是传统中医或是现代医学，对痔疮的治法都很丰富，大致分为保守治疗和手术治疗两类，保守治疗是针对发病原因，用药物使纡曲扩张的静脉团回缩恢复成正常形态，是王道治法。手术则不然，只是针对外表现象而去除之，刀割切除、注射等，也包括传统的枯痔、结扎等疗法，是霸道治法。当然，两类治法各有利弊，但是总的来说，非手术疗法不会破坏自然的生理形态，一旦治愈，复发的可能性比手术法小多了。曾经见过不少术后复发者，病情更糟糕。有个患者因痔生瘘，手术割除多次，还遗留有瘘管长期不愈，来找我看时，见肛门周围基本没有啥肉了，凹陷成了一个洞，能塞进去一个鸭蛋，实在是没法再割了。

因我不是专治痔疮的医生，所以治的不是很多，但是我从来不用也不会用有创伤的治疗方法。内治方面通肠顺便、清利湿热、化瘀凉血等审病机而

出法，这个是灵活多变的。但是外治法有一个恒久不变的法则，就是收敛。收敛一法用药多是用含大量鞣质的药物，味道酸涩，集合成方。如五倍子、石榴皮、地榆、大黄等，为加强收涩之力，还加入明矾一味。

有位胡姓大姐，10年前就因生痔疮肿痛找我治过，今年复发，又辗转找我来看。见肛门周围肿大如小葡萄样紫色疙瘩多个，能见到就是外痔，述大便时还出血如箭鲜红，里边肯定也有了，是为混合痔。问大便解的可好，说还可以，即不予内服药，单给予外治法。

处方：苦参20克，黄柏10克，地榆20克，五倍子10克，石榴皮10克，大黄20克，明矾（后下）10克，芒硝（后下）20克，煎取1000毫升，趁热化入明矾、芒硝。先用装开塞露的小塑料葫芦吸取适温药液，抹上香油润滑，慢慢旋转送入肛门内挤入，再以棉毛巾蘸大温药液热敷肛门，一次用药15～30分钟，而后再涂抹用新青吹口散调成的药膏——因新青吹口散也有很强的收涩作用，故用之。一日用药2～3次，此一剂药可反复用4次，上方共用5剂，十余日即愈。大黄一药无论如何也不可去之，因有化瘀之力，芒硝软坚，对肿胀效良，至于苦参、黄柏乃苦寒清热燥湿药，对痔疮肿痛有发炎趋势者可以加入，不是必用之品。

细节决定成败，用药的方法必须强调给患者说明，必遵用之。一般不是特别严重者，1周左右即可治愈，病情严重或久患者，需要用药半月至1个月方可。

此种治法也是传统的外治法，发挥极致，对于大部分的痔疮效果绝对良好，包括内痔、炎性外痔、静脉曲张性外痔、血栓性外痔。因生痔疮年久而成的结缔组织外痔（赘皮）无效。

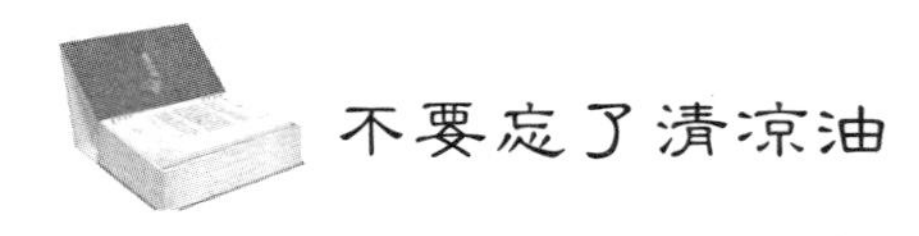

## 不要忘了清凉油

体表的火疖子、小脓包，还有大一点的包，就是现在说的蜂窝织炎，在

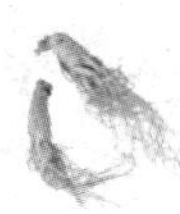

初起时用外治法都可解决，这一种外敷的方法叫用箍围药。如意金黄散是我们都知道的方子，可调膏外敷一切外疡阳证，这样的配方和治法方书上有很多。不过我嫌它麻烦，制药不方便，如果药粉弄的不是极细，疗效并不是太好。我在实践中发明了一个简单的方法，药源方便，价格便宜，疗效那是没说的。

清凉油又叫万金油，是老少皆知的好东西，形容一个人样样通，啥事都能干一点，我们这儿就说他是万金油，都知道它能醒脑提神，蚊虫叮咬用了可以止痒止疼。要是多用点，效果就不只是大家知道的那一点了。

前些日有个长久没见面的老熟人脖子后边长了几个火包，这个地方的包长成气候了可不是好玩的，连成一片就是蜂窝织炎，那叫对口、砍头疮。痛的睡觉也不安宁，他这个人比较抠门，不愿去输液消炎，就跑来找我。取出纱布，叠了个大纱块，原来多用的是软皮纸，现在这东西买不到了，只好用纱布。打开一大盒清凉油，用压舌板糊成个膏药样，再把新青吹口散薄薄地撒一层在上边，整个范围比那几个包大一些，盖上，胶布固定，行啦！第一天夜里疼痛就减轻了很多，可以睡个安稳觉了。这样换药第三天，包块都缩小了，根脚没有扩散的趋势，顶上皮儿也见很薄，可见脓头了。第四天换药时，几个包的顶上都出来了一些脓液。花了30元钱，还不抵输一次液哩！

清凉油的这种用法如果再和鱼石脂软膏调和在一起，疗效会更大，因为鱼石脂的软化作用不可小觑。新青吹口散还有很多妙用，读者可慢慢体验。

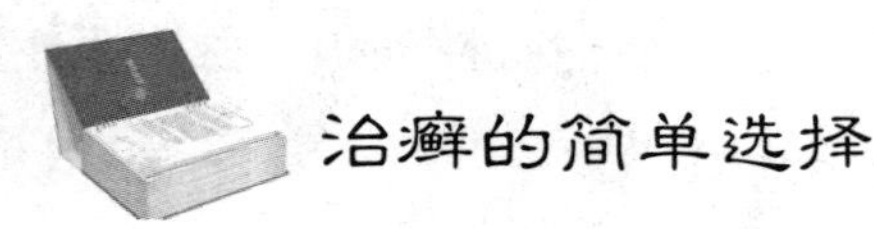

## 治癣的简单选择

癣这个传统病名包括的很多，凡是体表发生有瘙痒、起屑、流滋、皮损等一类病变者老百姓都把它称为癣。但是从医学的角度说，癣有广义、狭义之分。广义者是指皮肤增厚，伴有鳞屑或有渗液的皮肤病。如银屑病、牛皮癣（神经性皮炎）、湿疹等。狭义的癣，系指发生在表皮浅部的真菌病。如

鹅掌风（手癣）、脚气（足癣）、紫白癜风（花斑癣）、体癣、股癣等。《诸病源候论•癣候》云：“癣病之状，皮肉隐疹如钱文，渐渐增大，或圆或斜，痒痛，有匡郭”。因其发生部位的不同，而名称各异。

治狭义的癣一般首选外治法，直接用药接触病变部位。现在治癣的药很多，从我接触的患者来看，很多治疗不如意，可能是医生选择药物的差错或是药物本身的配方缺陷。华佗膏这个有几十年历史的治癣药，我看它的疗效就不错，但是也有不尽如人意的时候，常常就考虑在其中加味来增强疗效，或是借鉴华佗膏的配伍意义来自己组方配药。举个简单的病例来说说。

一个小伙子大腿丫长股癣很久了，抹的药种类很多，有些我都还没听说过，可就是不断根，时常复发，有时痒起来挠得见血了才止痒，腿丫的皮肤都变的乌黑粗糙了，经朋友介绍来找我了。我用华佗膏加凡士林作为软膏的基质，调入水飞过的密陀僧，再加一点新青吹口散，软硬适度就成。嘱每天涂药2次,指头适当用力涂搽至皮肤有热感为度。洗澡时尽量不用肥皂洗病位。用药月余，至今不见复发了。有时如果手头没有华佗膏了，就用复方阿司匹林（复方乙酰水杨酸）几片同樟脑研细（研药时有点涩，可加一点滑石粉），凡士林调膏加密陀僧、新青吹口散，当然没有吹口散就加枯矾少许也可。这样的配方用于体表真菌感染所成的癣，基本都有效。

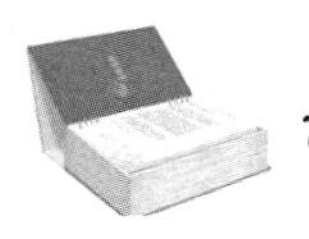

## 带状疱疹效验方

说起带状疱疹，大家都很熟悉，因为是临床上常见的皮肤病。蛇丹疮、蛇串疮、蜘蛛疮、火丹、火带疮等都是它的俗名，起则红色，起疱火烧火燎，多沿着末梢神经分布如带故名。治此疾的方法可谓琳琅满目，我说说自己的经验。

按发病的部位来讲，大凡上部多风毒，中部多火毒，下部多湿毒，严重的病例配合内服药治疗多如是，此不多言。此病多是在有疱出现后才来求诊

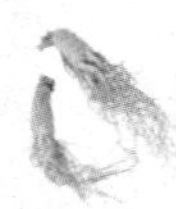

的，用聚维酮碘（碘伏）局部消毒，三棱针或注射针从下部刺破水疱，轻微的病变用聚维酮碘（碘伏）一日涂搽几次即可，等水疱干痂即愈。

2008年春，一位也算熟悉的朋友来找我看病，他是右臂痛，沿着肩部往下，在手阳明线路有着一种难于形容的酸困痛，往深部按压并不痛，只是皮肤敏感，摸着有一种针刺的痛感，已经不舒服有10余日了。当时问他做何工作，说是在建筑工地做木工，想必是因为一天到晚拿锤子活干多了伤损的缘故。诊舌脉也无什么特殊，就按治臂痛的常规思路处了黄芪五物汤加桑枝、片姜黄、延胡索几剂。不料3日过后，他又来了，面带不悦之色，说樊医生，吃了你给的药，咋会皮红了，还出来水疱，火烧火燎的痛，是不是药弄错了呀！我一看就明白了，从右肩膀到肘部一趟火红，还出了不少米粒大的水疱，是带状疱疹。因为脑子里面对此多认为发于头面、胸胁、腰部，加上当时并未出疹，所以就马虎了。不过现在想起来也不无道理，黄芪五物本来就有内托之功，不吃药还不知要痛到啥时候才出疹子哩！这儿来说正题，紫金锭又名太乙紫金丹、玉枢丹、万病解毒丹，由山慈菇、红大戟、千金子霜、五倍子、麝香、朱砂、雄黄组成，功能辟瘟解毒，祛痰开窍，消肿止痛。外多用于疮疡肿毒。内服没有用过，不过外用机会还是经常的有，小时候就见过父亲经常用，父亲说这个药锭子凡是疮疡火毒都可以用。取紫金锭几粒研细，再加冰片、薄荷些许，共研细末，用食醋调匀如稀米汤样，先把大一点的水疱刺破，棉球吸去疮水，再用棉签蘸药涂搽患处，一日搽3次即可，不三日痂结而愈。

治带状疱疹原来乡人用墨水涂划多可治愈，还有用印色的，不过现在墨水不是用松烟制成的京墨，印色也不是用银朱制成的，所以不可用了。还有个验方叫雄黛散，就是雄黄和青黛的配伍方，等份研末，用烧酒调涂，效果很好，单独的雄黄一味也可，这个方我在用时也一定加入冰片、薄荷冰，这样能迅速止痛。对于水疱破后有流滋现象的，这个要防止续发感染，我常用聚维酮碘棉球擦拭后，用自配的新青吹口散扑粉以收湿，不日即可结痂而愈。上述这几个外治方是我常用的效验方。

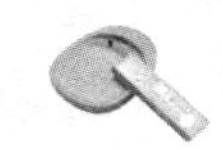

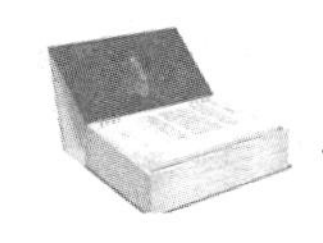

## 大柴胡汤治呃逆

呃逆俗称打呃忒，和嗳气有别。现在我们都晓得呃逆是膈肌痉挛所造成的一种状态。当然正常的人有时也会打个把个呃忒，和饮食过快等因素刺激有关。造成呃逆的原因很多，总不出胃气上逆这个基本的病机。经曰："病深者，其声哕"，这个哕字，实际指的就是呃逆，经文说的是在大病、久病过程中见到呃逆是不好的现象，是胃气败绝的一种表现。《伤寒论》中也说到哕字，《金匮要略》有呕吐哕专篇论述。

我对门有位做裁缝的女子，来给我说她老爹打呃忒，已经好久了，在乡下看过不少医生，时好时坏，问能不能吃中药。我说应该可以。20余日后，也就是2012年1月2日，老人来了。寒暄过后，老人说他已70多岁了，前几年身体不适，到医院检查说有糖尿病、高血压，吃了一些日子治这些病的药后，出现了打呃忒的问题，到镇上找一位老医吃了几剂中药好了，其后虽然不严重，但是仍然时不时的小犯一下，注意饮食也就没事了。此次发作有一两个月了，打针吃药不见效。说这些话老者已是费了好大的劲儿，时断时续，因呃声连连故。问除此呃忒外，还有啥不适，老头说还怪了，胃里一旦有气想打气嗝，就有酸味的饭食上来，这下呃忒可就来了，也用了不少土办法——憋气、叫人在他不注意时吓他等。心里老是憋胀，大便虽然不干燥，有时就是不好解，也不放屁。诊脉左弦而有滑象，右手弦脉依旧，沉取而空，心中疑惑。舌淡苔滑上罩黄色，这个应该就是嫩黄苔了。考虑片刻，处方：柴胡12克，黄芩10克，半夏10克，甘草10克，枳实30克，白芍10克，白术6克，吴茱萸6克，干姜6克，黄连6克，紫苏梗10克，生姜一大块拍碎为引，4剂。嘱煎好后少量频服为宜。交代无论如何，药后再来复诊。过了几日，子女来说，老爹只吃了一剂药都好了，我说把那剩下的全吃了再来。又过了几日老者来了很高兴，说药只吃了一服，上下都通活了，打嗝一顺，呃忒都没得了，矢气也顺，大便也解的快了。脉之右手那个空象已无，心中的疑惑也去了。

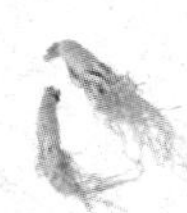

上方乍一看也是个四不像方，大柴汤、枳术汤、枳实芍药汤、左金丸、泻心汤都好像在其中，实际还是大柴胡汤的化裁方。关系胃家的病变，不要忘了大柴胡汤，变化加减适宜，真乃神方！

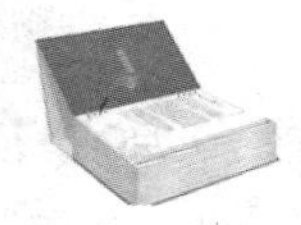

## 母亲患了青光眼

大概在 2011 年 12 月中旬，母亲说右半边头和眼有一些不舒服，时不时有一点涨涨的扯痛的感觉。当时我也没在意，还以为是吹了风受了凉引起的。2012 年 1 月 1 日下午，突然说眼睛痛得厉害，几乎是呼天号地了。送来时已经下午 5 点多钟了，细观右眼，发现瞳孔开大，不敢让人用手触摸，用电筒照一下，瞳孔基本没反射，左眼正常。测了一下血压，有点高。手脚、肢体运动无妨碍，心算是放了一点下来。脉之双手搏指。咋办？去医院还是自己解决？和二弟商量了一下，还是先吃药以静观变化吧！

平时眼科书除了古籍如《龙木论》之外，读的较少。《陈溪南眼科经验》这本书对我了解眼科很有帮助，主要在于识证方面。先生在绿风内障（青光眼）条下云："瞳神散大淡绿呈，故有绿风内障名，此是常见内障病，危害视力症不轻。眼压升高眼珠硬，青光眼是西医称。眼压升高是何因？机制多种说分明：眼内房水过度生，房角故障不畅行，眼内血管流量增，或是肿瘤占位侵……"。这里基本把青光眼的表现说得很清楚了。

问及疼痛剧烈缘由，说这几天来除了白天疼痛轻微之外，有两三个夜间已是痛的睡不好觉了，自己以为是眼翼子（自注：翼状胬肉）发了，到药店去买了一支马应龙眼药膏来点，谁知刚点进去，立马就痛的不得了，洗去眼膏也不缓解。脉证合参，乃肝之气火逆上，宜平肝清火治本，止疼治标为法。取夏枯草 30 克，川芎 30 克，黄芩 15 克，白芍 20 克，甘草 6 克，桑叶 20 克，钩藤 10 克，大黄 10 克，急煎服之。药下肚约 10 来分钟，剧痛立减。第二日处方：菊花 15 克，钩藤 10 克，石决明 30 克，黄芩 10 克，夏枯草 20 克，

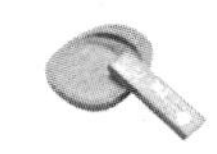

川芎 10 克，车前子 15 克，大黄 6 克，细辛 3 克。此方药进 3 剂，头基本上不咋痛了，看眼睛瞳孔现墨绿之色，按之痛加。内服汤药祛除发病之因，也必须要在局部做文章。于是又辗转购得一瓶毛果芸香碱滴眼液，依法点眼缩瞳，以助房水正常循环。上方再续服几日，终觉效果不满意，再重新辨析之。平素大便干结，常吃麻仁丸以通便，舌有黄苔，口苦食而不香，此为大柴胡之的证。想此虽为眼疾，实因为浊气上攻，不施眼科套方来平肝清火，治取胆胃，下浊而升清可乎？处方：柴胡 12 克，黄芩 10 克，半夏 10 克，枳实 20 克，白芍 12 克，甘草 6 克，大黄 6 克，建曲 10 克，生姜为引。药进 3 剂，效果非常。虽然瞳孔不点药也还有增大现象，但是已经不再有疼痛之感了。矢已中的，效不更方，随吃药反应增减药量。腊月二十三小年停药观察，年后再未吃药，只是隔几日点一次眼药而已。如此，想必已是避了手术之苦了。

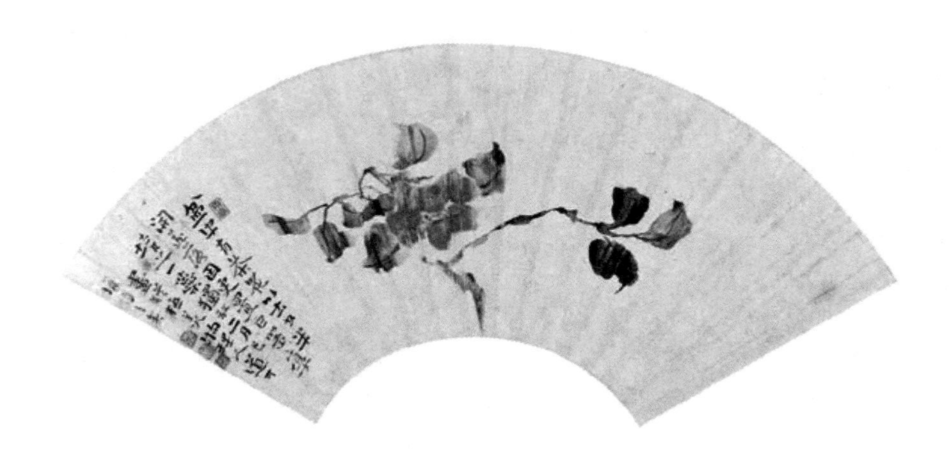

# 第四讲　医论篇

本篇为医者个人学术见解。虽书中篇篇有论，然此篇之论，为读经典、做临床三十余载所得精华的映射。论理必欲平易，说法定然通俗；制方只为求效，遣药不在于奇！

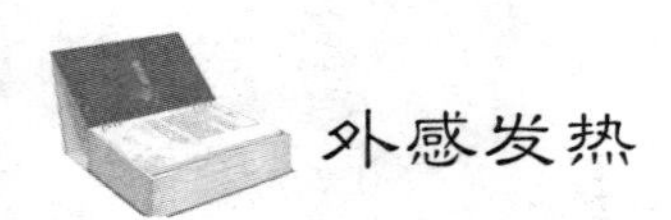

## 外感发热

外感就是现在所说上呼吸道感染而致发热的一类病症。古今有感冒、伤寒、温病之分，我看不必如此烦琐，以外感发热括之可也，要在证候表现上做文章，不在病名上寻枝叶，若根据古今的认识，非要有伤寒、温病的划分，反而使初临证者无所适从。总要以见症为主，辨证而施治。现在一些烈性传染病已不多见，那是疫病，所见者多为上呼吸道感染。所谓感冒之类，轻者流涕、打喷嚏，只要休息好，吃点感冒类非处方成药就行。对于那些发热头痛、咽痛、恶寒身痛的，风寒、风热只是理论上的界限，按风寒、风热的表现来鉴别，多不符合临床实际，特别是对于初临证者更不易划清。

我治外感发热常用寒热两平的辛平之方，根据表现来权衡药量之搭配，最常且最喜用荆芥、薄荷、紫苏叶、防风、金银花、连翘、石膏、桑叶、菊花、甘草、桔梗、牛蒡子、玄参、板蓝根。初感时，有一部分人只觉咽喉不

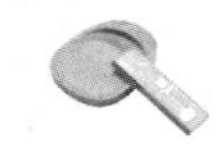

适，有些许怕风或恶寒、头晕、身困的症状，但体温计的数值并不高，或许还比平常低一点，医生常不能断定发热。这一点要强调说一下，好多医生相信体温计而不相信病人的感觉，甚至体温到了37℃还认为不发热，这是错误的。诊脉不一定见浮紧或浮数，只是脉无缓和之象，其实已经在发热了，只是体温在蓄积上升阶段，体表未显现而已。这样的情况及时给予普通的解热药如安乃近等即可，还可加上含穿心莲、板蓝根之类的中成药，吃几次就会好。若次日再发，体温降不下去，反而逐渐上升，或药后虽见汗出，而热复来，这就是所谓的风热无疑了。从这一点上看风寒、风热最无疑议。这种情况还常见于输液数日的病人，药后热即退，隔半日或次日再发热，来诊时已是数日或十数日，还用了不少抗生素，体温多在38℃或更高，起热时恶寒，热高时有时恶热，伴有汗出。

解热之药首重荆芥、薄荷，皆为平和之品，寒热皆宜，药量常在15～30克，二药可均衡使用，荆芥所含之薄荷酮、薄荷所含之薄荷脑均有良好的解热作用。身痛者加防风10克，其内所含升麻素及亥茅酚苷均有镇痛作用。若遇三五日发热不解，特别是午后体温达38℃以上者，石膏万不能辞，不必惑于"四大症"之说而不敢用，只是据热度高低而决定用量，一般20～50克，有明显口干口渴者，可用50～100克，石膏质重，量小不济；用时需打细末方可煎出，也不先煎，取气不取质也。咽喉不利即加甘草与桔梗以利咽，咽喉不适乃是有炎症反应所致，甘桔汤能使呼吸道分泌增强，以利于炎症产物的排出；桔梗用量不可过重，所含之皂苷为刺激性排痰药，过用则药后欲呕，6～10克即可。咽喉红者需加牛蒡子、玄参以解毒，牛蒡子宜炒用并打碎，若病人素有便溏者宜减量，用6～15克。板蓝根尝之并不太苦，可见并不是大苦寒药，咽喉肿痛者可用至30克以上。

外感热病首重看舌，我的经验是舌干不润即是热重于寒，初病时舌润主之以辛温，少用辛凉，荆防、紫苏叶为主；舌干即可重用辛凉，不必见渴，薄荷、连翘、金银花用量要大于荆防。连翘辛寒升散透达，为"疮家圣药"，发热兼咽喉红肿痛者最宜，所含连翘酚与金银花所含绿原酸有良好的抗菌抗病毒

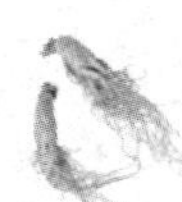

作用，二药用以解散风热，用量均可达1两。连翘用时可轻轻打碎，香味即出。金银花价高，可用2倍之金银花藤代替，效果一样。菊花、桑叶也辛凉解表，可作为辅助药，兼咳者可配杏仁以利肺气。发热重者桑叶不宜重用，因桑叶兼入血分，且多用有止汗作用，不利于热邪透解。菊花清头目，发热头晕者宜用。杏仁虽性温，然有助于肺气之宣发肃降，有助于解表，与辛凉并行而不悖。紫苏叶辛温，若恶寒重者，可助荆芥之温散。

缘外感发热所用之药皆为芳香轻清之品，煎法不可不讲究。常凉水泡药20分钟以上，急火煎开，待香味大出，最多10分钟就可取头煎约300毫升，再兑水煎十余分钟，取二煎约300毫升，两煎混合，分温服。发热乃急病，服药也应急，常日三夜二服，约四五个小时即可服150～200毫升，一般二服后即可见效，续自微汗出，热重者这样的微汗可达一二日方止，体温渐降，其病若失。

歌曰：外感发热有约方，荆薄银翘煎来尝；
头痛恶寒加苏防，咽喉不利甘桔汤；
还可请来板蓝根，红肿赤痛玄牛蒡；
高热口渴重石膏，微咳即配菊杏桑；
汗出复热即为温，辛温轻用重辛凉；
热病首要看舌苔，润燥细辨寒热详；
急煎取气勿取质，透表之药皆轻扬；
再添一语说服法，频服方可汗透凉。

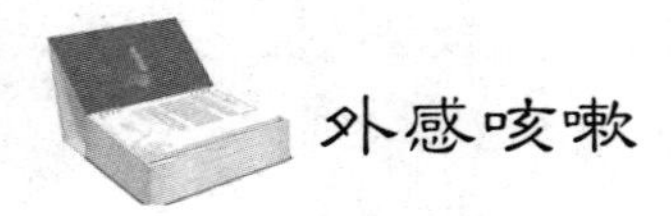

## 外感咳嗽

常人偶尔咳两声，吐几口痰，是一种正常的生理现象。肺是气管与外界相通的，叫“喉通天气”，空气中的精华（就是氧气）被人体吸收利用了，而其他的废物不是人所需要的，对于废物，人体有天生的保护机制，通过气

管产生黏液来吸附它，随着咳嗽动作排出体外。养生保健不是提倡早起深呼吸，自主咳嗽以排痰，清清肺，亮亮嗓吗，特别是现在的空气污染重，这样的咳嗽反射对身体的保护尤其重要。如果因为其他的原因造成咳嗽加剧，或是干咳不止而无痰，或是痰液过多而不尽，超出了正常咳嗽的程度，就属病态。中医认识疾病的观念和现代医学有所不同，有常就有变，疾病和健康是个相对的概念，矛盾是对立统一的。

导致咳嗽的原因很多，以人的正常状态为标准来衡量，如何解决这个“变”，我觉得咳和痰是两个关键点。常见咳嗽不止而无痰，越是止咳越是不止，而用药使痰液排出，咳反而减轻了。若痰液过多而咳嗽不止，用药使痰液减少，咳也渐止了。说明处理好咳与痰的关系，咳嗽之“变”也就复以为“常”了。

凡事有因，“形寒饮冷而伤肺”，形寒就是受了外寒，扩而言之，六淫皆可为因。饮冷是冷饮胃中，阳气郁遏，津液不归正化，停而为蓄积为饮，受内外之热煎熬而为痰。此说并非曲解经文，实为咳嗽的主要原因。人的体质有不同，平时痰少的人多为阳热体质，痰多的人多为阴寒体质。一旦受外感(也就是我们现在常说的上感)，呼吸道受到炎症刺激，黏液分泌多了（实际上是保护反应)，就欲咳而排出。痰过多，咳嗽过多，对人体就有伤害，必须通过祛除病因而复常。有些人平时呼吸道分泌少，受外感后正气欲抗邪，而呼吸道无痰，就不停咳嗽来求痰，比痰多还难受，这时就要想办法来增加痰液而化解矛盾。这样说去说来，像是自圆其说，实际上体现了中医的治病观念，取其中正，化变为常。

肺为华盖，比喻就是人身上的锅盖，看真正的锅和盖（这个盖是麦秸编的，能透气）就明白了。锅下有火，锅中有水，水开了盖下凝结有水，盖上有蒸汽冒出，用此来形象比喻肺的功能就叫宣发和肃降。咳嗽是上逆之病，就如盖太紧气冒不出，水沸而击盖一样，这时就要揭一下盖来散散热，透透气，在治疗上就叫宣肺；盖下所凝之水给它拍拍，水珠就掉下去了，在治疗上就叫肃肺(莫钻牛角尖，取象比类而已)。鉴于此而出治，麻黄、杏仁首当其任。《太平惠民和剂局方》有三拗汤，麻黄不去节，发中有收；杏仁不去皮尖，散中

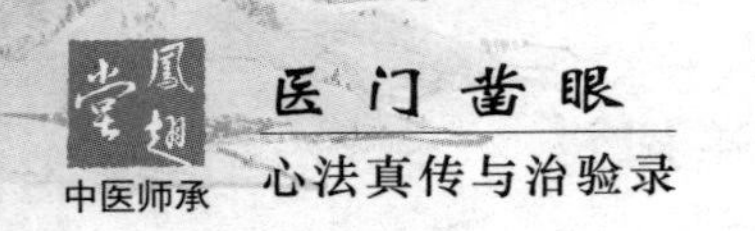

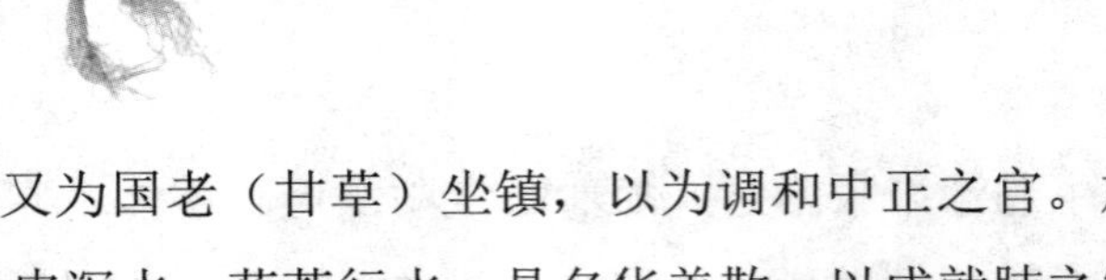

有涩；生甘草清热解毒，又为国老（甘草）坐镇，以为调和中正之官。加紫苏子降气，陈皮理气，桑皮泻水，茯苓行水，是名华盖散，以成就肺之宣发肃降之常。三拗汤实脱胎于张仲景之麻杏甘石汤，有石膏即为辛凉之剂，去之即为辛平之方。

我常取三拗汤为基方，也叫方根，随其寒热虚实而加味，治咳嗽无往而不利。治初感寒肺气郁闭，涕多喉痒，鼻塞声重，清痰不多，时有恶寒不适，舌淡苔白，或白滑欲滴，称为风寒咳嗽，取三拗汤加紫苏叶，多用生姜以散寒，药后微汗出即愈。若痰多咳重，就取华盖散。有人无病之时痰就多，那叫有停痰伏饮，一受外邪即咳嗽更重，常常咳痰无度，夹杂稀涎，夜不安寐，涕泪俱出，甚则小便憋出。这时用上方就感无力了，《伤寒论》之小青龙汤，麻桂宣而温散以开肺闭，细辛、干姜温化寒饮而止咳，半夏燥而化饮下气，妙在用五味子、芍药之酸以制麻、桂、姜、辛之散而保肺之津，炙甘草也为有制之师，调和诸药以达中正平和。加减法说喘者去麻黄加杏仁，也有深意，喘是气迫之极，痰涎冲激，呼吸无以续，必是虚者可见，降气为急务，故暂去麻黄之发散而取杏仁之降气，逆其冲激而治以安病者之苦。此是寒的治法。这一类病人少见有高热。

若其人平时体内阳热过盛或是感寒而化热，抑或是感风热而病，就要谈谈热的治法了。有一部分人稍受凉便感咽部不适，或轻微疼痛，就要咳嗽；或者是感冒过后而咳，不一而定，特别是感冒后而咳者多用过抗生素，“炎”是消了，反而见咳。此等之咳而少痰，或有痰而黄，甚或呛咳无痰，只是咽痒无度，这些大多是肺气过热而致，舌苔多见干而不润或微罩薄黄，还是以三拗加味。微热微咳者，加桑叶、菊花、连翘、金银花、薄荷、荆芥，麻黄少用（3 ～ 5 克即可)。咳重痰少，加枇杷叶以肃肺，微渴者用炙枇杷叶以润肺，再减少麻黄用量甚至不用。如果痰多甚至黄稠，可用化痰药，首选瓜蒌，胸闷不适者用皮，大便干者用子（微炒，务必打碎)，还可用蜜炙紫菀，此药化痰降气，清肺泄热，开肺气郁滞，善解风热所致之咳。若咽痒呛咳为风，喜用牛蒡子、蝉蜕以祛风止痒。若干咳无痰则是肺燥，加麦冬润肺，桔梗开

提，痰生而咳自减。有几个要点要说明一下，有表必须解表，痰多不用麦冬且肃肺（也就是止咳）不可过早，无痰干咳必用桔梗。咳嗽的辨治甚为微妙，用药务必精准，还是那句话，权衡表里、寒热，咳与痰孰轻孰重，就掌握了辨治要点。

还有平时无感而常咳者之治法。古人常说：“脾为生痰之源，肺为贮痰之器”，也就是说脾虚了，津液不归正化，蓄积为痰、为饮，也就是前面说的停痰伏饮，不可能常服小青龙这样的治急之方。探本求源在于脾，脾健则运，水湿不停，无湿则痰饮无由以生。我常用的方子：白条参 10 克，茯苓 15 克，法半夏 10 克，炙甘草 10 克，橘红 10 克，炒白术 10 克，炒薏苡仁 10 克，桔梗 6 克，杏仁 6 克。是六君子的加味方，可以常服，方意就是健脾而化饮，燥湿以祛痰，是为求本之法。

歌曰：肺气上呛咳嗽生，辨析寒热为根本；
只取三拗辛平方，寒热可用俱适当；
杏仁甘草和麻黄，宣肃肺脏以复常；
风寒束表痰稀清，若夹伏饮小龙平；
桑菊翘荷透肺热，牛蒡蝉蜕咽痒择；
痰滞不化求蒌桔，降气还需紫杷叶；
宣肃二法常并用，燥咳要加麦门冬；
脾湿不运生痰饮，六君加味有法柄。

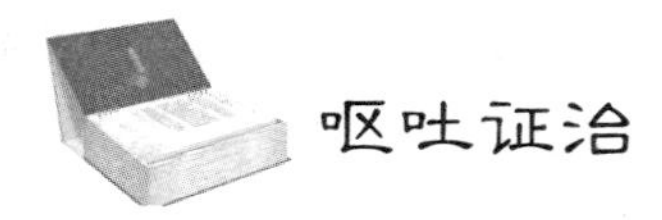

## 呕吐证治

胃不舒服了，常有恶心，恶心往往是呕吐的前奏。如果又吐不出来，就叫呕，吐出来了就叫呕吐，呕、吐常常没有明显的界线，往往合并发生。和咳嗽一样，呕吐也是人的一个保护性反应，反应过重就是胃气上逆的表现了。饮食入胃，胃是个受纳的器官，中医叫“仓廪之官”，是储存管理饮食的，而后下输到肠内吸收食物中的营养物质以供人体所需。这样说来，胃要下行为常了，若上逆就叫病，治要复其常态，降其上逆之势以使下顺。呕吐虽然只是一个症状，但任何病变有损于胃皆可发生呕吐，有的是胃本身的问题，有的是其他的原因影响到胃。不管是哪种情况，一但发生呕吐了，就影响到饮食。轻微呕吐尚对人的健康没有多大威胁；若呕吐剧烈，水米不能进，长此以往，人绝五谷七日而死，就有生命之忧了。现在有输液法可解一时之危，但有时解决不了呕吐的问题，故及时止住呕吐就显得很重要了。

呕吐剧烈最宜详究。一病必有一病主治之方，《金匮要略·呕吐哕下利病脉证并治》云："诸呕吐谷不下者，小半夏汤主之。"张仲景无虚语，一"诸"字足证生姜、半夏乃治呕吐之正剂，通治之方。小半夏汤用生半夏一升（约合 100 克），生姜半斤（约合 125 克），以水七升（约合 1400 毫升），煎取一升半（约合 300 毫升），可见煎时之长，分温再服，一服约 150 毫升。半夏辛平和胃降逆，下气止呕；生姜辛散宣发胃阳，乃止呕圣药，且生姜能解半夏之毒，久煎之后，破坏了半夏麻舌戟咽的有毒成分。不论何因，呕吐不已，只取此方，无不响应。然服法不可泥。常见呕吐剧烈之人，喝水一小口旋即吐出，何况药味难咽，若骤然多服，其后必吐出。视病人之所欲，寒热温服均可，每次用汤匙取药汁少许服之，久如不吐，再续之，循序渐进，待呕吐之势稍平，渐加药量，中病即止，再辨何因而施治。

若平时有呕吐之证，就要视其何因，审因而施治了。我辨此证，以虚寒、虚热、寒热错杂、兼夹痰饮为辨，可执简驭繁。

如平素胃中觉凉，舌淡苔白，诊脉见弦，或见濡弱，饮食稍有不慎即欲作呕，或口干不欲饮，或喜热饮，肢冷便溏，可取理中汤加味，变生姜之辛散为干姜之温守，配半夏以为治。此胃阳虚而寒的治法。胃为阳土，喜润恶燥，若呕吐长久失于调治而反复发作，胃失濡养，胃液伤失即为胃阴虚，阴虚而生热，时欲干呕，呕而无物，似饥不欲食，咽燥口干，舌红少津，脉来细数，治取张仲景的麦门冬汤，此方虽为肺痿而设，然津伤虚火气上之理同，故可异病同治。用此法的关键在于麦冬和半夏用量，原方麦冬七升，半夏一

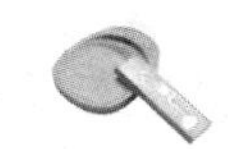

升，于滋液之中兼以降逆，非但不嫌其燥，且能监制甘腻之品碍胃，相辅相成，而半夏于此要少用。还可加天花粉、石斛、玉竹之类以相辅，若胃运化无力，食少不化，少加砂仁助运以阳配阴。胃阴复，呕即止。此胃阴虚而热治法。

呕吐最多寒热错杂、兼夹痰饮之证。“邪在胆，逆在胃，胆液泄则口苦，胃气逆则呕苦”，慢性胃肠炎、肝胆病在临床上常见，其中呕是最常有的症状，这一类病人时时感觉胃部不适，泛恶欲呕，口苦心烦，可以小柴胡化裁施治，柴、芩、夏、草、姜是我必用的药。若口中常流清水，加干姜温胃，嘈杂吞酸不已，可用左金即黄连、吴茱萸相配。其舌苔多黄白相兼，厚薄不匀，或黄在两边，或心黄边白。若白而腻，又兼眩晕症状是夹饮，用泽泻、白术、茯苓以渗湿化饮，并去黄芩之清热。若黄腻而厚，兼心烦不寐是热痰，可用竹茹、枳实清热导痰。若便秘腹胀用枳实大黄，呕利相兼即用诸泻心汤，加减化裁总不离辛开苦降、寒热互用的原则。

小儿贪吃无度，恣食生冷所致呕吐就不可单纯止之了。如消化不好，山楂丸、保和丸可随症选用。

歌曰：金匮呕吐辨最详，诸谷不下半夏汤；
胃逆不纳频频吐，适其寒温慢慢服；
以苔识证辨寒热，辛苦通降总法则；
仲师心法宜推求，杂病见呕小柴胡；
理中用来治虚寒，火逆上气麦冬谈；
兼夹之证时常有，热痰寒饮要细究；
竹茹枳实和大黄，泽泻白术茯苓尝；
芩连姜夏泻心汤，吞酸还需左金方。

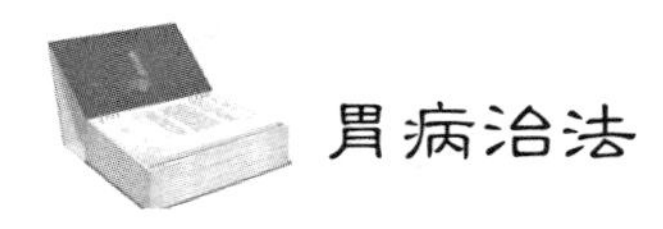

## 胃病治法

胃为六腑之一，六腑以通降为顺，不降则滞，反升则逆。通降是胃的生理特点的集中表现，胃为阳土，喜润恶燥，宜降则和，胃和的关键就在于胃的润降，降则生化有源，不降则传化无由，壅滞成病，只有保持舒畅通降之性，才能奏其纳食传导之功。胃为皮囊，无物不受，极易被外来致病因素所侵，勿论何因，凡有碍胃的通降皆可为病。通则不痛，痛则不通，这个说法在胃病的病机上最为紧要，一旦胃不通降，则水反为湿，谷反为滞，即可形成食停、气滞、血瘀、湿阻、痰结、火郁，六者皆可致病。胃痛也是人体的一种保护反应，如发热、咳嗽一样，乃是正邪交争所致。若虚弱之人，运化无力，郁滞可从内生，病则虚而夹滞。所以胃痛胃病不论寒热虚实，内有郁滞是共同的病机。寒则凝，热则壅，伤阳则不运，伤阴则不利。胃的病变突出一个“滞”字。

胃主受纳饮食，纳入之后又必须下输于肠。出与入是相互依存的，是人体维持生命活动的基本过程。一旦有恙，出入有碍，就影响了吐故纳新，只入不出或少出，最终的结果就是不入。因此治疗胃病着重疏通气机，使上下通行无阻，当降则降，当出则出，就达到了当入则入的正常状态了。胃病见证虽有寒热虚实之别，治疗也有温清补泻之分，但总以开启郁滞、欲入先降为治疗大法，这样就着眼一个“通”字。所谓通，就是要疏导壅滞，顺承胃腑下降之性以推陈致新，引导郁滞下行，给病邪一个出路。实者不可误补，虚者不可壅补，要补中有通。

细思胃病的表现，大多胀闷不适，欲求嗳气则舒，虽然有气却矢气不通，气上不下可知。这个气是如何产生的值得一究。胃中有酸，用来腐熟水谷，在正常时，胃中之食停留不是太长，若胃的通降有迟滞，则腐熟过度，就如发酵过度而产气了，气过多就要寻出路，所以打个气嗝就舒服一点。结合医学检查，多是慢性胃炎，所谓胃炎，就有炎症表现，充血、水肿、糜烂、溃疡，只是程度不同而已，轻度病变还不至于影响饮食，病变重了，就有不思食或食而难化的症状。若发生溃疡，则欲求食而自保，却又不敢多食，食后暂得小安，这叫嘈杂似饥，食难用饱。至于肥厚与萎缩，应该是胃病长久，机体代偿和失代偿的表现罢了，应该是坏病，是失治或误治所致。现代医学对胃

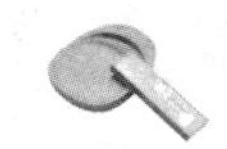

病的分析从微观角度阐述，可谓详尽而善美，但治疗却不尽如人意，可以说是一叶障目，看现象而忽略了本质。

肝胆也为消化的重要器官，有分泌胆汁以助消化之用。肝分泌胆汁必借胆之储放来进入消化道，故有胆汁为肝之余气之说。肝为脏，藏而不泻，疏泄气机功能必借胆以行，故胃气下行必肝疏而胆利，治胃气郁滞必疏肝而利胆。临床久患胃病之人必有胆疾，或见症口苦而呕，胁痛胁硬，或影像检查有慢性胆病，皆可为证。论治法，溯本穷源，乃是少阳阳明为病。

《伤寒论》大柴胡汤证主少阳阳明合病，关系胆胃，病位在心下，说“心下急”“心下痞硬”，都是胃病的表现，大柴胡为少阳阳明合病正治之法，柴芩解胆郁而利枢机，枳实下气而消积滞，与芍药相伍，解利气血之郁滞；姜夏为伍，温胃而降逆；大黄为向导以为郁滞寻出路，诸药相伍，体现了一个“通”字。常加白术以补中，枳术相合，破中有补；加甘草与芍药相配，缓急而止痛，且芍药有护阴之功。胃痛常有定处是瘀血之征，加丹参养血活血，延胡索行血中气滞以止痛，常合而用之。若胀闷而不痛，正在心下胃脘，是为痞证，痞者为否，上下交混不通之象，因寒热交结而不解，治取干姜、半夏、黄芩、黄连，寒热两平，辛开苦降。具体来说，看舌辨治，苔白泛清水为寒，即加干姜温中；苔黄而口苦为热，要用黄连清热。胃酸过重，加海螵蛸抑酸；胁下痞硬，用牡蛎软坚；便溏是脾虚，急去大黄；食少为胃弱，快加三仙。罗列药物如下，以便记忆（括号中为备选药物）。

柴胡6～12克，黄芩6～10克，半夏6～12克，炙甘草6～10克，枳实15～30克，白芍6～15克，白术6～15克，丹参10～20克，延胡索10～15克。（大黄6～10克，干姜6～10克，黄连3～9克，海螵蛸15～30克，牡蛎15～30克，焦三仙各6～12克）。

胃病用药宜轻，要视病人强弱、病之久近而灵活处方。此病为常见病，为用药方便，我常用以上固定之药打为散剂，名为“痞积散”，括号中的药也各单备，以利于随时加入，可用于各种胃病，凡符合胀、呕、痛、酸、闭者，不论新久，用之无不效，百发百中，诚为良方。我思忖良久，和盘托出，

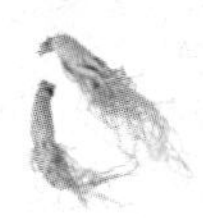

读者勿轻视之！

歌曰：胃病滞塞欲通降，还求仲景大柴汤；
柴胡芩草枳芍夏，白术丹参元胡加；
寒用干姜热黄连，吐酸乌贼牡蛎全；
便溏脾虚去大黄，食少要入焦三仙。

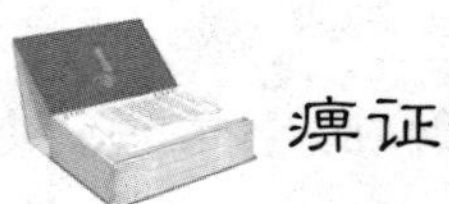

## 痹证辨治

痹证是以肢体、关节、肌肉疼痛重着，麻木肿胀、屈伸不利，甚至关节变形为表现的一类病症。病变涉及肌肉、韧带、肌腱、关节、滑囊等组织，以疼痛为主要症状，现在统称为风湿病。“风湿”有广泛意义，现代医学所称风湿性关节炎、类风湿关节炎、增生性关节炎、强直性脊柱炎、颈和腰椎间盘突出症、颈部肌纤维炎、慢性腰纤维炎、膝关节滑囊炎、痛风等，都可以痹证论治。古今医家有着丰富的理论和方药用于治疗痹证，此文仅论自己的治疗经验及痹证治法，乃医海一瓢，管窥之见耳。

1. 仲景论痹　“夫风之为病，当半身不遂，或但臂不遂者，此为痹”；

麻黄汤证：“身疼腰痛，骨节疼痛”；

附子汤证：“身体痛，手足寒，骨节痛”；

真武汤证“四肢沉重疼痛”；

瓜蒌桂枝汤证：“身体强，几几然”；

“太阳病，关节疼痛而烦，脉沉而细者，此名湿痹”；

“湿家之为病，一身尽疼”；

“风湿相搏，一身尽疼痛”；

“湿家身疼痛，可与麻黄加术汤，发其汗为宜”；

“病者一身尽疼，发热，日晡所剧者，名风湿……可与麻黄杏仁薏苡甘草汤”；

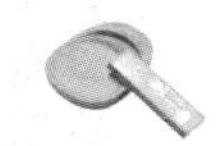

“风湿相搏，身体疼烦，不能自转侧，不呕不渴，脉浮虚而涩者，桂枝附子汤主之，若大便坚，小便自利者，去桂加白术汤主之”；

“风湿相搏，骨节疼烦，掣疼不得伸屈，近之则痛剧……甘草附子汤主之”；

“血痹，阴阳俱微……外证身体不仁，如风痹状，黄耆桂枝五物汤主之”；

“诸肢节疼痛，身体尫羸……桂枝芍药知母汤主之”；

“病历节，不可屈伸，疼痛，乌头汤主之”；

“腰以下冷痛，腰重如带五千钱，甘姜苓术汤主之”……

不厌其烦，历数仲师论述，可见涉及风、寒、湿、虚之治，可为治痹之祖法祖方，临证若遇病、脉、证相符者，可对号入座，投无不效。

2. *辨证与辨病*　痹证这一名称，范围极广，如上所述，每一个病都有本身的病理变化特点，即使辨证为同一证型，其临床治疗与预后都不尽相同，异病同治只是治疗原则而已，而具体选方用药则有细微的差别，若不辨病而只辨证，治疗就不能丝丝入扣，疗效自然就受到了影响。临证时要结合医学检查作为参考，在辨证施治的前提下，选用针对性的药物就能提高疗效。但如果只辨病，用现代的中药药理来指导用药，而弃辨证于不顾，反而弄巧成拙。我认为辨病的重要目的在于明白各种痹病的内在病理变化，从而确定治疗方案。如俗言所谓的风湿痛，乃是受寒湿，或久卧湿地所致，只有主观症状而无客观体征，更无医学检查阳性指标，治疗对症就可，多予外治法以制痛，若病史长久，可内服汤药，祛除寒湿即可，不予深探；而关节炎，类风湿之类有明显的阳性体征，医学检查也有具体的指标，且多为顽疾，治疗就不是那么简单了，必须有个过程，以内服药物为主，外治为辅。颈腰椎间盘突出症若能明确诊断，就有别于所谓的肌肉纤维组织炎，治疗就有个轻重，下手就有个缓急了。总的来说，辨病可为辨证的辅助。

3. *痹证缓急*　既然能辨明病的类别，治疗就有个缓急。急则治标，缓则治本。痹证以痛为主者，外治之法不可不讲，对于痛有定处且不可忍者，我常喜用外治之法以解急时之苦。常备下两法以应急。一是外搽酒剂，取川乌、草乌、肉桂、白芷、姜黄、樟脑等泡酒备用，遇有痛急者，给予外搽；或取川乌、草乌、麻黄、细辛、干姜等炸药油下广丹为膏，次下乳香、没药、樟脑细药摊膏药外贴。也可配以针法、灸法。病轻者即可临床治愈。此两法主要是针对没有热象者，若是热痹，用也无功，甚或加重。

4. *辨治心法* 痹证病情复杂，常难辨虚实寒热，给治疗带来了困难。且不像古时只有中医看病，现在往往病刚发生时多求治于西医，有侥幸治好者，但大多到找中医治时，已是沉疴痼疾了，给治疗带来了难度。常讲风、寒、湿三气杂至合而为痹，其风盛者虽有麻木、沉胀、肿痛等症状，但以游走不定表现者为行痹；其寒盛者，以疼痛为主，虽有关节肢体苦楚相互牵引等症状，但以阳时、晴天为轻，阴时、雨天为重，则为痛痹；其关节、筋骨、肌肉沉重明显，似有重物附着，或局部肿胀，或顽麻不仁，虽有酸楚疼痛却不甚严重，游走性也不甚明显，此为湿盛之着痹。此三者，理论上讲很明白，就如切脉一样，心中了了，症状难以辨的很明，临证总是不易细分，多疼痛、重着、游走兼见；若以脉辨，其浮、弦、紧、滑、濡、弱、沉、缓在三痹中均可见，然迟脉与数脉为寒热之最对待脉象，鉴于此，寒热可分，且热痹之患处红肿、局部发热，或全身发热，或患处喜凉，甚者手不可近，或舌干口燥、尿赤便干，与风、寒、湿三证之表现最易区分。其风、湿常为兼证，有风寒、风热、寒湿、湿热之辨，故以寒热为纲领是捷要辨法。

若无明显热象者即可认为寒证，治以温经散寒，兼风者多游走，兼湿者多重着。上部多风，颈项部为病，强急不舒，重用葛根、威灵仙；上肢麻木疼痛，重用桑枝引经，可用 30 ～ 50 克，黄芪桂枝五物汤为首选，黄芪常用 30 克，再加姜黄止痛，防风祛风；腰部用桑寄生、续断、杜仲、怀牛膝以强肾，胀痛用小茴香理气；下部多湿，若筋急不舒，薏苡仁可用至 100 克，木瓜、芍药甘草汤可解拘挛，又取川牛膝以引经。痹证久者，可夹瘀，川芎、延胡索皆血中气药，可委以重任，气虚者还用黄芪，血少者可加当归。鸡血藤养血疏通，重用常建奇功。久病入络，土鳖虫常施，穿山甲无所不到，直达病所，可为佐使。除热痹之外，一切痹痛主以温通。颈腰椎间盘突出常因劳伤，辛苦之人常患，酒大黄、桃红、苏木最宜有伤之痹，天花粉润燥养筋，可滋

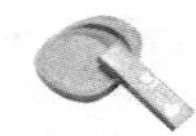

解热药之毒，和川乌、草乌相反相激并用不悖。治疼痛剧烈委川乌、草乌以重任，量大暂服必配薏苡仁，不可量小久用，蓄积为害。关节肿痛久而不消，若非热痹，必是顽痰死血，可用生半夏、生南星、白芥子配合穿山甲、土鳖虫。乳香、没药也是治痛良药，但煎服易伤胃，可于食后单独吞粉或装胶囊服，二药等份相配，一日量在三五克就行。

常有寒热错杂者，虽外证似寒，得温则舒，遇寒则急，但舌红苔黄，溲赤便干，脉数有力，内热可证，得之于素体阳盛或病久杂药乱投或服热药过度所致，应与单纯风寒、风湿相区别，用药需温散清热相辅，石膏、乌头也可并用。桂枝芍药知母汤、白虎桂枝汤可为典范。

热痹证最宜详究，此类痹病对人之害比风寒、寒湿证更大，多急而重可内侵脏腑，又多易被热药所误。证见关节疼重，红肿肤热，可伴咽干咽痛，体温升高或自感发热。多是急性风湿热或类风湿关节炎，宜辛凉透热，祛风通络。发热者以银翘散化裁，重用金银花藤以清热通痹，50 克以上也不为多。视邪在卫气营血而施治，口干渴者，即用石膏、知母、天花粉；若夹湿，并用三妙。热入营血，每见皮下红斑结节，治取水牛角、赤芍、牡丹皮清解血热。

疏风勿燥血、温散勿助火、化湿不劫阴、清热不冰伏是为顾护正气之要。

**5. 临证发挥**　痹证乃经络气血痹阻不通之病，久病入血，辛可宣通，咸可入血，五味之中，辛与咸相配最宜，唯威灵仙有此二味，故不论何种痹病，此药必用，与川乌、草乌相伍宣痹止痛，五灵脂与延胡索行血中之瘀；土鳖虫味咸，通络理伤；马钱子开通经络，透达关节之力，远胜于他药，然属剧毒，炮制内服一日量不可过 0.5 克。常以上七味制成丸药，名为“痹痛丸”，还备穿山甲，乳香、没药、血竭等份为散，名“乳甲散”，配应证汤药内服，以治久痹。

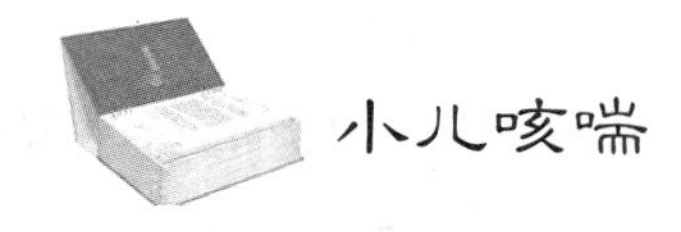

## 小儿咳喘

小儿肺脏娇嫩，咳喘的发作以外邪诱发者多，由于小儿生理的特殊性，

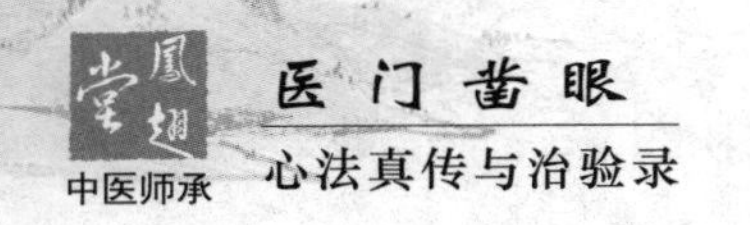
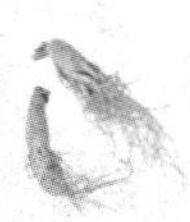

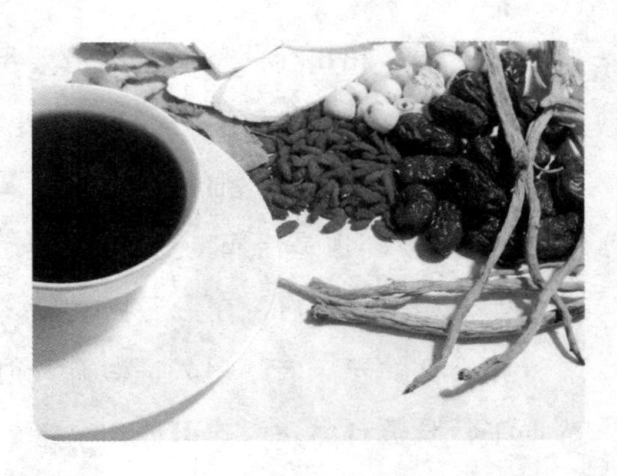

特别是5岁以下的小儿多不会咳痰动作，常使痰液潴留喉间，反复吸入，以致咳嗽频作，痰吼喘息，不得躺卧，憋气致使大汗淋漓，甚者口唇青紫，古人有探吐导痰一法，可解燃眉之急，惜今人多不接受。医院急诊多给雾化吸入一法，效果多不满意，又多输液抗炎，加重心肺负担，致使“水泛高原”者多矣！余临症多年，遇此证颇多，摸索出了一套行之有效的治疗方法，即是一遇此证，首用麻、杏、桑、葶。

麻黄一药，实平喘灵丹，古医家受表实无汗用麻黄之说，有汗之证多不敢用，其实喘家之汗常为急迫之汗，不是真正的表虚，痰喘乃是实证，有汗并不忌麻黄，喘定自会汗收。

杏仁亦利肺妙品，宣肺下气，以复肺之开合，毋庸多议。

桑白皮一物，古有名方泻白散，李时珍谓“此乃泻肺诸方之准绳”，咳嗽喘急乃肺气高满，气不下行，桑白皮泻肺行水，以还肺脏之轻虚，《药品化义》谓:“泻肺之有余，非桑皮不可”。

葶苈子，仲景用以治“支饮不得息”“喘不得卧”，《药性论》谓其能“利小便，抽肺气上喘气急，止嗽”，《开宝本草》谓:“疗肺壅上气咳嗽，定喘促，除胸中痰饮”。但多数医者认此“为泻肺剧药”，不敢轻用。余治心力衰竭所致喘肿用量可达30克以上，也未见不良反应。

麻黄常用3～10克，杏仁（不去皮尖，捣泥）常用5～12克，桑白皮常用6～12克，葶苈子（炒）常用5～12克。

辨证用药如下：舌有燥象可用炙麻黄、炙桑白皮；舌苔水滑肺寒有饮，加干姜、细辛、五味子，常用5～10克；舌苔厚腻，大便不爽，常夹宿食，加炒莱菔子10～15克，炒瓜蒌子6～15克；经常发病者，可加白芥子6～12克以化顽痰；发热者加生石膏15～30克；紫苏子下气，也可随证加入，用量6～12克为宜。

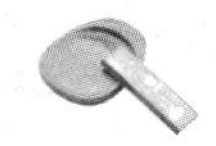

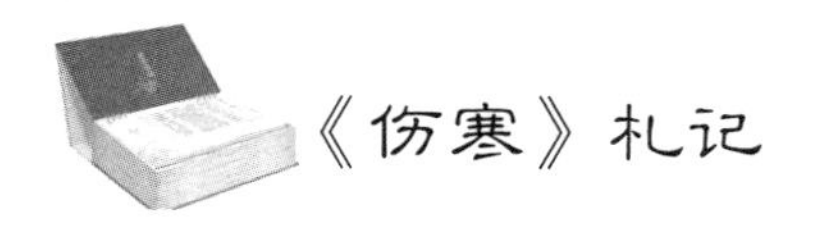

## 《伤寒》札记

此记58条，乃愚早年读《伤寒论》札记。

1.“太阳病，脉浮，头项强痛而恶寒”是否可作为提纲　太阳病包括中风、伤寒、温病、湿病、中暍五证。以不恶寒为温病的鉴别点，头项强痛只是在葛根汤证中有云“项背强几几”，而风寒条文无。涉及桂麻各半汤、桂枝二越婢一汤均非提纲所能概括。脉沉而细者，名曰湿痹不与脉浮符合，又太阳中暍，其脉弦细芤迟，太阳中暍身热疼重而脉如此。

2.中风是否恶寒，伤寒是否恶风　日人山田正珍云:“寒之伤人不能无风，风之伤人亦不能无寒，所以恶风者不得不恶寒，恶寒者不得不恶风。但无汗之恶风不如有汗之恶风，有汗之恶寒不如无汗之恶寒。”

3.“传”字为“转”“变”之意　论云“合病”“并病”“转属”“转系”“转入”“系入”，传经之说似乎来源于“针足阳明，使经不传则愈”。

4.风温概念有四说　一曰，发汗已，身灼热者。二曰，既有风邪又有温邪故。三曰，温病误用辛温发汗，辛温为风药故称风温。四曰，温病误治引动肝风。仲景云不恶寒，发热而渴名曰温病，发汗已，身灼热者名曰风温，显然是指汗出热不退言，故风温为温病误治而成，“即风温为病，脉阴阳俱浮，自汗出，身重多眠睡，鼻息必鼾，语言难出。”清代叶桂、吴鞠通、王孟英等家是仲景学说之发扬光大者。吴鞠通云其《温病条辨》虽为温病而设，实可羽翼伤寒。鉴于《伤寒论》详寒略温之不足，创立清里化湿养阴诸多新方。明确伤寒概念，清理医学源流，寒温之争并无实际意义。

5.病有发热恶寒者，发于阳也；无热恶寒者，发于阴也　此条历代奉为辨证之金针，施治之准诀。柯琴目为伤寒总纲、日人丹波元简称为全论大旨。

（1）阴经阳经说：汪讱庵云其发于太阳少阴。尤在泾谓发阳者，病在阳之经也，以寒加阳，阳气被郁，故发热而恶寒，发于阴者病在阴之经也，以阴加阴故无热但恶寒耳。

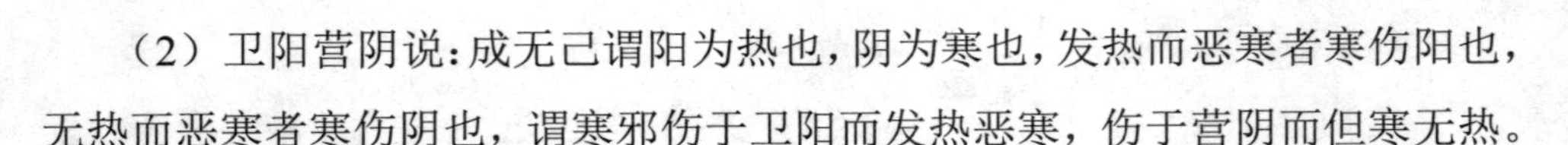

（2）卫阳营阴说：成无己谓阳为热也，阴为寒也，发热而恶寒者寒伤阳也，无热而恶寒者寒伤阴也，谓寒邪伤于卫阳而发热恶寒，伤于营阴而但寒无热。

（3）阴阳以寒热分辨说：认为阳证不发热就是发于阴，阴证发热就是发于阳，据证之动态变化而定。柯琴主此论。

（4）风伤卫、寒伤营说：《金鉴》谓有初病即发热而恶寒者是发于卫阳，有初病不发热而恶寒者发于营阴。

唯柯琴按寒热有无来分阴阳，不以营卫经络凿分，最符经旨。

以阴阳的机动不定性区分病之类型是执简驭繁法。

景岳云，人之疾病必有所本，或本于阴，或本于阳，病虽多，其本则一。

三阴三阳，阳中有阴，阴中有阳。做对待言。

丹波元简从体质阴阳作阐发，认为邪即乘也，随从阴阳盛衰而为病，于是有寒热之分焉。阳盛之人，邪从阳化以为表热，此为发于阳之义；阳衰之人，邪从阴化以为表寒，此为发于阴之义。并指出阳盛则传为里热，胃气素弱，内有久寒，则变为里寒。阳衰变为里寒，如本有伏阳变为里热。

阴阳对举。如病发于阳而反下之，热入因作结胸；病发于阴，而反下之，热入因作痞也。该阴阳是从人之体质强弱和有无痰水内结来区分的，邪气因人而化。又审别阴阳是辨证之纲。《经》云：善诊者，察色按脉，先别阴阳。《论》中所述诸证复杂多变，有表里、寒热、虚实之不等，但以阴阳为纲，统摄诸病。柯琴谓之宗阴阳大法，不拘阴阳之经络，阴阳数之可千，推之可万。

景岳说伤寒纲领以阴阳为最，此而有误，必致伤人。推荐阅读柯琴“全论大法”。

*6. 桂枝汤是否表虚之方*　风寒客于肌表，卫气与邪外搏则发热，营不内守则自汗。桂枝加黄芪汤及后世之玉屏风散才是治表虚卫气不固之的方，虚实也当对待而言。

*7. 任应秋论促脉*　促脉的脉象有二，一者指下寻之极数，并居于寸口，《素问·平人气象论》所谓“寸口脉中手促上击者”是也。曰并居，曰上击，都是气争于上而不下之义。一者数中一止，乃阳气上盛而下虚，不能接续，所

谓阳极亡阴之类。每见于津液大伤，虚热鼓动，来去躁急之际，所以时见一止。气上而不下的促脉，其主病轻则胸膈逆满，头眩气喘，重则巅厥或狂，正如《素问·生气通天论》所说："阴不胜其阳，脉流薄疾，并乃狂"之类。上盛而下虚的促脉，其主病多阴虚阳亢、上热下厥、虚劳危重之顷。《论》中所言的促脉，多属于前者，而非后者。（《伤寒论脉证的再探讨》）

8. *关于桂枝去桂加茯苓白术汤*　《医宗金鉴》去芍药为非。曹颖甫云方用芍药、甘草以舒头项之强急，生姜、大枣温中而散寒，白术、茯苓去水而降逆，使水道下通，则水之停蓄者得以疏泄，而标阳之郁于头项及表分者散矣。邪不陷于在背之经输，故不用升提之葛根；去桂者，以本病当令水气内消，不欲阳气外张也。此脾不转输、水气内停之证。冉雪峰谓气上冲者用桂，不上冲者不得用，不上冲而又下陷者更不能用。去桂之旨明白显昭。

9. *关于甘草干姜汤*　甘草干姜汤辛甘合用，专扶胸胃之阳气。其夹食伤阴、面赤足冷、发热喘咳、腹痛便滑，内外合邪难于发散或寒药伤胃合用理中不合参术者并宜服之，真胃虚夹寒之圣剂也。肺痿用此者，以肺中虚冷，温胃阳则阳施而虚冷自化。

10. *关于芍药甘草汤*　《本经》谓芍药主邪气腹痛，甘草通经脉利血气。二者合用除血痹、缓挛急，可用于多种痛证。其对腿脚挛急和腹挛急有奇效。虚痛加胶饴，如小建中汤；实痛加大黄，如桂枝加大黄汤；热痛加黄芩，如黄芩汤；寒痛加附子及吴茱萸，如芍药甘草附子汤及当归四逆汤加吴茱萸生姜汤等。论中用芍药 30 方，同甘草用者 26 方。本方不仅有镇痛作用，而且对于伴随肌肉或肌肉群疼痛有发作性收缩者有效。治疗肌肉紧张疼痛的葛根汤、柴胡桂枝汤、桂枝加芍药汤、小建中汤、桂枝新加汤等都是用芍药甘草同其他药物配伍而成。此方虽治脚挛急为主，但诸医也用来治腹痛以及脚气或膝痛不可屈伸者等其他急性疼痛。加入钩藤等平息肝风药可治惊、痫之激烈痉挛，一般用量达 30 克以上。

11. *关于小青龙汤*　刘渡舟指出：小青龙发越下焦阳气，运用不当，有拔肾根之虞。

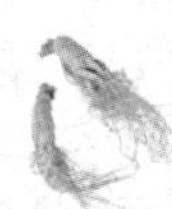

尤在泾云：服青龙汤已，设其人下实不虚，则邪解而病除；若虚，则麻黄细辛甘温散之品，虽能发越阳气，亦易动人冲气。

（1）渴者去半夏加天花粉：凡水气停蓄之人口中大多不渴，即渴也不多饮，渴者其因有三：一是药已中病，水气消除，但发热之后热解之余，上焦津液尚少，所以反渴，可少少与饮之，津复渴愈。也可以沙参、白术泡茶代饮；二是素体津液不足之人，停饮感寒，服辛温利水药后而渴，此时顾阴碍邪，燥饮伤津，可师仲景法去半夏加天花粉，使饮去津复；三是寒闭水遏，阳气不蒸而渴，可以肉桂代桂枝，取其益火生津，化气利水，合天花粉标本齐治。

（2）噎者去麻黄加附子：寒饮相搏，阻于膈上，食入而噎，去麻黄之发散，加附子辛热之味，走而不守，温开阳气，可加丁香、柿蒂。

（3）小便不利，少腹满者去麻黄加茯苓：此为通地道，易桂枝为肉桂，助其温化收效尤捷。

（4）若喘，去麻黄加杏仁：麻黄本喘药，表实无汗之喘用之在所必需，绝无去之之理。如汗多而表虚，加杏仁降气平喘。刘渡舟指出，凡脉沉微喘，唏嘘短气，不足以息的虚喘皆不宜用。详言之，面色有热状，心慌心跳，喘促憋气，或动血鼻衄，甚而虚脱、脉乱如麻等。

又凡咳嗽痰多而稀，水饮为患，喘息不宁，水饮阻碍肺胃之气，干呕甚者吐清水，不渴恶寒，卫阳不展而背冷，舌苔滑，脉浮紧或弦滑、细滑、弦细等证皆为的证。久咳伏饮遇寒即发，咳喘不卧者、面色发青者、面部黑斑者，泡沫痰量甚多，落地成水，为用此方的辨证要点。

肺寒饮重，姜辛多于五味，久咳虚者五味多于姜辛，且干姜用蜜炙。《经方实验录》云：其身热重、头痛恶寒重者，重用麻桂；身微热恶寒者，减麻桂，甚者以豆豉代麻黄，紫苏叶代桂枝；其痰饮水气重者，重用姜辛夏味。因此，四者协力合作尤一药然。

柯琴谓两青龙俱属表里两解法，大青龙治里热，小青龙治里寒，故发表之药同而治里之药异。诚要言不烦，为龙点睛。

关于小青龙服之不慎动肾根之险，有人认为风寒引发支饮（咳逆倚息不

得卧），非其人正虚，必不至此。服小青龙咳嗽减轻而咳逆倚息不仅不除且恶化，从小腹有气上冲胸咽，为冲气支饮合病，由于下元虚冲气加剧，故现出阴阳气不相顺接之象。治以茯苓桂枝五味甘草汤平其冲气。

12. 关于桂枝加厚朴杏子汤　本方之用必见桂枝证而兼喘息，若虽然是外感风寒而致喘或新邪引动宿喘，但证见脉紧无汗，或有水饮但邪已化热，均非本方所宜。

13. 汗者重阳气　凡病若发汗，若吐、若下、若亡津液，阴阳自和者必自愈；大下之后复发汗，小便不利，亡津液故也，勿治之，得小便利，必自愈；下之后必振寒、脉微细，所以然者，以内外俱虚故也；下之后，复发汗，昼日烦躁不得眠，夜而安静，不呕不渴无表证，脉沉微身无大热者，干姜附子汤主之。

此 4 条发重阳气之密旨。伤阴者待津液自复而阴阳和必自愈，亡阳者则以回阳之剂顿服。4 条连读，字里行间崇阳之理顿现，津亏阳在者津可自复，津亏不甚阳亡者则津液亦难复。是矣！阳气者，若天与日，失其所则折寿而不彰，其理甚微！

14. 关于桂枝甘草汤　仲景治悸动平冲多用桂枝甘草。茯苓甘草汤治厥而心下悸；茯苓桂枝甘草大枣汤治脐下悸；小建中汤治心中悸而烦者；炙甘草汤治脉结代心动悸；苓桂术甘汤治心下逆满，气上冲胸；桂枝加桂汤治气从少腹上冲者。

15. 关于厚朴生姜半夏甘草人参汤　论云：发汗后腹胀满者，厚朴生姜半夏甘草人参汤主之。此为补脾助气、行气除胀之剂，从用量上看，参草量小，朴姜夏量大，厚朴半斤，人参一两，这提示虚中夹实之病机，盖胀非苦不泄，满非辛不散，半夏辛温和胃，生姜辛通滞气，用作辅药，参草鼓舞胃气，以振中州，形成消补兼施之剂，若颠倒了药之用量则效不显。

16. 关于苓桂术甘汤　“心下逆满，气上冲胸，起则头眩脉沉紧”与“心下有痰饮，胸胁支满目眩”二者病机实同，皆是脾阳不振，饮停中焦，故用温阳健脾，化饮利水法。此与苓桂甘枣汤仅异一味，而症不相近。彼云脐下

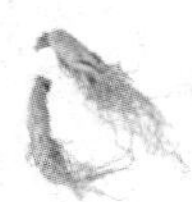

悸欲作奔豚，乃其症轻而饮停下焦；此云心下逆满，起则头眩，乃其症重而饮停中焦，足见其别。后世医家多宗经义用苓桂术甘汤加味治阳虚阴盛、脾失健运、水饮停滞之痰饮病，其证候包括水肿、心悸、眩晕、气短咳嗽、胸胁胀满、下利等。“病痰饮者，当以温药和之”之旨即本方之义。

17. 关于茯苓四逆汤　柯琴云：阴阳之标本皆从烦躁见，烦躁之虚实又从阴阳分，烦躁属阳者则烦为阳盛，躁为阴虚矣；烦躁属阴者，烦为阳虚，躁为阴竭矣。阴阳不相依附，故为烦躁。

论中用茯苓方者有桂枝去桂加苓术汤、苓桂术甘汤、苓桂甘枣汤、真武汤、茯苓四逆汤、五苓散、茯苓甘草汤、猪苓汤、附子汤、柴胡加龙牡汤。其加减法提茯苓者计 4 方，小青龙、小柴胡、四逆散、理中丸。全论共现 15 处，皆为水湿为患，取其利水气而治悸、眩、小便不利。阳虚水泛之证在温阳之基础上加利水之品更易回阳。湿温病之“通阳不在温，而在利小便”即是此理。

18. 关于五苓散　大汗出、胃中干者乃胃无津液而烦躁，故与水润之，小便不利消渴者乃脾不转输津液不布之故，故以五苓散散之以助脾。抓住温阳化气、健脾利水之旨，则凡属脾虚湿盛之小便不利或虽口渴而饮后不适，甚至饮后即吐，舌苔白腻厚滑或苔虽少而多津者均可用。《金匮》假令瘦人脐下有悸吐涎沫而巅眩，此水也，五苓散主之。又云：心下有支饮，其人苦冒眩，泽泻汤主之。丹溪有“经水不行，非无血，乃痰饮碍而不行”之论。此烦渴，舌必不红，苔必不燥，诚如恽铁樵说唇口虽焦，舌面必不干燥。本方利水通阳化气，可治诸湿水肿。茯苓配猪苓、泽泻，利水者也；配白术，实脾者也；配桂枝，温化通阳者也。

19. 关于小柴胡汤与小建中　对于虚人，气虚可加芪术，血虚加归芍，阴虚去半夏加玉竹、生地黄；阳虚去黄芩，酌加附子、巴戟，热甚去人参。左胁痛加姜黄、枳壳，右胁痛加郁金、枳壳，胸痛彻背加瓜蒌、薤白。有人认为鼻渊不仅有风热者，也有胆热者，故治以小柴胡疗效满意。“伤寒阳脉涩，阴脉弦，法当腹中急痛”者，小建中的腹征是腹直肌紧张，按之不柔，犹如弓弦，深按腹部虚软，但自中脘上有动气，浮涩者气血不足，中虚寒

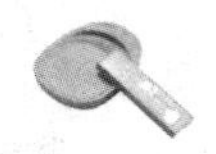

也，沉弦为木郁乘土之象，先与小建中补虚缓急，使脾得建，中土敦实则肝乘之象或可自退，不愈者再以小柴胡解郁，两和肝脾则可收工，由此提示肝脾不和之腹痛，肝气横逆犯脾者当用小柴胡，土虚木乘者当用小建中。至于呕家不可用建中者乃素有湿热之呕家，方中甘药助湿生热，素体虚寒之呕家正可投方。

“但见一证便是”的问题，论云呕而发热者，柴胡证具，设胸满胁痛者，与小柴胡汤；阳明病，胁下硬满，不大便而呕，舌上白苔者，可与小柴胡汤；阳明病发潮热，大便溏，小便自可，胸胁满不去者，与小柴胡汤；伤寒差后更发热者，与小柴胡。所见之证均在小柴胡主证之例，但均不必悉具。

大柴胡的腹诊可见心下急，按之满痛，胸胁苦满，上腹角较宽，大腹部充实紧张，心下不厚而坚；柴胡加龙骨、牡蛎之病机为正虚邪陷、痰热扰神、三焦壅滞的复杂证候，治宜扶正祛邪，坠痰镇惊，泻热利水。

20. 柴胡变证　得病六七日，脉迟浮弱，恶风寒，手足温，医二三下之，不能食……本渴而饮水呕者，柴胡汤不中与之。此太阴脾阳不足，虚而生寒，寒湿郁滞者，本渴饮水呕者、食谷哕者，乃土湿失和所致，与柴胡证不同。

21. 关于脏结　《伤寒论》中述3条概括了五脏阳气衰竭病变。

（1）如结胸状，饮食如故，时时下利，寸脉浮，关脉小细沉紧，名曰脏结，舌上白苔滑者难治。此为肺脏结，其病在气，若真气亏竭则气化衰而至肺脏结。诸气膹郁皆属于肺，膹者，喘急上逆，郁者，痞闷不通。肺气结于上，气化不行而大肠失传导之常。

（2）脏结无阳证，不往来寒热，其人反静，舌上苔滑者，不可攻也。此为火衰。

（3）病胁下素有痞，连在脐旁，痛引少腹入阴筋者，此名脏结，死。此为肝脏结。

脏结病位有上、中、下三焦之分，与结胸相比较，病机有血与气、实质病变与功能障碍之别，多因病久脏气衰竭而郁结不通。结胸是阳邪下陷，尚有阳证见于外，故脉虽沉紧有可攻之理，脏结是积渐凝结而为阴，五脏之阳

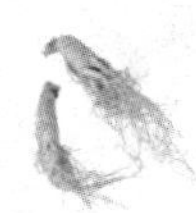

已竭，是为死阴，绝不见阳。外无烦躁潮热之阳，舌无黑黄芒刺之苔，虽有硬满之证，慎不可攻。理中、四逆辈温之尚可有生机。肿瘤结块有形之病多有脏结证。

22. 大陷胸与大承气　此二证病位有心下与胃中之分。仲景所云“心下”正今日所说“胃中”，所云“胃中”正今日所谓“大小肠”。胃为都会，水谷并居，清浊未分，病则食痰相结不解则成结胸；大小肠精华已收，糟粕独居，病则秽物结为燥屎。大承气专主肠中燥屎，大陷胸并主心下水食。燥粪在肠必借推动之力，故需枳朴，水食在胃必兼破饮之药，故用甘遂。且大承气先煮枳朴而后入大黄，大陷胸先煮大黄而后入硝遂。此为治上宜缓，治下宜急，大黄生熟之用其别如此。

23. 小陷胸汤　在王孟英医案中运用于外感一十五案、杂病二十案。

（1）肺胃痰热者，加薤白、马兜铃、贝母以增清肺化痰之力，加紫菀、旋覆花、枇杷叶宣肺宁嗽，加紫苏子、白前、杏仁降肺助肃。

（2）胆胃痰热，合温胆汤加减治之。

（3）肝胆痰热，热加黄芩、栀子、川楝子、石膏、知母；津亏加天花粉、沙参、石斛；便秘加郁李仁；痰热甚加竹沥、当归龙荟丸。

小结胸，正在心下，按之则痛，脉浮滑者，小陷胸汤主之。提示病位在胃。

24. 三物白散　王好古曰，巴豆若急治为水谷道路之剂，去皮心膜油生用；若缓治为消坚磨积之剂，炒去烟令紫黑用，可以通肠，可以止泻。

《论》中水寒互结之痰饮无热证者，取三物白散去寒痰，故取巴豆熬黑去烟熟用，避其峻泻，取其去寒痰之功。《外台秘要》走马汤治中恶心腹胀，大便不通，用巴豆二枚，去皮心炙黄；杏仁二枚，以锦包敲碎；热汤一合，捻取白汁服之。为急开闭塞法。此二方炮制不同而效用各异。由病在膈上必吐，在膈下必利的启示下，有用该方治急喉闭者，每次用少许（0.1 ～ 0.3 克）吸入咽部，1 ～ 3 小时，先有呕吐大量痰涎，使喉头水肿得以消散，继而为腹泻，一日之内不得过 3 次使用。

仲景温下一法，目前腹痛便秘乃至急腹症治疗往往被忽视。

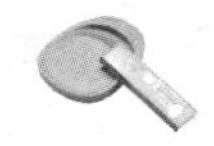

25. *谈泻心汤* 李时珍谓：泻心者亦泻脾胃之湿，非泻心也。

但满不痛为痞，痞者否也，天气不降、地气不升之义。芩连大苦以降天气，姜、枣、人参辛甘以升地气，所以转否为泰。君以半夏，因证起以呕，取半夏降逆止呕如神。半夏泻心汤治心下痞硬者，干姜辛热，芩连苦寒合用以为功，说此证寒热互结并不妥当。凡结者，必有物，大结胸是水与热，小结胸是痰与热，寒实结胸是寒与痰，热入血室是热与血，也有脏腑之气自然结者。则热也能结、寒也能结，就是寒热不能结，因寒热如冰炭。柴胡证之胸胁满微结、白虎证之舌上干燥而烦的热结在里都是热结，阴盛之脏结、大黄附子汤之胁下偏痛是寒结。或因热而结，或因寒而结，绝无寒热互结者。冰炭之不容焉可互结？

泻心汤类方共 8 个，即半夏泻心汤、大黄黄连泻心汤、生姜泻心汤、甘草泻心汤、附子泻心汤、黄连泻心汤、旋覆代赭石汤、厚朴生姜半夏甘草人参汤，方名共用药 14 味，其加减变化以半夏泻心汤为中心。

从半夏泻心汤配伍，可分 3 组，即芩连苦降，姜夏辛开，参草枣甘温补中气。陈修园在干姜黄连黄芩人参汤方歌中云：芩连苦降借姜开，济以人参绝妙哉，四物平行各三两，诸凡格拒此方赅。大医心悟可见一斑。

试分析之。

（1）姜连相伍，干姜辛热散以和阴，温中焦之阳，黄连苦寒降以和阳，寒以清热，辛开苦降使中气转枢有序，升降反作得正，故半夏、生姜、甘草三泻心汤与黄连汤皆有之。

（2）姜夏相伍，暖脾燥湿，降逆止呕，下气消痞，对无形之气结、气逆及有形之痰浊皆效。二药相伍温而复燥，阳气布化，阴霾自散，中气健旺，无形有形之邪扭结之势尽解，故半夏、生姜、甘草三泻心汤与黄连汤皆用之。

（3）干姜、人参同用，温中补虚之力尤著，凡中虚者皆用之，故半夏、生姜二泻心汤及黄连汤皆用之。

（4）夏参相伍，凡因痰浊或其他原因而致胃气上逆，症见呕吐、嗳气者，半夏可平，人参益元，使中气旋转，从而气机条畅而痞自除，故半夏、生姜泻心汤、黄连汤、旋覆代赭石汤、厚朴生姜半夏甘草人参汤皆用之。

此略析足见仲景用药法度。

26. 欲求阴阳之和者必求之于中气，求中气之立者必须建中　数脉有力者实，无力者虚，有愈数愈热与愈数愈虚之不同。

妇人中风，发热恶寒，经水适来，得之七八日，热除而脉迟身凉，胸胁下满，如结胸状，谵语者，此为热入血室。可与逍遥法，少加姜桂及酒大黄，收效尤捷。缘血虽结而化热，本为寒凝不行也。

27. 再谈泻心汤　心下痞，按之濡，其脉关上浮者，大黄黄连泻心汤主之。此证乃心下闷憋，腹诊无抵抗及压痛。心下当胃之上脘，关上浮者为中气浮升，为阳邪。按之濡乃无形之邪，热即无形，故用沸水泡药，取性而不取味，用药清轻之义。

心下痞而复恶寒汗出者，附子泻心汤主之。此不见发热头痛身痛，纯恶寒汗出乃卫阳之虚而不固。邪热有余正阳不足，设治邪则遗正恶寒益甚，或补阳遗热则痞满益增，故寒热补泻并投，诚不得已。别煮附子汁和服，则寒热异其气，生熟异其性，同行而功各异，是仲景之妙用。上热下寒者可清上温下，表寒里热者可温散表邪，清泻里热。

本以下之，故心下痞，与泻心汤，痞不解，其人渴而口燥烦，小便不利者，五苓散主之。此患有水饮，下后胃虚水饮停蓄之痞，宜宣通化气。热痞用大黄黄连泻心汤，表阳虚用附子泻心汤，虚热呕者用半夏泻心汤，虚热水气成痞用生姜泻心汤，虚热甚者用甘草泻心汤。水气为患，病关肺、脾、肾三脏，中焦至关重要，五苓健脾化气就是异病同治，一方多用。

伤寒汗出解之后，胃中不和，心下痞硬，干噫食臭，胁下有水气，腹中雷鸣下利者，生姜泻心汤主之。此乃胃气痞塞，虚热浊气上逆所致，中阳不运，水气不化，故腹中雷鸣下利。为脾阳受损，胃有虚热，胁下有水气之证。

痞，在《论》中凡十九条，共二十六见，有表述满闷不舒症状者，有指腹内有形积块之体征者，还有作病证概念提出者。痞之本义即阴阳相隔，上下气不通、满而不畅之象。易以乾上坤下为否，阳隔而阴不升；方书以不通

为痞，满痛为结胸。《论》言病发于阴而反下之因作痞、脉浮而紧而复下之，紧反入里则作痞，此言损中气而不转之病机；但满不痛者，此为痞，按之自濡，但气痞耳，此指病状。勿论痞之气结不通或痰食水饮瘀血互结，都不同于虚症之任按揉且有快意，若按之柔软则“心下痞硬”无从说起。其实，濡硬乃对待之辞，濡对结胸之按之石硬而言。

冉雪峰谓：大抵满为结胸和痞之共有，而濡为痞之独有，何以言之？濡则不硬，硬则不濡。泻心汤证固有不痛者，而痞满兼痛者并非少见，故痞之痛与不痛并非绝对，以为与结胸之硬满而痛对待言耳！

《论》中痞之意义非全同，须加以详辨，学者宜在意之。“病胁下素有痞”可资为证，指胁下肿大之肝脾，有形可征，属癥积之类。

对比诸泻心汤，半夏泻心汤证以逆气呕吐为重，生姜泻心汤证呕尤显并伴干噫食臭，甘草泻心汤证虚象较显且下利突出。仲景方随证立，药随方变。

旋覆代赭汤证，眼目在心下痞硬，噫气不除。《灵枢·口问》谓：寒气客于胃，厥逆从上下散，复出于胃，故为噫。说明心下痞不为噫气而除，非单纯气痞，必有痰饮结聚为患，用此方镇逆降痰和胃而消之。旋覆花消痰结，代赭石下逆气，半夏助之，生姜重用，意在散水气。代赭石用量甚轻，因其重坠，若量大必伤中气，噫气非但不除，反会加重，此仲景又一心法。

28. *议白虎加人参汤*　邪热虽炽而现种种不足之象，只用白虎，断难生效，盖气液大伤，正不胜邪，服之非但不效，亦不能运药力，热必不除，反至寒凉下迫，转为滑泻或增肢厥，变证百出，然热炽之时非白虎绝难为功，故有加人参助正气而益阴津之法，用白虎人参汤眼目有比白虎证汗渴更甚者，有无大热大汗而以渴为主述者，有脉洪大反无滑数或脉象无力或虚数者，有气血阴液亏虚者。凡此种种，俱要加参，但其渴饮一证要与肾气丸证之下虚为渴，五苓之水逆为渴相区别。又有上消者是为肺胃热盛，津气两伤之白虎加参证，《论》云：若渴欲饮水，口干舌燥者，白虎加人参汤主之。喻嘉言谓：白虎治火热伤其肺胃，清热救渴之良剂也。

口干舌燥，舌上裂纹起刺，阳明里热炽盛，渴欲饮水，本当用白虎，但

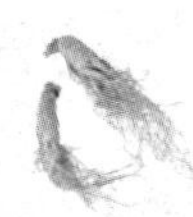

若热炽津伤达到口干舌燥出现裂纹起刺的情况下，不仅仅是热伤阴液，更是壮火食气，这样更需加参益气生津。

29. 桂枝附子汤　“风湿相搏，身体痛烦，不能自转侧，不呕不渴，脉浮虚而涩者，桂枝附子汤主之。若其人大便硬，小便自利者，去桂枝加白术汤主之。”此条宜与《金匮》“太阳病关节疼痛而烦，脉沉而细者，此名湿痹，湿痹之候，小便不利，大便反快，但当利其小便”合看。

术附配合是用于表阳虚而里湿盛，方后自注云“此本一方二法，以大便硬、小便自利去桂也，以大便不硬、小便不利当加桂”。桂枝附子汤、白术附子汤、甘草附子汤三方皆用附子温阳，俱为阳虚风湿证而设，桂枝附子汤用于表阳虚而风邪盛者，用附子三枚伍桂枝，温经通阳祛风解肌；白术附子汤用于表阳虚而风邪微湿邪盛者，故用附子一枚半伍白术，并走皮间逐水气；甘草附子汤用于表里阳气俱虚，风湿俱盛且留滞更深，故用甘草为君，附子二枚，意在缓急，伍白术、桂枝使风湿俱去。

30. 心动悸　心动悸的表现为心或腹主动脉搏动异常所致，自觉不安，腹诊有搏动感，位于虚里称虚里悸，由腹主动脉搏动所致者，按波及部位不同，有出现在心下部位的心下悸，出现在脐上的脐上悸（也称水分悸），出现在脐旁的脐旁悸，出现于脐下的脐下悸。动悸亢进多属虚证，小建中汤、炙甘草汤、桂枝甘草龙骨牡蛎汤、苓桂术甘汤、苓桂枣甘汤可随证选用。

31. 阳虚之人汗多亡阳，阴虚之人汗多亡阴　汗后恶寒者，气泄而阳虚，防病步入少阴，不恶寒反恶热者，津伤阳实，是已步入阳明，将成承气证，宜早与调胃承气汤。

“小便数者，大便必硬，不更衣十日无所苦也”，此无潮热、谵语等证是津亏之便秘；“病人无表里证，发热七八日，脉虽浮数者，可下之，假令已下，脉数不解，合热则消谷善饥，至六七日不大便者，有瘀血，宜抵当汤”，提示消谷善饥者可有瘀血内停。

太阳蓄血之发狂、如狂，阳明蓄血之善忘，屎虽硬，大便反易，其色必黑，共同提示了神志病变是瘀血内停可能出现的证候之一。

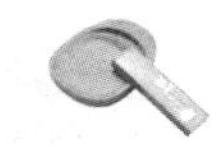

32.“发汗多，若重发汗者，亡其阳，谵语，脉短者死，脉自和者不死”《论》中论短脉只此一条。脉体何以短？脉之动者气使之也，气充满于脉，则首尾齐起齐落，故脉形见长，气虚不能充满于脉，则气来之头鼓指有力，气过之尾衰弱不应指，故其形似断而见短。经曰，短者气病，长则气治。或因痰气食积阻碍气之通行、或因阳气不充等均可见短脉。谵语脉短者，邪热盛，正气衰，阳证见阴脉，故主死，为积极救治。

33. *猪苓汤*　阴虚有水气停蓄者，是猪苓汤证。岳美中先生谓猪苓汤以疏泄湿浊之气而不留其瘀滞，亦可滋润真阴而不虑其枯燥，虽与五苓同为利水之剂，一用术桂暖肾以行水，一用滑石阿胶以滋阴利水。

本方证特别是咽干浮肿和五苓证相类似，而五苓证虽有小便不利，但无排尿困难，也无尿黄。五苓证之浮肿乃全身轻度浮肿，猪苓之浮肿易出现在下半身。此方为下焦蓄热利尿之剂，可用于淋病或尿血，也可用于肾衰竭。

猪苓汤开育阴利水法之先河。

34. *脾约与麻仁丸*　现在很多老年人便秘，医生便处麻仁丸，特别是知道一点中医的西医大夫，但这样对不对呢？

关于脾约便硬的形成，《伤寒论》以“趺阳脉浮而涩”，点出脾约的病机，“浮则胃气强，涩则小便数，浮涩相搏，大便则硬，其脾为约”，浮为胃热亢盛，涩为津液不足，脾将有限之津液但输膀胱而见小便数，致津液更少；另一方面，胃的燥热导致大肠不濡润而大便硬，这正是浮涩相搏、大便则硬的道理。胃热盛、津液亏二者缺一不可。麻仁丸中有小承气又有益阴润燥之药，并无扶脾之义，若把年老气弱津血亏损甚至脾气虚弱之便秘当作脾约证，有失仲景心意。凡胃热燥结又非承气攻下者悉宜脾约丸方，可以说此方是仲景的增液承气汤。恽铁樵说麻仁丸之用自较承气为平善，然必用于阳证，若阴证误施，为害亦烈。

35. *瘀热与发黄*　“伤寒瘀热在里，身必发黄”，瘀热在里乃邪热瘀于血分之义，是发黄的病机之一，麻黄连翘赤小豆汤历代医家以解表退黄解，是对瘀热在里和麻黄功用的曲解。《本草经》云：麻黄治中风伤寒，破癥坚积聚。

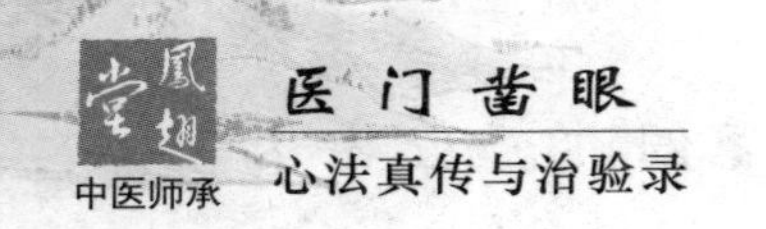


结合病机及药物配伍，用麻黄旨在入血散瘀；连翘散诸经血结气聚，可谓散结凉血解毒之药；赤小豆清血分之湿热。唐容川谓连翘散血分之热，赤小豆疏血分之结，仲景用赤小豆当归散治肠风下血和狐惑蚀肛成脓等，可见本方用意在活血利湿。梓白皮清热利湿，杏仁利肺行水，共成散血活瘀利湿解毒之剂。

36. 六经病传变之说　仲景以太阳、阳明、少阳、太阴、少阴、厥阴言病，是区别病的六种类型，在每一型中都包括许多脏腑的病变，并不限于某一脏、某一腑的病变，且三阴三阳六病之发生和转变是由病邪性质和体质的从化以及治疗的当否这 3 个因素来决定的，其病情可由阳转阴，也可由阴转阳，即可由实转虚，也可由虚转实，时刻处在动态变化之中，绝不是那种按照固定日传一经之序进行变化。

37. 少阳中风　少阳中风，两耳无所闻，目赤，胸中满而烦者，不可吐下，吐下则悸而惊。此上中二焦邪热也，不可吐下者，非痰涎壅盛、心下满烦之瓜蒂散证，也非热盛成实之承气汤证，误吐下悸而惊者，心阴虚损波及厥阴，心与包络二伤，神不守舍也。

38. 阳去入阴说　伤寒六七日，无大热，其人躁烦者，此为阳去入阴故也。对于阳去入阴有二说：其一，阳为三阳，阴为三阴，就是由三阳入三阴。其二，阳为表，阴为里，就是由表入里。后一说含义较广，包括了前一内容，更为合理。

39. 太阳变证腹痛　本太阳病，医反下之，因而腹满时痛者，属太阴也，桂枝加芍药汤主之，大实痛者，桂枝加大黄汤主之。太阴腹痛不是胃家有宿食燥粪，而是脾之血络中气血流动不畅痉挛而痛，从临床观察，有宿食燥粪的大实证多不痛，痛也在脐周而很少全腹痛。而太阴之腹痛，痛在肠胃之外的脉络，多全腹弥漫性疼痛，不限于脐周。太阴腹痛因轻重不同病理有别，有的按之痛止，有的按之痛重，前者是腹满时痛，后者是大实痛，需以桂枝加芍药再加大黄以散瘀。

40. 小便变化的意义　小便变化对病证诊断有着重要意义：①识津液存亡。有太阳发汗而津亏者，有风温误下而津夺者，有火逆津液被灼者，有汗

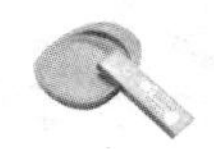

家重发汗阴竭于下者。②辨病位病机。饮水多心下悸者为水停中焦；小便少者，水停下焦。其小便不利一证，真武汤证为阳虚水停，五苓散证是内有水饮气化不行，猪苓汤证为阴虚水热互结，四逆散证为气机郁滞。小便不利与发黄并见，反映湿瘀内蕴而不得下泄。小便利否以辨下焦蓄水与蓄血。据小便多少以测大便的硬度。③审证候属性。表证无内热小便清，里虚寒证小便色白，小便数欲失溲说明阳气不足，又有小便不利小便难为中阳虚、元阳虚者。④断预后良恶。

41. *少阴病脉细沉数，病为在里，不可发汗*　人知数为热，不知沉细中见数为寒甚，真阴寒证脉息常有一息七八至者，尽概之一数字中，按之无力而数，宜深察。当据其有力无力及见证而定，不可见一细数就认为阴虚有热。“少阴病，脉微，不可发汗，亡阳故也，阳已虚，尺脉弱涩者，复不可下之”，脉微有亡阳之虑，故不可汗，尺弱涩为里阴不足，故不可下，此谓阳即虚矣，更不可竭其阴以速毙。章虚谷曰：少阴病有麻黄附子细辛汤之发汗者，有承气下者，如其脉微为亡阳，尺又弱涩者阴阳两虚矣，虽有汗下之证，当以脉为凭，不可用汗下之法，必须权宜施治。

“少阴病，但厥无汗，而强发之，必动其血……是名下厥上竭，为难治”。以下厥本是阳虚于下，阳下陷而不升则卫气不达于肌腠，故无汗，明言卫阳不外达则无津液随行，故但厥无汗，仍强发之，则肌腠间既无气津，只有营血独被其劫。上竭者血从上出，阴竭于上。难治者，下厥非温不可，上竭者又不可温，故为逆中之逆，血动妄行之际，“或从口鼻，或从目出”，凡有孔窍都可出，故仲景言“未知从何道出”，实属经验之谈。

42. *少阴病，下利止而头眩，时时自冒者死*　下利止而阳回者，必然精神爽慧，饮食有味，手足温和，病真愈也，所谓阳回利止者生，若利虽止，依然饮食不下，烦躁不安，四肢厥冷，真阳未回，下利何由自止？势必阴精竭绝，真死证也，故曰阴尽利止者死。

“少阴病，六七日，息高者死”。此肺气将绝也，乃呼吸浅表、呼多吸少的喘迫之象。

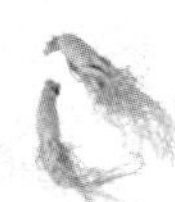

“少阴病，得之二三日以上，心中烦，不得卧者，黄连阿胶汤主之”。《温病条辨》下焦篇云：少阴温病，真阴欲竭，壮火复炽，心中烦，不得卧者，黄连阿胶汤主之。舌黄者，重用芩连，舌红无苔者，芩连减量加生地黄、麦冬等。痢疾日久，阴虚火旺血利不止重用阿胶，不可畏其补腻而不用。

43.“少阴病，得之一二日，口中和，其背恶寒者，当灸之，附子汤主之”“少阴病，身体疼，手足寒，骨节疼，脉沉者，附子汤主之” 柯琴谓此为大温大补之方，乃正伤寒之药，为少阴固本御寒第一剂也。以附子温阳，参苓白术健脾，芍药敛阴。附子汤为阳虚寒湿之身痛而设。附子功善补元阳，驱寒镇痛运化水湿。附子与不同药物配伍并用，疗效可不同。参附重剂相伍，疗阳衰气脱之厥及虚损诸证，如阳气外亡之大汗脉微厥逆，阳气欲脱之泄泻、遗尿、崩中、漏下及脏器脱垂重症；也可峻补肾阳，凡命火衰微、心阳不振所致心神不敛诸证，如惊悸、怔忡、失眠等证。术附重剂相伍，双补脾肾之阳，用于寒湿阻滞之经脉筋骨之痹痛，寒湿内蕴之痰眩、泄泻、白带等，脾肾虚寒、肠寒便血、胃寒呃逆等证。附苓重剂相伍，善疗阳虚蒸化无力之尿少癃闭，水气肿胀及泄泻带下等证。附芍重剂相伍，治阳虚脘腹肌肉挛急之痛。

44.“少阴病，下利便脓血者，桃花汤主之” 脓血利久不止，痛在少腹者，此为良方。脓血利有阴阳之别，桃花汤为下焦不固而设。赤石脂涩肠护膜；干姜温阳散寒；糯米养胃，助赤石脂干姜以厚肠。本方以久利不愈、腹痛喜温喜按、舌淡苔白、脉迟弱等脾阳不足虚寒滑脱见证为要。若脾肾俱虚、阴寒内盛之证则力嫌不足，应酌加附子之辛热；若湿热下利，内有积滞，则勿用本方。服法不可不讲，赤石脂一半全用入煎，另一半筛末，汤送服方寸匕（约3克），可以说仲景当日已知肠烂肠溃，赤石脂可生肌护膜。鉴于此，勿论何因所致的结肠溃疡，在辨证施方的基础上均可加服赤石脂末。

45.“少阴病，吐利，手足厥冷，烦躁欲死者，吴茱萸汤主之”“少阴病，吐利躁烦四逆者死” 烦躁与躁烦当有别。前者当是心中烦而身躁动不安，甚者转侧难卧，实际是胃中难受。后者躁烦必见昏睡无神，无意识的躁扰不宁，是为失神，故主死。

吴茱萸汤的临床运用需注意几点：一是呕吐，凡证属虚寒，呕吐澄澈清冷者非此不除；二是病在肝胃，肝寒犯胃非吴茱萸不温；三是呕吐多伴见巅顶痛。现在高血压病之头痛呕吐符合吴茱萸汤证者实不少，用之头痛呕吐止，血压随之下降。

46.“少阴病，下利咽痛，胸满心烦者，猪肤汤主之” 与栀子所治之心烦大异。彼是邪热扰胸，此是阴虚于下而浮热上扰。《张氏医通》载徐君育素阴虚火旺且有脾约便血一证，十月间患冬温发热咽痛，医遍用麻、杏、夏、枳、桔之属，喘逆倚息不得卧，声嘶如哑，头面赤热，手足厥冷，右手脉寸关虚大微数，此热伤太阴气分也，与玉竹、甘草等均不应，为制猪肤汤，令隔汤炖热，不时挑服，三日声清，终剂而痛若失。《临证指南医案》载张某阴损三年不复，入夏咽痛拒纳，寒凉清咽反至泄泻，则知龙相上腾若电光火灼，虽倾盆暴雨不能扑灭，必身中阴阳协和方息。主以猪肤汤。此汤为仲景润燥法。

47.四逆类方有六方，均以四逆汤为基方　其亡血津脱者加人参，为四逆加人参汤，阴寒盛于下格阳于上之戴阳，去甘草加葱白为白通汤；热药难入干呕烦者，加人尿、猪胆汁为白通加猪胆汁汤；阴寒内盛格阳于外者，倍干姜加附子量为通脉四逆汤；阳亡津竭者，再加猪胆汁为通脉四逆加猪胆汁汤。四逆汤突出温守，白通、通脉四逆突出温通。

48.关于少阴急下证　少阴急下证的实质是少阴热化伤津液，燥热成实。多在病情危重阶段出现。为正虚邪盛，气血津液皆不足，又有胃府热结之邪作祟，至虚有盛候。无粮之师贵在速战，非下不足以救其阴。与阳明之急下可归结为“急下存阴、同源异派”8字。少阴病急下3条当合看，不可孤立，当具胃肠燥实特征，诸如不大便腹胀或自利清水之热结旁流、心下痛口干舌燥等证，还应参于腹胀满疼痛拒按等证方可出治，非阳明正盛邪实、脉证显而易见者可比，故非学验具丰者莫可能辨。

49.凡厥者，阴阳气不相顺接便为厥，厥者，手足逆冷是也　本条解释厥之缘故，不专指寒厥言。“凡”字冠首，则不独言三阴之厥，并赅寒热二厥在内。临床我们常见到发热病人四肢末梢冰冷，就是热厥。气为血帅，气行则血行，气寒则血凝，气有一息不通，血便有一息之不行，热厥阳气郁结，寒厥阳气衰微，理以此辨。血行不畅而生瘀，厥者必瘀。

50. 伤寒厥而心下悸宜先治水，当服茯苓甘草汤，却治其厥　心下悸大率属痰与饮，加龙骨牡蛎绝妙。又此证有致不寐者，酸枣仁汤归脾汤皆不能治。曾治一女子心下动悸甚剧，有摇动之感，于是眩晕不能起，卧则惊而目不合，如此数年，百药不医，即以茯苓甘草汤加龙骨牡蛎渐效。非有奇药异术，能起沉疴者，乃经方之验。

51. 关于《论》中血证问题　论血证者约 34 条，包括衄血、便血等出血证，瘀血证及热入血室等。

（1）伏其所主，宣发火郁。麻黄汤治衄，麻黄虽为发汗重剂，实是发散肺中火郁重剂，用麻黄升麻汤治瘀血吐脓血，注家多疑惑，阳郁于上而用麻黄、升麻透热于血分之中，即是必伏其所主而先其所因。温病家云“入营尤可透热转气”，恐早用凉遏冰伏，也是因势利导，得仲景心法矣。

（2）阴虚出血固多，阳虚也不少，《论》之甘草干姜汤、黄土汤皆温涩之剂。

（3）大黄黄连泻心汤为泻火之剂，直折之法。

52.“炙”，肉在火上，本意与蜜无关　《论》中有用枳实言“炙”“炙令黄”“水浸，炙干”，甘草在《论》中除甘草汤、桔梗汤不言“炙”之外，余均用“炙”，可见，仲景“炙”法仅为今天的清炒，并非蜜炙。

53.《论》中虽无八法之名，确有八法之实　程钟龄《医学心悟》首揭八法之名，实渊源于仲景。汗法有麻黄之峻汗，桂枝之解肌，桂麻各半之小汗，发表清里之大青龙，发汗温经之麻附细辛。下有峻下、和下、缓下、润下、逐水、温下、逐瘀。和法如柴胡剂、黄连汤、四逆散、泻心汤，可缓寒热相争，阴阳错杂、气血紊乱。温法有祛寒之理中、吴茱萸、真武，回阳之四逆诸汤。其清热生津、清热除烦、清热宣肺、清热化痰、清热泄痞、清热退黄、清热利水、清热止利、清上温下、清热育阴诸法赅备。

54. 煎药之法最宜讲究　仲景有浸渍法，代表是大黄黄连泻心汤。急煎法如芍药甘草汤“以水三升，煮取一升五合”，甘草干姜汤、四逆汤、四逆

加人参汤、通脉四逆汤，也都是以水三升，煮取一升五合。茯苓甘草汤“以水四升，煮取二升”，茯苓四逆汤“以水五升，煮取三升”，麦门冬汤“以水一斗，煮取六升”等，凡急煎之方，多药味少，药量轻或病情急需或一次顿服者。久煎法一般煎去2/3或3/4。最有代表性者是炙甘草汤，“以清酒七升，水八升，先煮八味取三升，去渣内胶烊尽，温服一升”，这样就是15升，大概是现代的3000毫升，6斤，只取3升，就是1斤多一些，快成稀膏了，用炙甘草汤者可思之。现今煎药看时间，不如控制溶剂量和煎出量这个实在的方法更具有客观性。

去渣再煎可能有两个方面的意义，一是不使药物长时间混合加热，破坏有效成分，可获得更高疗效；二是药剂大，取少了可使药力没有煎出，多了不便服用，这样先取多量药水再煎浓缩，最具代表性的是小柴胡汤。“以水一斗二升，煮取六升，去渣再煎取三升”。再者还有呕吐症状，不便多服的诸泻心汤也是去渣再煎。这就提示了可以用少量频服法，以效为准。

55. *归纳仲景服药方法对治疗有重要意义*　《论》中服药法宜深究，不可草草读过。计有常规的一日二服和三服，即“分温再服”与“分温三服”。连续服药如桂枝汤“又不汗，后服，当小促其间，半日许令三服尽，病重者，一日一夜服，周时观之，服一剂尽病症犹在者，更作服，若汗不出者，乃服至二三剂”，黄连汤的“昼三夜二服”，理中丸之“日三四，夜二服”，麻黄连翘赤小豆汤之“半日许服尽”等，总是以知为度。今日之服药法，多一日二三服，不论何病，皆如此，难怪药方对症，效不如意。顿服法为突击给药，为救急而设。又有试探给药，如大承气汤“得下，余勿服”，大陷胸“得快利，止后服”，可以看出，仲景对峻烈药的使用，不但注意配伍上给予监制，如十枣汤之用大枣，而且时刻注意“以知为度”，得汗、吐、下，邪见出路，即可停药。热药冷服以治格拒，治真寒假热者。递增服药，如小承气“初服当更衣，不尔者尽饮之，若更衣者，勿服之”，用于较峻烈药剂，以随药后变化，随机增加，勿孟浪行事。药食并进如白虎汤、白虎加人参汤、竹叶石膏汤、附子粳米汤等，以粳米助胃气，益胃阴，米汤加药可谓适口。桂枝、桂枝加

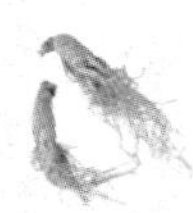

黄芪、栝楼桂枝等汤服之后喝热粥以助胃气等。

56. 仲景治厥　寒厥者阴寒内盛，阳气虚衰不温四末，当回阳救逆，治以四逆辈；热厥者，邪热深入，阳气内伏，不达四末，当清解邪热，主以白虎辈；气厥者，气机不畅，阳气郁结，当宣畅气机，主以四逆散；藏厥者，真阳极虚，当回阳大补真元，治以参附及四逆辈；血虚寒凝而厥者，气血不畅，当养血通脉、温经散寒，治以当归四逆汤；水厥者，水停心下，胸阳被郁，不达四末，当温阳散水，治以茯苓甘草汤；痰厥者，痰涎壅聚胸膈，阳气阻碍，当涌吐痰涎，治以瓜蒂散。总之，四逆皆阳气不达四末，先其所因而伏其所主，阳气流行，病去而厥愈。

57. 仲景用甘草在全论约有一百多方，是所用次数最多者　用量多少犹为悬殊，如芍药甘草汤、甘草干姜汤、炙甘草汤、甘草泻心汤皆以甘草为君药，且列为方名，皆用至四两，其余用甘草方者，分量多少不定，计有和中补虚、缓急止痛、除烦止渴、清热解毒、祛痰止咳、护阴生津、调和诸药等功用。配桂枝温补心气，配芍药缓急止痛，配附子温阳补中，配干姜温补脾阳，配枣、麦养心宁神，配桔梗祛痰利咽。

58. 中风、伤寒在《论》中实际概念为何　中风、伤寒应该是取象比类以风、寒属性而命名，而不是前贤所谓风伤卫则汗出、寒伤营则无汗。风性疏泄，汗出即称为中风，寒性收敛，无汗即称为伤寒。只是虚实判别而然。

后记：余读《伤寒》可谓用心，然仲景方外有方，法外有法，读一次便有一个新境界，真是不竭之泉，汲之不穷。读《伤寒》，温《金匮》，也我每日之课，遇疑难之证，必于仲景书中求法，思虑之余，豁然开朗。仲景书可为万病立法，信然！

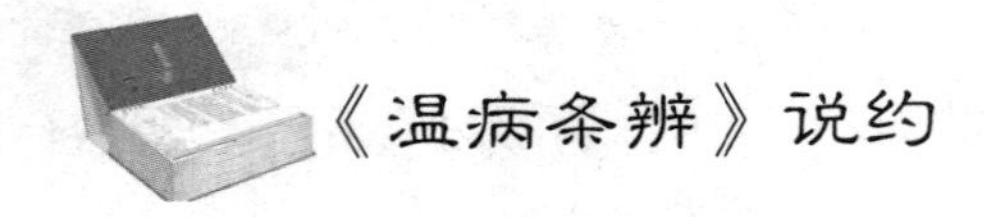

## 《温病条辨》说约

《温病条辨》被尊为四小经典之一，然初学者常不熟悉体例，读之茫然。

此文为我毕业论文，结合我自己读书心得，简约说说此书的中心思想，当然，只是简说，画个大概的轮廓。

1. 胪列九温、纲举目张　天有四时五行，以生长化收藏，以生寒暑燥湿风。六气运行而有春夏秋冬。人处气交之中，六气未免太过不及，或因气血阴阳之偏差而受六淫为病。前贤治温，散见诸篇，吴氏分列九温，而温病之学说大备。以初春阳气始，厥阴行令，风夹温者为风温；春末夏初，阳气弛张，温盛为热曰温热；正夏之时，暑病之偏热者曰暑温；长夏初秋，湿中生热曰湿温；感秋金燥烈之气曰秋燥；冬时严寒而反温，阳不潜藏曰冬温。此六者乃六节之温，按时推病。至于疠气流行，多兼秽浊，家家如是，若役使然，名曰温疫；诸温夹毒，秽浊太甚，名曰温毒；若人阴气先伤，又因于暑，阳气独发而病者，名曰温疟。首揭诸温大纲，二百三十八条，条条辨析，蔚成大观。吴氏宗河间三焦病位，囊括六脏六腑（注：手厥阴心包也为一脏，故曰六脏），自上而下，分论诸温，眉目清楚，论述精详。

2. 寒温水火阴阳辨　《难经》提出伤寒有五。古人于伤寒温病议论多歧，吴氏别出手眼，提出伤寒温病是水火之别，真知灼见，烛照后学，云："寒病之源于水，热病之源于火""偏于火者病温病热，偏于寒者病清病寒""温热阳邪伤人之阴，伤寒阴邪伤人之阳，此水火阴阳两大法门之辨"。阴阳各造其端，受邪有阴阳，为病亦有阴阳，温病伤寒岂可混哉！

3. 温病起于手太阴　叶天士有"温邪上受，首先犯肺，逆传心包"之明训，吴氏宗其说，也云"凡病温者，始于上焦，在手太阴"。手太阴者肺脏，属金，火可克金，温邪自口鼻而受，直犯清道，阳气最善发泄，阳盛必伤阴，故首遏太阴中之阴气，而为咳嗽、自汗、口渴、身热、尺肤热等症。《素问•平人气象论》"藏真高于肺，以行营卫阴阳也"；《伤寒论》分营卫阴阳，以外感初起，必由卫而营，由阳而阴，足太阳由外以统内，主营卫阴阳；手太阴为华盖，三才之天，由上以统下，亦由外以包内，亦主营卫阴阳，此以手太阴主营卫阴阳，而外感必自皮毛而伤及营卫阴阳，而言及温病始犯手太阴之理；又云"温病所受，始于身半以上，多自鼻孔而入，盖身半以上主天气，

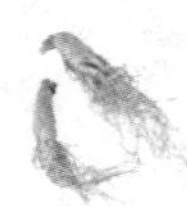

肺开窍于鼻，亦主天气也”，此言邪之害人，各从其类，阳邪受于阳位，故“温病者，始于上焦，在手太阴”。

4. *温热与湿温* 《温病条辨》中判定温病有温热与湿温两大类别。温病名目虽多，以此区分。温热乃纯阳之证，以阴柔而治阳刚，人多易明，唯湿温阴阳混杂，杂症最众，颇难辨治，世人多未明。凡例云：“是书虽为温病而设，如疟痢疸痹，多因暑温湿温而成，不得不附见数条，以粗立规模”。言虽如此，全论述湿温者条文甚众，治法甚多，可见湿温与温热为对待温病，互相发明，其理愈是明了。

5. *温病治法* 全论以三焦立论，凡属上焦者，以上焦法治之，中下二焦亦如是，“俾阅者心目了然，胸有成局，不至临证混淆，有治上犯中，治中犯下之弊”。若详论治法，要确分温热与湿温。

温热治法，始终以救阴津为主。“温为阳邪……最善发泄，阳盛必伤阴”“若留得一分阴液，便有一分生理”。救阴之法，大致为护阴与养阴二大法门。护阴即为消除热邪，保护阴津，养阴即滋养阴津，此二法从祛邪与扶正两方面来达到救阴之目的。若温邪初犯，伤及手太阴，以辛凉甘润之法以透邪外出，不可用滋腻以敛邪；肺胃热盛，以辛凉重剂清热保津，津伤重者，即入甘寒，若邪热至极，即取承气辈泄热护阴，阴伤重者可合滋养阴液法。温热之证，忌发汗利小便，苦寒太过。云“太阴温病，不可发汗，发汗而汗不出者，必发斑疹，汗出过多者，必神昏谵语”“温病小便不利者，淡渗不可与也，忌五苓、八正辈”“温病燥热欲解，先滋其干，不得过用苦寒，服之反燥甚”。上以逐邪为主。若阳邪伤阴重者，即养阴增液以护正。邪在上中二焦，肺胃津液耗伤，立甘寒法；邪热灼伤肝肾阴津，又立咸寒甘润之法，以壮水制火；为防阴气之耗散，立酸甘化阴法；苦可坚阴，又立甘苦合化阴气法。此四者，为吴氏养阴之心法，常相互为用。温邪入厥阴，常致神昏痉厥。在上焦以手厥阴主治，下焦以足厥阴主治。云：“痉厥神昏，舌謇烦躁，统而言之厥阴证，然有手足之分，在上焦以清邪为主，清邪之后继以存阴，下焦以存阴为主，存阴之先，邪尚有余，必先搜邪”“中焦府实，邪热鸱张，上

扰心神而神昏谵语者，即以承气辈攻泄秽浊”，常用牛黄、紫雪辈“芳香化浊而利诸窍，咸寒保肾水而安心体，苦寒通火腑而泻心用”。

湿温治法，首重气化。“盖肺主一身之气，气化湿亦化”，故上焦轻开肺气为治；“以湿温较之诸温病，势虽缓而实重，上焦最少，病势不甚显张，中焦病最多”，故中焦治法最众，辨清湿热之孰多孰寡，总以升降中焦为定法，开利气机。疟、痢、疸、痹四病虽见症不同，总不出湿邪细缊黏腻之病机。

湿邪伤人阳气，又人体质有阴阳，受邪有轻重，故特立寒湿一门以“互证湿温”。中焦篇云“湿之入中焦，有寒湿有热湿……其中伤也，有伤脾阳，有伤脾阴，有伤胃阳，有伤胃阴，有两伤脾胃，伤脾胃之阳者十常八九，伤脾胃之阴者十居一二”，下焦篇云“湿之为物也……其在人身也，上焦与肺和，中焦与脾合，下焦与少阴癸水合”，故特出辛温、甘温、苦温诸法。可见温病不可固执救阴之法，伤阳者亦应救阳。

6. **上焦证治**　上焦者，肺、心、心包。“治上焦如羽，非轻不举”。风温、温疫、冬温，若邪初伤肺卫，头痛、微恶寒、身热、自汗、口渴者主以辛凉平剂银翘散，为“风淫于内，治以辛凉，佐以甘苦法”，随见症之不同，或开胸、或滋液、或利肺、或清火；轻症主以桑菊饮而肃肺治咳，邪入气分即用甘寒法，初入营既用咸寒法；在血分有动血之妄者，即去升散之薄荷，而入冬、地、丹皮辈；肺胃热盛者，即主以辛凉重剂白虎汤；壮火食气者，即加人参益气。此开手三法，历举辛凉轻剂、平剂、重剂，力避辛温治温之害。上焦营血分之治也甚详，气血两燔，取玉女煎，去牛膝走下之物而加咸寒之玄参，以防动血；血从上溢者，取法犀角地黄合银翘散法，总不弃辛凉之法。邪热去而未尽，逗留胸中，取法栀子汤辈。温病应渴而反不渴，舌绛而干，为热入营中，治以清营汤，清气与凉营并举，以透热转气而解。误汗而发斑疹者，主以化斑汤，救肌表之血燥；用清宫汤咸寒甘苦，以救汗出过多神昏谵语之逆传。大头温毒，前贤多论及，吴氏化裁普济消毒饮加化清气之药，得轻可去实之妙！

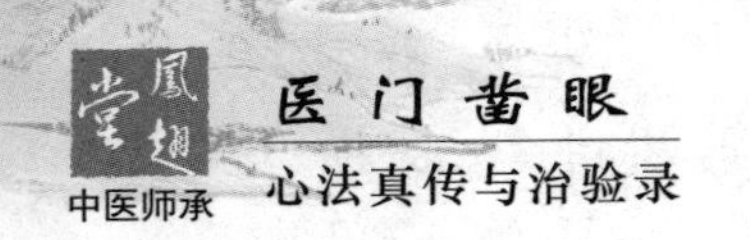
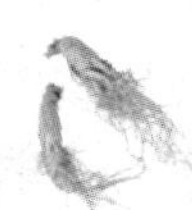


于暑温上焦之证，除白虎汤法外，立新加香薷饮发暑邪无汗之表。发明“暑兼湿热，偏于暑之热者为暑温，多手太阴之证而宜清；偏于暑之湿者为湿温，多足太阴之证而宜温”。

上焦者，手太阴独治，伤于湿者，肺受之而为表湿，三仁汤轻开上焦肺气，气化湿也化，解此二语，湿温之治思过半矣！

**7. 中焦证治** 中焦者，脾与胃。“治中焦如衡，非平不安”。诸温热中焦之证，以阳明腑实证为多，祛邪与安正同施，总不让邪热来灼中土，广扩仲景阳明病治法。对承气变证独出心裁，“阳明温病，应下失下，正虚不能运药者，新加黄龙汤主之”，调气阴，补胃气，去枳朴之耗液而入姜汁之宣胃阳；“喘促不宁，痰涎壅盛，右寸实大，肺气不降，宣白承气汤主之”，见上病下取之巧；“左尺牢坚，小便赤痛，时烦渴甚，导赤承气汤主之”，此火府不通二肠同治；“邪闭心包，神昏舌短，内窍不通，饮不解渴，牛黄承气汤主之”，此有闭脱之虞，恐消亡肾液而立手足少阴同治法；“津液不足，水不行舟，间服增液，再不下者，增液承气汤主之”，见邪正同治法。五承气曲尽承气之用，为后人楷模。下后余热不清，仍主以栀子汤辈，热邪深入血分而发斑疹者，忌用升提、壅补。发黄者，栀子柏皮、茵陈蒿汤随表里之不同，因证而施。

“不渴舌滑者属湿温”为辨明温热与湿温两证之大纲领。“风温、温热、温疫、冬温之在中焦阳明证居多，湿温之在中焦太阴证居多，暑温则各半也”，为诸温不同之大关键。寒湿证病位在足太阴，治以辛苦温，四逆、白通、五苓、理中诸方随证而施。湿温证为中焦之至紧要关头，治法以“升降中焦为定法”，糅合宣肺、利湿、清热、开窍、通络等法。述疟、痢、疸、痹诸证发前人之未发，例列新方，寓意深刻，可见神工之巧手！

**8. 下焦证治** 下焦者，肝与肾。“治下焦如权，非重不沉”。

温热入下焦，多灼伤肝肾阴精。对复脉汤之应用，见吴氏化裁经方之妙。云“温邪久羁中焦，阳明阳土未有不克少阴癸水者，或已下而伤阴，或未下而阴竭，若再下其热是速其死也，去参桂姜枣之补阳，加白芍收三阴之阴，故云加减复脉……用古法而不用古方，医者之化裁也”。指出“热邪深入，

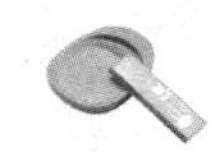

或在少阴、或在厥阴，均宜复脉”。盖“少阴藏精，厥阴必得少阴精足而后生”。创三甲复脉各尽妙用，谓下后阴虚而滑脱者，一甲养而涩之；阴虚阳不潜藏者，二甲养而镇之；阴虚不能上济心者，三甲养而济之。虚风内动，“以大队浓浊填阴塞隙，介属潜阳镇定”，糅复脉、黄连阿胶汤而制大定风珠方，法眼别具！

阳虚之质，患温不可过用寒凉而克伐阳气，故立半夏、桂枝、小建中汤之救逆法。上述见下焦温病，用药务必柔润滋腻为主。“本论原以温热为主，而类及四时杂感……今胪列四时杂感，春温夏热、长夏暑湿、秋燥冬寒，得其要领，效如反掌……瑭之所以三致意者，乃湿温一证，盖土为杂气，寄旺四时，藏污纳垢，无所不受，其间错综复杂，不可枚举……其变证也，则有湿痹、水气、咳嗽、痰饮、黄汗、黄疸、肿胀、疟疾、淋证、带证、便血、疝气、痔疮、痈肿等证，较之风、火、燥、寒四门之中，倍而又倍”“湿温一证，半阴半阳，而又细缊黏腻，不似伤寒之一表即散，温热之一清即愈，施治之法，万绪千端”。对湿温之治匠心独具而尽善尽美，此为吴氏之心法所在！学者宜深究之。下焦寒湿门用诸热香药治疝，也甚精妙。

吴氏虽以温病名书，而泛及诸杂证治法，实可羽翼伤寒，不独为温病专著。

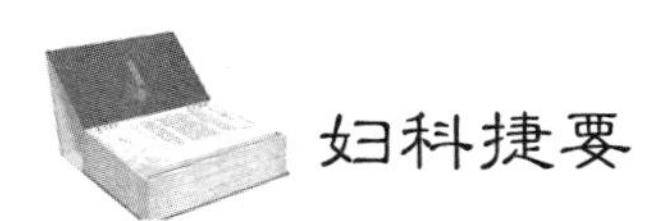

## 妇科捷要

俗谚“宁医十男子，不治一妇人”，谓妇女病因有经、带、胎、产诸疾，与男子不同，头绪繁杂，治法有异故。妇科以月经病居多，故调经为首要。调经之法，方书繁纷，治法各异，若按图索骥，终不得门庭。师门有训，女子多滞结，逍遥散加减主之。要言不烦，可师为法。以此方统治育龄期杂病，虽不能尽愈诸疾，也可见病知源，常十中八九，以为捷径，业妇科者可寻而思之。

女子以血为本，月经以血为用。脾为生血之源并有统血之权，肝为藏血

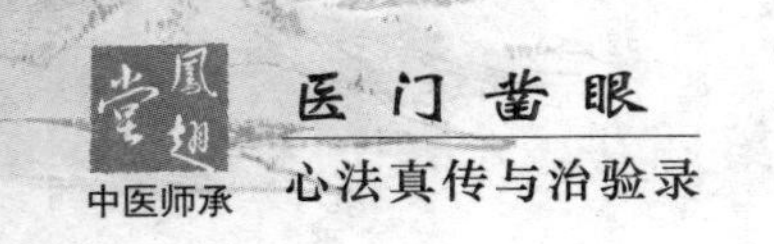


之脏并有疏泄之职。月事盈亏有赖肝之疏泄条达，脾之化源充足。冲脉虽为血海，有赖脾之灌输；肾虽为藏精之所，也需后天滋助。肝郁脾虚则气为之滞，血为之结。凡经行痛、痞、胀、坠、超前、愆期或前后不定、闭结不行，皆肝木疏泄失职；血之多寡，或漏下崩中，皆脾土统摄无权。若使木疏土健，则情志愉悦，运化无碍，经来有候，百脉调和，诸疾不生。

肝郁可化热，脾虚可生寒；疏泄不行，气滞可致血结，结而即为实。故诊治妇科杂病以寒热虚实为纲。女子脉常以右大为顺，是脾土健旺、肝木条达之象。若右手关脉见弦象，或左手关部见弦脉，右脉或细或弱，或尺部见涩，皆为月事不调。舌体瘦小或红，或边尖见赤，是为肝有郁热，舌胖或淡，或苔见润，是为脾虚生寒。经来有块而疼，勿论血色鲜暗血量多寡，则多为实；经来绵绵，喜温喜静，疲软乏力，头晕腰酸则多为虚。验之白睛有据，血络红粗或有瘀斑则为实，淡白而细为虚，或寒或热与他证合辨即明。腹诊尤为重要，少腹腹皮紧急，按之痛加或有包块为实；腹皮松软，或痛而喜按，按之痛减为虚。还应参医学影像检查为资助。

逍遥散出《局方》，溯本求源，由经方小柴胡、四逆散、当归芍药散、温经汤衍化而来。用柴胡以疏肝解郁以助肝之用，芍药柔肝以养肝之体，薄荷有助疏肝之功，当归养血行血，白术、茯苓、甘草健脾旺土以助运化。常用柴胡6～12克，茯苓6～12克，白术6～15克，炙甘草6～12克，当归6～15克，白芍6～15克，薄荷3～6克，姜枣引为基方，加味治与月经有关诸疾。兹就妇科常见病分而述之，以见化裁之法。

1. *头痛*　女子有头痛之疾，或左或右，或前或后或巅，每逢经期或经行前后，或经来有寒热往来，因平素操劳，心情有怨，或寒凉不忌，痛发经期，本方加荆芥10～15克，川芎10～30克；巅顶痛，加吴茱萸6～10克；眉骨痛，加白芷6～15克；颈项僵痛，加葛根15～30克。

2. *头晕*　常有头晕，血压低，短气无力，动辄心慌，面色白，经来尤甚，本方加党参10～30克，升麻3～6克，黄芪15～30克。

3. *乳房胀痛*　常经来乳胀痛，甚者牵引腋下，本方加青皮6～10克，

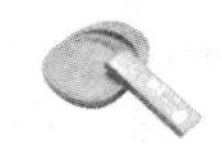

橘叶 10 ～ 15 克，香附子 6 ～ 10 克，川楝子 6 ～ 10 克，醋延胡索 15 ～ 30 克。

4. 乳房结块　乳房结块要分清性质，小叶增生者较好治，常伴有胀痛为气郁，可在前方基础上加牡蛎 15 ～ 30 克，炒橘核 6 ～ 15 克。纤维瘤多不伴有胀痛，常不好消散，是为痰结，前方加白芥子 10 ～ 20 克，制天南星 6 ～ 15 克，浙贝母 6 ～ 12 克。

5. 经来先期　常有先期而来，甚至二月三至，多伴心烦不寐，五心烦热，脉象弦数，本方加炒栀子 10 ～ 30 克，牡丹皮 6 ～ 10 克；兼有便秘加大黄 6 ～ 10 克，玄明粉 3 ～ 5 克（冲服）。

6. 经来后期　多属气郁而寒，本方加香附子 10 ～ 20 克，小茴香 6 ～ 10 克，肉桂 3 ～ 6 克。

7. 经来先后无定　或多或少，皆是郁，本方合越鞠化裁，气郁加香附子 6 ～ 15 克；火郁加炒栀子 6 ～ 15 克，郁金 6 ～ 15 克；湿郁加苍术 6 ～ 15 克，半夏 6 ～ 15 克；血郁加川芎 6 ～ 15 克，失笑散 10 ～ 15 克。经来渐少以致经闭者，当分虚实，虚者气血虚，当加党参 10 ～ 15 克，黄芪 15 ～ 30 克，干地黄 15 ～ 30 克；实者血积，加桃仁 10 ～ 15 克，红花 6 ～ 10 克，川牛膝 10 ～ 20 克。

8. 久漏多瘀，暴崩多虚　当细辨虚实。漏下淋漓不断，本方加炒蒲黄 6 ～ 12 克，炒五灵脂 10 ～ 15 克，黑荆芥 10 ～ 30 克。暴崩下血，加阿胶 10 ～ 15 克，仙鹤草 20 ～ 50 克，寒加炮姜 6 ～ 15 克，热加焦栀子 10 ～ 30 克。气虚而陷者，加升麻 3 ～ 6 克，黄芪 15 ～ 30 克，山茱萸 10 ～ 20 克，另以人参 30 克煨汤频服。

9. 逆经　有经来血从口鼻而出名为逆经，也叫倒经，多由血热，丹栀逍遥散加川牛膝 6 ～ 15 克，白茅根 30 ～ 100 克，人中白 10 ～ 20 克；有阴虚之象者，加女贞子 10 ～ 30 克，墨旱莲 30 ～ 60 克。

10. 血不利而病水　平素脸胀，眼睑肿，手、小腿、足发胀或经来加剧者，是血不利而病水。本方加泽兰叶 15 ～ 30 克，益母草 15 ～ 30 克。

11. 痛经　最常见，本方加蒲黄 10 ～ 15 克，五灵脂 15 ～ 30 克，延胡索 15 ～ 30 克，丹参 10 ～ 30 克，赤芍 15 ～ 30 克。小腹胀加乌药 6 ～ 10 克，小茴香 6 ～ 10 克。

12. *经来情志异常*　为包络火郁。丹栀逍遥散加郁金 10 ～ 30 克，用朱茯苓 6 ～ 12 克，并可冲服琥珀末 3 ～ 5 克。狂，加生铁落 30 ～ 100 克煎汤代水，龙齿 10 ～ 30 克。

13. *带下病*　多湿热，白者湿多本方加苍术 10 ～ 15 克，薏苡仁 30 ～ 60 克，车前子 10 ～ 20 克，黄者热多，加黄柏 6 ～ 15 克。又有脾陷带下多而不止者，本方加芡实 10 ～ 30 克，山药 20 ～ 50 克。带下伴有阴痒者，用外治方，苦参 50 克，蛇床子 30 克，黄柏 20 克，荆芥 30 克，煎水如法冲洗。

14. *癥积*　腹诊少腹有包块压痛为癥积，参上各条依法施治。常加服自制少腹化癥丹，水蛭（烘）30 克，虻虫（微炒）20 克，桃仁 30 克，酒大黄 30 克，肉桂 15 克，小茴香（盐炒）15 克，共研细末，装胶囊，每服 2 ～ 3 克，每日 2 ～ 3 服。

15. *原发不孕症*　宜结合医学检查。继发者调经为主，常经顺有子。

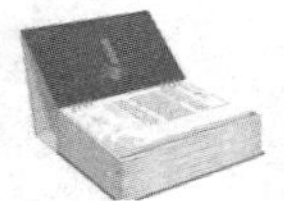

## 浅说伤寒与温病

伤寒与温病两个派系之争，历几百年而不衰。至今日，在学术界还在争论不休，更有甚者，反对温病学说者大有人在，缘不理解之故。伤寒与温病之学在中医发展史上都做出了卓越的贡献，虽然在名称、理、法、方、药诸方面各有所据，体系不同，但都统一于临床，就是说统一于六脏六腑（为何说六脏呢？包括手厥阴心包）、气血津液，统一于阴阳表里、寒热虚实，从不同的角度同时指导着临床，那为什么还有寒温之争呢？

《伤寒论》无疑是在《内经》《难经》等先秦诸医籍的基础上完善了对疾病的认识，为何以三阴、三阳为病名暂且不论，总的来说，对阴阳表里、寒热虚实的阐述是很明白的，但对具体的脏腑定位还不是很明了。勿论疾病何

种性质，发病的生理基础病位是脏腑无疑。时至今日，关于六经的实质问题并没有完全搞清，各种学说都有侧重面，这无疑给后世医家留下了探索发展的空间，温病学说更是如此，在具体的病位上有了更清楚、更明白的表述。卫、气、营、血是发病的层次，三焦是发病的病位，且在《伤寒论》中早有论及，并非空穴来风，闭门造车。温病学说并没有跳出伤寒的圈子，但治法、方药拓展了《伤寒论》所不及，《伤寒论》对表寒之麻、桂，里寒之理中、四逆等论述甚详，对表里热证治法之辛凉、甘寒、咸寒稍有论及，但对清营、凉血、开窍、息风和滋阴等法的论述则缺略殊甚。

"伤寒"和"温病"之所以纷争日久，我认为乃因名所惑，以为《伤寒论》就是治寒的，其实伤寒、温病之名仲景是有定论的，"太阳病，或已发热，或未发热，必恶寒，体痛，呕逆，脉阴阳俱紧，名曰伤寒""太阳病，发热而渴，不恶寒者为温病……"，古来说《伤寒》治寒不治温，人云我云。为何只在太阳定义寒、温，余则不言？这自然与外感由表及里有关，因太阳主表，故先而定义。那么六经皆有伤寒、温病吗？回答是肯定的，试问旧有痼疾不犯新感吗？何为治伤寒法？麻黄汤是也！麻黄及其类方乃治伤寒正法，说不可执伤寒法以治温病，盖指此而言。然麻杏甘石、大青龙已示辛凉之法了，说辛凉法门是仲景所开，实不为过！此等治法即是卫分治法，在表者，可汗而散之，病位在手太阴，属上焦。说"……若发汗已，身灼热者，名风温，风温为病，脉阴阳俱浮，自汗出，身重多眠睡，鼻息必鼾，语言难出。若被下者，小便不利，直视，失溲；若被火者，微发黄色，剧者如惊痫时瘈疭；若火熏之，一逆尚引日，再逆促命期。"此条经文基本揭示了温病发生、发展卫气营血之过程，由太阳病发热而渴不恶寒的卫分证，发展到身灼热、自汗出的气分证，以至于发展到神昏酣睡、语言难出、直视瘈疭的心包内闭、热盛动风手足厥阴证，与温病学说之温邪上受，逆传心包，上中焦不治，热入肝经，有何异哉？只是仲景当时尚未给出治法方药，只给出"一逆尚引日，再逆促命期"的深刻告诫，后世创立的开窍、息风等方治正好弥补了仲景之不逮！

太阳主表统营卫，太阳病包含上焦手太阴、手少阴和手厥阴的病变，《温

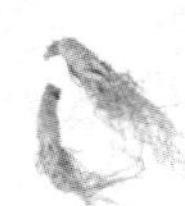

病条辨》曰:“太阴风温……但热不恶寒而渴者，辛凉平剂银翘散主之”，补充了《伤寒论》风温有证之无方;“太阴病……神昏谵语者，清宫汤主之，牛黄丸、紫雪丹、局方至宝丹也主之”“邪入心包，舌蹇肢厥，牛黄丸主之，紫雪丹亦主之”“暑痫，热初入营，肝风内动，手足瘛疭，可以清营汤中加钩藤、丹皮、羚羊角”，也足以阐发“多眠睡”“语言难出”“如惊痫时瘛疭”之治。叶天士《三时伏气外感篇》“风温者……治在上焦，肺位最高，邪必先伤，此手太阴气分先病，失治则入手厥阴心包，血分亦伤，盖足经顺传，如太阳传阳明，人皆知之，肺病失治，逆传心包，人多不知者”，盖阳明病之壮热、神昏、谵语狂乱与热入心包者相似，然阳明病热甚胃热熏蒸、扰乱神明与表证逆传、热陷心包二者之治法方药焉可同日而语？是故温病之学羽翼《伤寒》非诳语！

阳明病、太少合病，乃至于三阳合病并病，仲景所出之白虎及类方，大柴胡、承气诸方非治温者何？《温病条辨》之宣白、导赤、牛黄、增液承气诸方，为增广仲景治法树立了典范，仅举此例，就可见温病诸家乃仲景功臣，何故有人贬温病之学？实为不得要领，管窥之见！同志者该合看伤寒温病，有必要合论之，热病新说就可脱颖而出。黄芩汤、葛根芩连汤、白头翁汤、黄连阿胶汤等诸方皆为治温之方。《温病条辨》曰:“少阴病，真阴欲竭，壮火复炽，心中烦，不得卧，黄连阿胶汤主之”，非但用了伤寒方，也扩展了仲景法，其复脉诸法皆脱胎于炙甘草汤，又加入咸寒诸药以保阴，介属以潜阳镇定，真善用仲景法者。再论湿温。邪之害人，各从其类，湿邪害于太阴。仲景论黄明言“太阴者，当发身黄”，其麻黄连翘赤小豆、栀子柏皮、茵陈蒿汤等治黄之方即为治湿温方，温病学家推而广之，于湿温之治又补仲景之学。

此文仅作抛砖引玉。细观整部《伤寒论》，治温之法比比皆是，学者宜深究之，治病不可开口即说:用伤寒法或用温病法，不可心有成见，宜广看之，是为仲景之后学。言伤寒治寒不治温，非也！

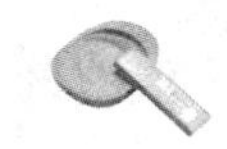

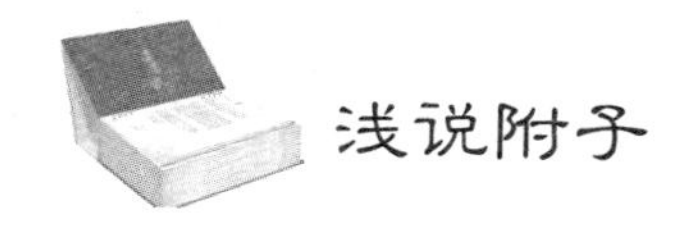

## 浅说附子

近几年来，推崇火神派的医者愈来愈多，喜用、爱用、善用附子者不乏其人，用量有愈来愈大之势，且“天下多阳虚之病”之说愈演愈烈，这在学术上来说是个好事，但若执之偏激，即为祸事！用附子者似胸中有陈尘之嫌，执阳衰之说者见病即找用附子之征，久之，则天下之病皆阳虚矣！更有甚者，说温病之学之兴起,阻碍了中医的发展。我认为这是割断医史的违心之说。格物致用，必然有它存在的价值，药物是在医学历史的进程中发现和运用的，揣测仲景时代所用的药可能还没有金银花之记载，要是有的话、仲师未必会弃之不用吧。

附子在《神农本草经》中列为下品，气味辛热，有大毒，主风寒咳逆邪气，温中，金疮，破癥坚积聚，血瘕，寒湿痿躄，拘挛膝痛，不能行走。火性迅发，无所不到，堪为回阳救逆第一品药。仲师以附子配干姜回阳救逆，配人参阴阳双补，配麻黄发表温经，配桂枝散寒祛湿，配芍药刚柔相济，配白术温阳祛湿，配大黄温通寒积，配甘草温养救偏，还配石膏治肺有蓄热、肾气虚寒、表虚自汗之风水，配薏苡仁、败酱温散肠痈，曲尽附子之用，可谓善用附子之第一人。以附子大辛、大热、大毒之性，必见有脉象缓慢细弱、舌体虚胖、苔白润不燥之阳虚征象者始可用之。我看有此等之象者在临床中所见不多，无论外感、内伤杂病，有此征者不足十之二三，恰和执“阳衰十之八九”之说者相反，且最多寒热互杂、虚实相兼之证。若为扶阳议，少用附子未尝不可，但其救阳之功可嘉，伤阴之弊当虑，其禁忌不在禁其毒，而在禁其证。干姜附子汤有“不呕不渴”之证，桂枝附子汤之用也在“不呕不渴”，真武汤后有云:“若呕者，去附子，加生姜”，可见“呕”与“渴”是附子之禁，因呕有胃热，渴者津伤。但“吐”与“干呕”因寒气冲逆者不在禁忌之列。

“下利清谷不止，身疼痛”之用四逆汤，“下利清谷，里寒外热，手足厥逆，脉微欲绝”之用通脉四逆汤，“利不止，厥逆无脉，干呕烦者”之用白通加猪胆汁汤，均是以附子回阳救逆，由此观之，附子乃少阴寒化之主药。

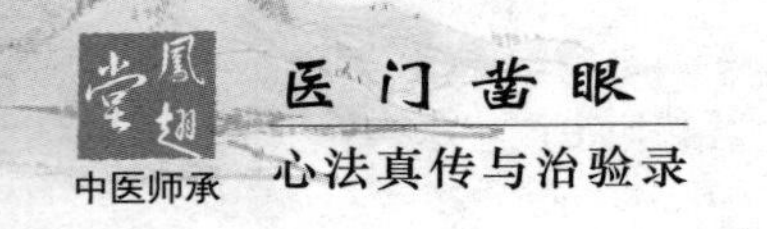

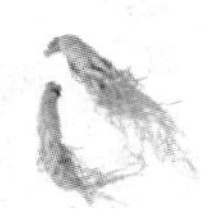

少阴寒化者何？凡阴寒内盛，真阳衰微，出现大汗肢厥、吐利腹痛、脉微欲绝者是矣，“少阴之为病，脉微细，但欲寐也”，提纲挈领，少阴寒化之象可见。若“少阴病，得之二三日以上，心中烦，不得卧者”，无下利清谷，知非寒，是以不用附子之剂，而治以黄连阿胶汤，开清热育阴之先河。凡下利清谷，咳呕不渴是寒饮，若“少阴病，下利六七日，咳而呕渴，心烦不得眠者”，虽有脉微细，不可视为少阴之寒，是有热饮，主以猪苓汤，育阴利水之法由此出。仲师于少阴篇出大承气急下三法，皆为素有胃热、肾水亏而设，硝黄急下存阴。少阴病号称生死之关，虽最多寒化之证，然也有火化之证，仲师既出寒凉滋阴之品以清热保阴，可见人身阴阳并重，孤阳不生，独阴不长，阴阳离合，死生由判！奈何固执天下多阳虚之证哉？

仲师用附子者计有 34 方，有用一枚者，有用二枚者，有用三枚者。方后多云去皮，当是生鲜之品无疑，若是干品，如何去皮！一枚鲜者重约二三十克，干品几何？可试而知。用以回阳救逆之四逆、白通、白通加猪胆汁汤皆用生者一枚，生者剽悍，阳热之性迅发，急走四肢百骸；用以治风寒湿痹，用量皆大，如附子汤、桂枝附子汤、桂枝附子去桂枝加白术汤、甘草附子汤等皆用二枚，甚或三枚，且炮用熟品，熟则醇厚而治于缓，不欲迅发而治急。此皆为定法，然而临证运用定法之外，因人而施也有活法，焉可胶柱鼓瑟？仲师有强人用大者一枚之说，给的是规矩。今善用且喜用附子者，干品剂量用几十克乃至一二百克，远超出仲师之用量，若确是用于附子证，固然无可非议，良可赞许，既然服之无害，与证、与药、与煎服法都有关。一些注重扶阳之大家，因身处地位之高，名声之大，所治之证多是危重者，以百姓话说是“死马当活马医”者，用药顾忌不多，故敢放胆用之，若遇生死关头之危证，确是阳衰者，用量大之附子久煎熟服，何虑之有？有谓滇蜀一带用附子量之甚大，少则一两，甚者数斤，长年内服，而不觉其毒，地势之异抑或禀赋不同？不得而知。但总的来说，临证用药总以药病相合为准，不可执有用大量附子愈病之说而妄用之！现在附子生品难求，临床多用盐附子、黑附片、白附片，一二十克乃至三四十克，只要药证相应，久煎服之，

是没多大问题的，但也要防久服蓄积为害。若印定天下多阳虚，见病便寻用附子之征，一担附子走天下，确非明医所为！

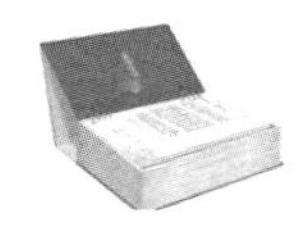

## 谈用经方与猛药

在网上某经方论坛里读了不少好文章。关于对经方的理解应用，有些写得很好，可以说是悟到了仲景的用方、用药心法。但，对有些做法不敢苟同。

我发现现在有谈到经方时头脑就发热，好像说说不用经方，就是中医的不肖子孙。这事也要一分为二，客观对待。我这么多年来，遇到仲景笔下所描述的完完全全桂枝汤证，也就是说脉证完全符合者确实不多，但用桂枝汤的时候倒是不少，这说明了一个问题，照搬经方不完全符合临床实际。临床经方大家都是知任善用者，不是依样画葫芦。经方组织严密，药量不同则意义全变，不是读了三两年书，就能理解了的。若开口闭口就是经方，遇病就寻思对哪个证，合用哪个方，就成了方方先生，步入机械唯心的泥潭。仲景所重在于法度，立的是规矩，若真能识得仲景心法，断不能每证必用仲景方，治病必用仲景药，但意必暗合仲景心。若苛刻必用仲景方，无异于刻舟求剑，画虎类犬。从中医发展史看也可说明此问题。古今大医家大都是精熟伤寒的大师，但他们也没有泥于伤寒的圈子，而是活用伤寒方，扩广仲景法，就是注重理论的内涵与外延。在这一点上，清代的诸位温病大家做得很好。温病的治疗思想还是根植于伤寒之中，但治疗方法却延伸了，这并不是离经叛道，而是重经循道，事物必然是要发展的，理论也是如此。说寒温对立，实际是误解。治温诸多良方验之临床疗效非凡，没有全用仲景之方，但法没有脱出仲景之法，只是对伤寒用药范围的拓展而已。若站在伤寒的角度去看温病，就很好理解了，其实寒温并未对立，“温”只是弘扬了“寒”。所以呀，经方要活学活用，这样才不失仲景本意。

再说这个用猛药的问题。猛药就是毒性大、作用偏强的药，如大黄、附

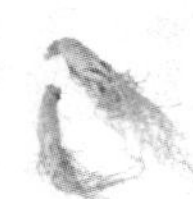

子、甘遂、大戟、芫花之类。有人在谈到猛药时很兴奋，大谈用猛药有何神奇，好像不用就不能起死回生，实际上真正要死的病，没有几个人敢去治的，即使治也是如临深渊，如履薄冰。看了一些医家用猛药力挽狂澜，就激动不已，好像就该临到自己出手了，有的还以身试毒，我不赞成这样的想法和做法。猛药的烈性古人已点明，大可不必拿自己和患者的身家性命去试，等再遇到人家所说的病例时，也去那样治，可能不是那回事了。有人所述自己所治病例，甚至是自己的病时，附子动辄用几十克，我说那是东施效颦，睁眼说瞎话，杜撰的，我看即使用，几克、十几克就好，不必如此冒失，古人叫“孟浪”，须知毒药治病，生死反掌，若无百分百把握，绝不可轻试。更有甚者，有言用生甘遂6克内服，试药的精神确实可嘉！仲景用甘遂五方中，注明“二两”之大黄甘遂汤、“大者三枚”之甘遂半夏汤，确实是起死之方，但是用不好就是杀人之方，并且仲景用甘遂多是煎服的。大黄甘遂汤用阿胶二两，甘遂半夏汤用蜜合药再煎，都是监制之法，这些毒药猛方，我看没几人敢用。十枣汤注明“强人服一钱匕”，不过1克，还用枣汤送服，圣人如此谨慎，何况我辈！我用煨甘遂治水肿实证，装胶囊仅服大半克既有强烈反应，即使病人能受，也不可过用，如孟浪用之，轻者步入险途，重者害命！危急重症用大方、重剂、毒药实不得已而为之，是霸道治法，切不可为显己之能而枉人性命！即使药后不死，也可能埋下必死之根。这方面，我有过血的教训，初临证时，好大喜功，喜用大黄、芒硝，用甘遂也不少，治着治着就见病人每况愈下，最后正邪双亡，命归黄泉！痛定思痛，在现在看来，并没必要那样用药，平淡中也可见奇效，我这样说并不是保守，该用还是必用，要用之合情、合理、合法。

医者，意也，智慧玄通之事也。不可不慎。

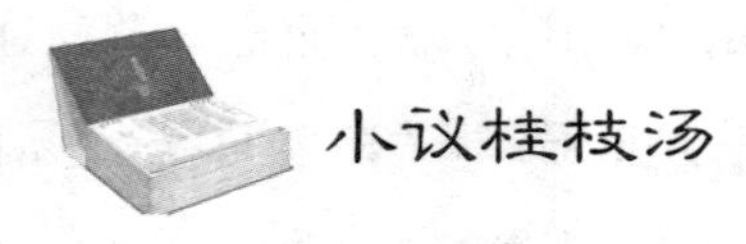

## 小议桂枝汤

仲景整部《伤寒论》处处体现了护胃气、保津液的思想，桂枝汤作为仲

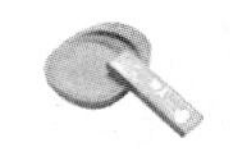

景群方之冠，此用意尤为突出。陈元犀谓“方中姜桂合甘枣为辛甘化阳，芍药合甘枣为苦甘化阴，阴阳和则得微汗而解矣。啜粥则又资阳明谷气以胜邪”。辛甘化阳也好，苦甘化阴也好，喝热粥资谷气以胜邪也好，都必须在胃气的参与下进行，若胃气不转则阴阳不化，营卫气衰，外邪必凑。故桂枝汤本意非在解表祛风，实为赞中焦、畅化源、盛谷气以祛邪。成无己说“桂枝同姜枣，不特专于宣散，以脾为胃行其津液，姜枣之用，专行（滋）脾之津液而和营卫者”，深得其中三昧。桂枝加葛根汤治“项背强几几，反汗出恶风者”，其立意也在鼓舞中州。葛根止渴，可知升发津液之力必强。有谓桂枝加葛根是“散经输之邪”，实非仲景本意。治“太阳病，其证备，身体强几几然，脉反沉迟，此为痉”的瓜蒌桂枝汤可以作为桂枝加葛根汤的旁注，因瓜蒌根生津之力更强。汗出过多必伤津液。若津伤只是“项背强几几”，加葛根在滋养津液之中尚有宣散之意，那么到“身体强几几然”的程度，不但津液大伤，且有化热欲“痉”之势，瓜蒌根滋养津液之中就有清热之功了。

“桂枝本为解肌，若发热汗不出者不可与也，常须识此，勿令误也”，仲景垂法，言桂枝汤之禁。从此条看出，“解肌”一法为发热汗出而设，与发汗有别。且桂枝汤服后，须“啜热粥”以助汗，说明桂枝汤就不是发汗的方，没有发汗的功能。中医认识疾病多是由感官来的，从桂枝汤服法可以看出，桂枝证的汗绝不是大汗，而是微汗，且不是遍体之汗。这个汗从临床看，不只是有病人的感觉，医者如扪病人皮肤也是润的，汗孔不是完全闭合的，若闭合发热就“恶寒”而不“恶风”了，怕冷的程度有不同，“恶寒”必欲厚衣甚欲覆被，而“恶风”就轻多了。且有小汗，故不可发汗，只宜桂枝汤温和肠胃、喝热粥、覆被来助汗而“解肌”，这个词古来就没有个准确的解释，从字面理解可能是解除肌表时出汗又怕风的状态吧。

药食同源，桂枝汤中除了芍药、甘草不是我们平常吃的东西外，基本上都是每天就吃进肚子里的作料，所以说桂枝汤是“补药”一点也不为过。桂枝汤证的状态细心体验常见，一个感冒的人鼻涕流老长，鼻子不通畅，出气就响，脖子僵僵的，头昏昏沉沉，有点怕风，稍微活动一下身上就出点虚汗，

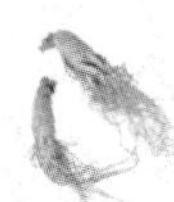

还感觉身上毛烘烘的有点热，可能所有的人都有过这个感觉，就是“干呕”不常见。说“啬啬恶寒”,这个“啬”字应该通“瑟”,瑟瑟发抖的样子;“淅淅”是象声词,形容轻微的风声,就如衣服单薄处于风中。可想而知,“翕翕发热”,犹如羽毛覆身而热，解决的方法就是要顺势再多出点汗，用这个辛甘温的补药来助助胃气，帮助出汗。

“服桂枝汤大汗出，与桂枝汤如前法”何者？应是服药不如法或过剂，喝多了，“温覆”过重了，汗就出多了，没有达到“微似有汗者益佳，不可令如水流漓”的要求，若没有变证，病又不解，当然还可“与桂枝汤如前法”,要与“服桂枝汤，大汗出后，大烦渴不解，脉洪大者”相鉴别。“渴”就津液丧失了，因汗出过多，证变则药也要变，“白虎加人参汤主之”。这个渴与不渴是分水岭，不可以绝对凭脉来定。仲师在桂枝汤条下提出“脉洪大”,就像是现在说的类症鉴别。这一点在临床中可以见到，人有不同，古人有六阳脉和六阴脉之说不虚，就是平人脉有现阳象和阴象者，有些人心跳的快，就不能说是数脉;有些人心跳的慢，就不可说是迟脉;要与身体素质结合判断，故临证要据证辨脉，不可以脉断证。又说“太阳病，发热而渴，不恶寒者为温病”，故渴与不渴才是辨别热病寒和温的最紧要点。“若酒客病，不可与桂枝汤，得之则呕，以酒客不喜甘故也”，醉酒之人，其状有类桂枝证，觉身热而汗出，恶心欲吐，桂枝汤甘温，故不可与。推广之，凡有内热，就不可与桂枝汤。

桂枝汤及其类方，虽然病症各异，但其所关的病证治疗皆以调理中焦胃气以壮化源、畅行营卫而得效。临证之中单用桂枝汤者有之，但需用桂枝和芍药配伍的机会更多，如治痹症，目的还是在通行营卫。黄芪桂枝五物汤、桂枝芍药知母汤、桂枝附子汤等都是治痹症的典范，或益气、或清热、或温阳，这些都是桂枝汤的推广应用了。

# 第五讲　杂说篇

此篇由短小精悍的文章组成，可作为前几篇的补充，虽短也见眼目，读之必有所获。

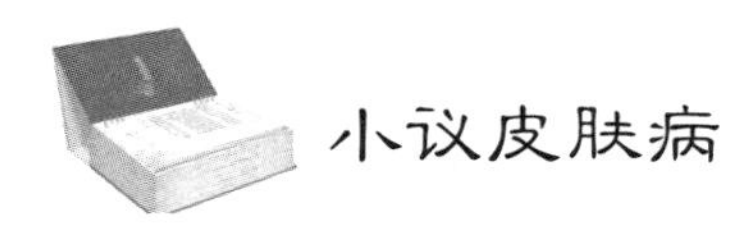

## 小议皮肤病

此文所述皮肤病指湿疹皮炎类、荨麻疹瘙痒类、红斑丘疹鳞屑类，其他如病毒、细菌、虫类等因素所致皮肤病不在此例。

消风散见《医宗金鉴》外科心法，方由荆芥、防风、当归、生地黄、苦参、苍术、蝉蜕、麻仁、牛蒡子、知母、石膏各一钱，甘草、木通各五分组成。集散风、清热、燥湿、养血、润燥诸法于一炉，皮肤病所见瘙痒、红斑、鳞屑、浸淫、流滋等症，病因不外风、湿、热、毒，病久可致瘀及血虚风燥；常风湿、风热、湿热或风湿热相因为患。

治疗此类皮肤病，我的经验是不在病名上做文章，而是审证求因，异病同治，常加减用药如下，痒而风盛者加重荆芥、防风，再加白鲜皮；浸淫流滋而湿热重者加重苍术，再加薏苡仁、黄柏、地肤子（地肤子利膀胱，可洗皮肤之风，每喜用之，且委以重任，不可轻视）；脱屑甚多而血虚风燥者重用生地黄、火麻仁；红斑、红疹血热重者加水牛角、赤芍、牡丹皮。苦参味极苦，内服方常不用。

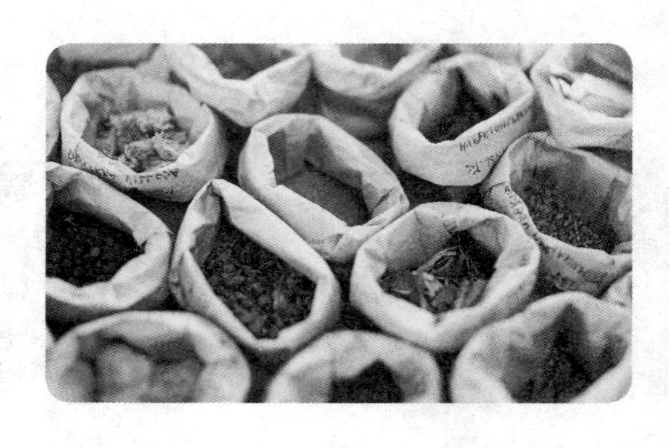

为缩短疗程，也可并用外治法，洗方用苦参、黄柏、荆芥、蛇床子、土茯苓等药以败毒止痒，鳞屑干燥可调青黛散为膏外擦，浸淫流滋可用枯矾、五倍子、滑石研细粉外扑。

又银屑病是以红斑为主，伴有闪光银白色脱屑的慢性皮肤病。因抓去脱屑，有点状出血，如匕首所刺，故名“白疕”，因形状如癣，脱屑有如松皮，故又名“松皮癣”，皆由外形而命名。《医宗金鉴》曰:“白疕之形如疹疥，色白而痒多不快，因由风邪客肌肤，也由血燥难营外。”今举一案以论之。

宋某，男，37 岁，2008 年 5 月案。患银屑病数年，辗转治疗，效不如意。除面部外，全身泛发，皮损大如 5 角硬币，小则如针眼大小，大者表面白色，底部潮红，轻刮之即露出淡红色之薄膜，再刮之即有露珠样出血；小者如新出之疹。两小腿因抓挠方便，已有肥厚、苔藓样变，状如“牛皮癣”。此所谓常见之“寻常型银屑病”。顾伯华先生所撰《实用中医外科学》对此病论述甚为良善，但临证总觉漫无边际，无所适从。其所论之证型若无几十例乃至上百例之积累，殊觉无凭。其分型如：风寒、风热血热、湿热蕴积、血虚风燥、血瘀、肝肾不足、火毒炽盛，分型甚众，可作临证之“教科”。

中医治病向来有异病同治之法，此病之基底部出血乃是热甚血燥，热毒郁于肌表血分，与温热发斑同理，故可取温热斑疹之治法而统治之。犀角地黄芍药丹，血升胃热火邪干，斑黄阳毒皆堪治，或易柴芩总伐肝。此方出自《备急千金要方》，为疗热病清营凉血之要方，药仅 4 味，而清热解毒、凉血散瘀、和营泄热之法备；清热之中兼以养阴，使热清血宁而无耗血之偏，凉血之中兼以散瘀，使血止而无留瘀之弊。若阻断该病之基底部出血，就截断了其发生发展之重要环节，其余之起屑、脱皮、瘙痒不药自愈。更无所谓“红皮病型”“脓疱型”之变。

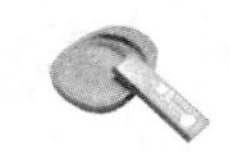

宋案所出方为：水牛角 50 克，生地黄 30 克，赤芍 15 克，牡丹皮 10 克，紫草 10 克，当归 10 克，蝉蜕 10 克，麻仁 15 克，地肤子 30 克，土茯苓 15 克，白鲜皮 10 克，甘草 10 克。

除犀角地黄汤为主外，所用之药皆为辅助，大法就是，清热解毒凉血兼以祛风润燥。外治法也不可少，用青黛、五倍子共研极细末，调膏外擦。

我用此法治愈已有数例，病情轻重不等，远期疗效尚在观察之中。一己之得，无以概全，阅者参考试用。

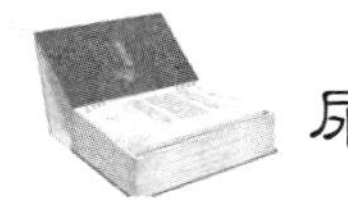

## 尿路结石

泌尿系结石为现代医学之病名，不可与传统之石淋并论。它应是一个包含关系，即结石病发作可有石淋的临床表现。

结石病发作可见少腹或脐旁、下引睾丸或前阴、或上掣腰痛不可忍，可见二便欲解不得，小腹下坠，绞痛发作者少有小便淋涩疼痛的淋证表现。从辨证的角度讲，应是疝证，病位在足厥阴和手太阳，寒湿是主因，久可化热。治疝古有成法，天台乌药散可临症借用；从辨病的角度讲，有石就要化石，古今药物不少，宜选择使用。

常用药物有广金钱草、台乌药、金铃子、延胡索、小茴香、花青皮、赤芍、白芍、生甘草、川牛膝、桃仁泥、飞滑石、泽泻片、车前子、生牡蛎等以理气止痛、化湿清热并用、活血化瘀、软坚散结同施，并随汤药送服“化十二种石”之火硝、“洗五金、去垢腻”之月石，使输尿管扩张、尿量增加、溶解结石而达到化、移、冲、排之作用。金钱草常用一二百克先煎取汁再煎余药，量大多服以增尿量，常一二剂便可止痛，结石如小者可随小便而下，大者随证变方，久服为善。我治疗此病不下几十例，均用此法，疗效肯定。对于在肾的超大结石，尚须配合超声碎石以缩短疗程。

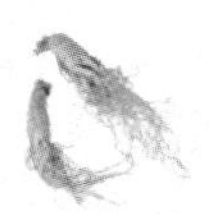

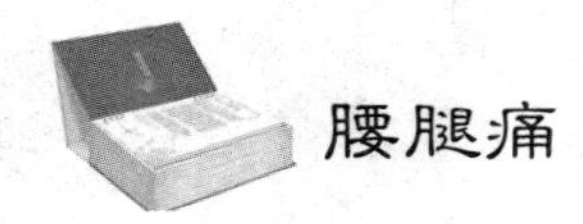

## 腰腿痛

腰腿痛多见于腰椎间盘的病变，多以此病为骨病，非也。余认为此病乃筋病。椎间盘的稳定有赖于间盘周围组织及前后韧带的约束，如由于常年劳损，或受挫于外力、退行性变，致使韧带松弛，髓核破裂，产生炎性病变，则充血水肿压迫坐骨神经而发病。证属筋损瘀滞内停所致，筋者属肝，从肝论治此病小有心得，以馈读者。

化裁复原活血汤加辛咸通痹、虫类走络而获良效。方如下：黄芪、柴胡、川牛膝、酒大黄、桃仁、红花、薏苡仁、穿山甲、白芍、甘草、天花粉、威灵仙、土鳖虫。痛甚者加用马钱子散（制马钱子、制乳没各等份，每日 1 ～ 1.5 克，白糖水临睡吞服）。上方用柴胡以引经，川牛膝以走下，穿山甲、威灵仙辛咸通痹，天花粉润燥续绝伤，桃红、土鳖虫、酒大黄化瘀疗损，薏苡仁舒筋消肿，芍药、甘草缓急止痛。全方关键在于黄芪的用量，每用 50 ～ 100 克以流转大气，气行则络通，通则不痛。看舌苔，湿重者重用薏苡仁，阴伤者重用天花粉、白芍，病久瘀滞重者加重桃红、土鳖虫、酒大黄，以大便微溏为度。穿山甲价贵，可每日 2 克碾细末分吞。此病在急性期不宜牵引、按摩，应卧床为善，好转后可稍事活动，适当牵引。

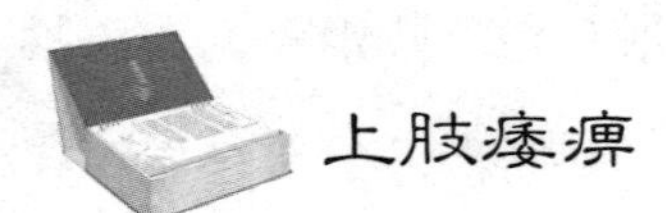

## 上肢痿痹

痿痹二症，古来分治，然据余临证实践，痿痹实相关为病。营气虚则不仁，卫气虚则不用，营卫俱虚则不仁不用，营卫俱虚，经络遂不通，不通则痛，亦可为痹。痹者，闭也，以痛为主，兼可见麻木不仁，痿不尽虚，痹不尽实。上肢痹痛常见，痿而不用少遇。现代医学所论颈椎关节综合征所致上肢窜麻而痛，久之可见不仁而力弱；尺神经损伤可致手腕无法抬起，然而不痛。

只要辨病是神经、筋膜的病变，均可以黄芪桂枝五物汤主治。

《金匮要略》云:“血痹阴阳俱微，寸口关上微，尺中小紧，外证身体不仁，如风痹状，黄芪桂枝五物汤主之”。风痹者，肌肉、筋脉麻木疼痛。临床所见上肢痿痹之证，不可死于脉法之下，只要无犯黄芪、桂枝二药之禁，当放胆用之。原方黄芪三两，桂枝三两，芍药三两，生姜六两，大枣十二枚，以益气和营，通阳行痹，重用桑枝，加威灵仙，颈项僵痛重用葛根，上肢疼痛加姜黄、延胡索，痛甚加川乌、草乌，不仁加当归、鸡血藤，瘀滞重者加桃红、炮山甲。尝治颈椎病而无脏腑形证者数十例，外伤或自发引起上肢不用数例，均用此方法，也可配以针法，取合谷、外关、手三里、曲池、手五里、肩髃诸穴，无不疗效卓著。

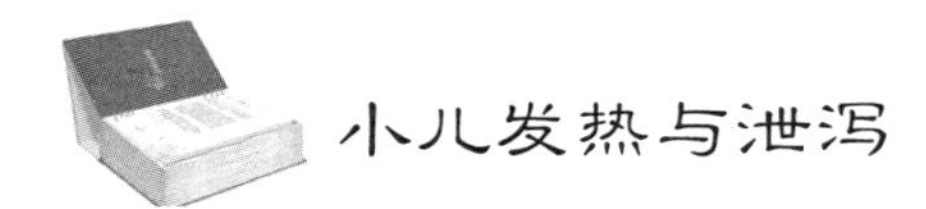

## 小儿发热与泄泻

我经常遇到月头月尾都在输液的小孩，这些孩子让年轻的父母伤透了脑筋，让爷爷奶奶操死了心。现在好吃的东西太多了，要啥买啥——冰冷寒凉，辛辣怪味，恣意索吃，大快朵颐——不是吃夹了食，就是吃坏了肚。有了病快输液（不输液心虚），小诊所两天没打好，快上大医院，抗生素、激素，一古脑的上。形寒饮冷而伤肺，盐水输多了，痰涎上泛，又咳又喘，药用过重了，伤了脾胃，坏了肠子，不免腹泻。大人那个急啊，再换更大的医院，医生再用更好的药，啥药呀？不还是那些抗生素，打了十天半个月，好了一点（还不知是不是自己好的吧），唉，过不了几天，他又感冒了，再去医院吧！周而复始，像画圈圈，一半时间在医院，一半在家里。经常病呀，发育的也不好，不是头发毛稀黄，就是不长个，再不就是白白胖胖，外强中干。于今天吃补品，明天又吃药，就是饭吃得少了，孩子的脾胃咋受得了哟！说到这儿，该说正题了。

手太阴肺本属辛金，足阳明胃是为戊土，足太阴脾乃谓己土。太阴性湿，阳明性燥。阴易进而阳易退，湿胜者常多，燥盛者常少。辛金化湿者十之八九，戊土化燥者百不二三，缘太阴湿土主令，辛金从土而化湿；阳明以燥金主令，戊土从金而化燥；然，己土之湿乃本气，戊土之燥为化气，故燥不敌湿，病则土湿者多而金燥者少。燥湿调停在乎中气，中气者，土也，土弱则湿气常盛，上湿则泛滥而生寒饮，咳喘生焉；下湿则脾陷而洞下不止，泄泻作矣！

近又治一郑姓3岁小儿，可资为证。病如上述，处六君子化裁方：党参6克，茯苓8克，白术6克，炙甘草5克，广陈皮3克，半夏5克，西砂仁5克，焦三仙各6克，炒山药10克。服药20余日，知饥能食，咳喘不生，泄泻不作矣！

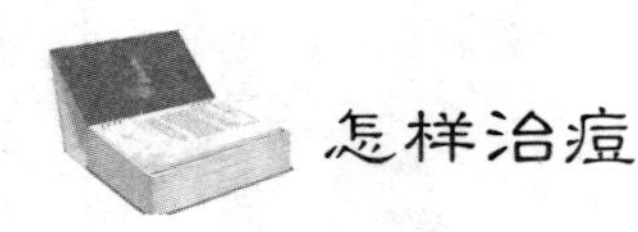

## 怎样治痘

年轻人长痘，很常见。但遇到很多都说用了很多方法效果不满意。我在多年的治疗中，积累了一些方法，再略谈一二。

古人常说肺风生粉刺，经云：诸疼痒疮，皆属心火，阳明主面等。病关肺心胃，内服方枇杷叶丸甚是对证，疡科第一方仙方活命饮也很妥贴，二方化裁无不中的，无论病情轻重、患病长短效果都好，当然，加减用药很重要。常用药有枇杷叶、黄芩、天花粉、防风、甘草、连翘、金银花、白芷、赤芍、牡丹皮、皂刺、浙贝母、牛蒡子、陈皮、栀子、大黄等。外用药必不可缺，大家都知道颠倒散（硫黄、大黄），但用法要讲究，二药碾细，过筛，调入饱和石灰水中，棉签蘸药水日多次涂搽，轻症就只此法便可。如常法忌口。

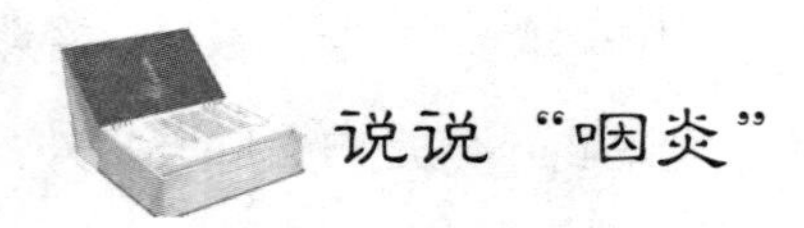

## 说说“咽炎”

“咽炎”这个词在临床中听的多了，患这个病的也见得多了。

这里不说真正“上火”的一类“咽炎”，治法很简单，无非是“开肺利

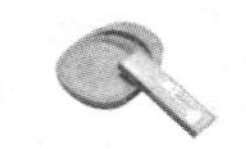

咽、清热解毒”的一类治法。

临床常见“梅核气”，老百姓都叫“咽炎”（不知从何得来，想必是医生起的名吧），这个在《金匮要略》中有述，厚朴半夏汤是为正治。仲景所说过于简单，只言“咽中如炙脔”，就是咳之不出、咽之不下的意思，这个其实是咽部的异物感，并没有实际的有形病变。厚朴半夏汤只是给出了个治疗思路，厚朴、半夏、茯苓、生姜、紫苏叶，所治为七情郁结，气滞痰凝。

本病多见于妇女，也见男子，并多有胃病。心下痞结，胀闷不舒，嗳气上逆或嗳腐吞酸，甚或食管反流烧灼，造成咽部不适，实为一“气”使然。疏解此气，我常用大柴胡汤、厚朴半夏汤、旋覆花汤、吴茱萸汤化裁出入。常用方为：柴胡、黄芩、半夏、甘草、枳实、白芍、白术、旋覆花、厚朴、紫苏梗、吴茱萸、大黄、海螵蛸。其中，柴、芩、夏、草、枳、术、芍、朴、梗为必用，有其他见证再随机加味。

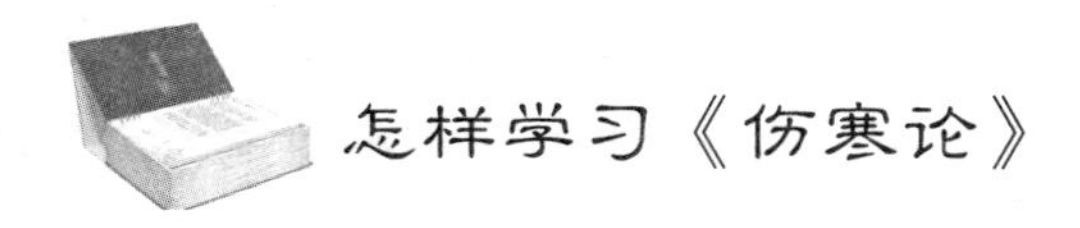

## 怎样学习《伤寒论》

1.《伤寒论》是古书，不要用现代医学的观点去理解　《伤寒论》是在汉代的历史条件下产生的，我们不能准确知道那个时代人的思想和思维模式，特别是医家，他掌握的知识是我们不好掌握的，甚至是没法知道的，用现代知识去理解几乎是行不通的。现代医学是“实验”医学，从内看外，看的是表象，中医则不然，是以外揣内，思索的是本质。

2. 学习《伤寒论》不可能一蹴而就　现在很多中医学子都知道学好《伤寒论》可以成就大家，想几口就把《伤寒论》吃透了。我的学习方法是先下死功夫，背下来。古文深奥，言简意赅，应该玩味。初临证不可能灵活地用好经方，除非方、证完全合对，照搬死方。时方用好了也不错，时方也是前人总结的呀！等你学识到一定程度了，你会觉得《伤寒论》越嚼越有味，才会发现经方的魅力。这是一个漫长的过程，需要用时间去磨你的刀，久而成

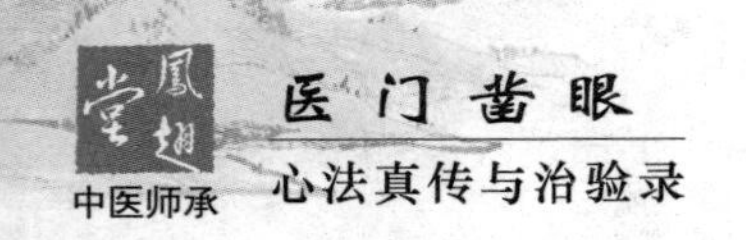


为一柄青锋宝剑。

3. 古今《伤寒论》注疏是每位医家个人的见解 《伤寒论》古今注疏何其多，临床的实用性让古今医者为其折腰。注疏者都是有丰富经验的医家，各人有各人的理解、看法。初学者应该多看名家注解，但要存疑，不要迷信，要有扬弃的精神，等你有了几年甚至几十年的临证经验后，才发现有的是糟粕，有的是精华。再高的水平也不可能完全知道仲景的想法，任何形式、任何理论的注解都是对原著的臆测，仲景先师的精华就是病脉方证，再说白一点就是方证相应。仲景无自注说明是一憾！有医家说《伤寒论》的每一条都是医案，我很认同。

4. 学习《伤寒论》不能死套方证，更重要的是掌握临证正确的思辨方法 仲景书中，举一反三的条文比比皆是，自设问答，条文互见的也很多，要看到仲景临证时是怎样去伪存真，探寻病机的，怎样遣方用药，加减化裁的。后世的“八纲”“八法”“十剂”“脉法”等，其实早就自然存在于论中了。这些东西，你就是不专门研习它，等学习《伤寒论》久了，你也可能理解得更透彻，应用得更自如了。仲景书囊括了汉代以前的医学精华，更有自己的心法和发明，应该全都是一个个鲜活的病案升华起来的理论。

这只是我个人见解的一部分，不一定都正确，但我是这样做的，我也还在学习别人的方法。不积小流，无以成江海；不积跬步，无以致千里。学医是一个修炼的过程，功夫高低，要看每个人的悟性和勤奋程度了。

中医学历经两千多年的发展，经过历史的沉淀，才有我们今天的厚重。《伤寒论》是个时代的产物，是感性到理性的飞越。仲景之论古朴、实用，蕴藏着许多我们至今还未知晓的医学等科学内涵。对仲景书的注疏、理解也造就了历代中医大家，虽然各有千秋，但对中医学的发展实在起到了不可估量的巨大作用。也就是因“辨 ×× 病并治”之论，才有了我们所说的“审证求因、辨证施治”，这是理论发展的必经之路。今天我们的中医各家学说更是争奇斗艳，呈现一个很可喜的局面。历代大家无不精研伤寒，研习《伤寒论》的意义远不止是怎样用好仲景方，更要学会启迪思维模式，掌握解决难题的方法。

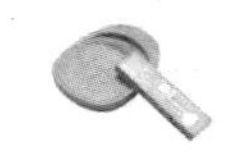

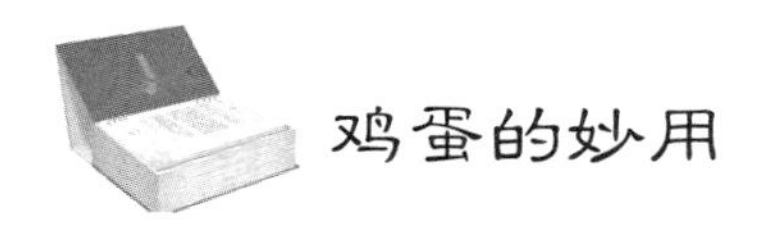

## 鸡蛋的妙用

鸡蛋是大家天天吃的东西，有很好的药用价值，但往往被忽视了。鸡蛋的药用部分可分为几处：壳、内膜（凤凰衣）、蛋清、蛋黄。分别说说吧。

1. 壳　蛋壳含碳酸钙、碳酸镁、磷酸钙及胶质等，是一味止血、制酸的良药。我本人就曾得惠于它。我初结婚时，一次去丈人家，新人上门自然就免不了推杯换盏，被几个郎舅灌得酩酊大醉，呕吐不止，后来干脆就是干呕了。至半夜心中嘈热不已，忽嗓中腥热，吐血夹杂酸水几口。心想坏了，胃出血了。时值半夜，无药可用，若不及时制止，后果可想而知。恍恍惚惚，寻思良策，搜肠刮肚，忆及蛋壳。嘱妻打蛋十枚，取壳灶中烧赤，凉后用擀面杖研细末，又于灶膛中取土一块压碎，加水搅拌，取混水一大碗烧热。凉后送蛋壳粉慢慢服，约半小时服尽。约一时后，嗳气几口，胃中渐渐舒适，干呕也止。至天明几乎恢复如常了。

2. 内膜（凤凰衣）　内膜含角蛋白，可治溃疡不敛。关于这一点我还有个妙用，说白了，也是雕虫小技。曾治一老者舌边溃疡，约有一角硬币大小，非常痛。由于吃饭不小心咬破后感染所致，已快 2 个月了，找医生治无非就是打消炎针，于事无补，也喷过锡类散等药，见效甚微。一日到我门诊询问有无良法，我看了说没问题，一周便好，即予我的“新青吹口散”，嘱日数次，以指沾口水蘸药擦溃疡上，一周后再来看看。5 日后就来了，说效果不大，我见生肌收口甚慢。以前用此药，治小一点的口腔溃疡，最多 3 日就好，寻思该是用药方法的问题。嘱煮几个鸡蛋，取下内膜，剪指甲大小，抹药后贴上，饭后再如此办理，晚上贴一夜。5 日便愈合了。口腔中不能像皮肉上能贴敷料、胶布、膏药，这个小玩意儿解决了口腔中的敷贴问题。

3. 蛋清　蛋清含有少量的纤维状黏蛋白，性味甘凉，可润肺利咽，清热解毒。可治咽痛、烧伤、热毒肿痛等。《伤寒论》苦酒汤治咽中伤生疮，不能言语，声不出者，用半夏（洗，破如枣核）十四枚，鸡子一枚（去黄），

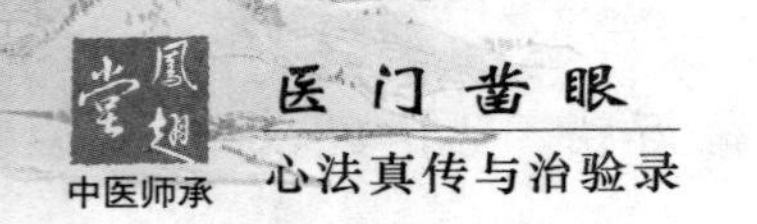

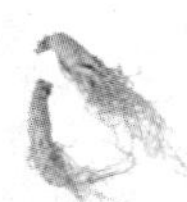

纳苦酒（醋）于鸡子壳中安火上，令三沸，去渣，少少含咽之。开创了咽部给药的方法。此法我用过，对于咽喉肿痛效极佳。药汁极黏，少少含咽能着于喉部很久。因蛋清有生肌的作用，且黏性较大，易于附着，用它这个特点来治宫颈糜烂很好。取药棉一团，棉线缚定，留线头十几厘米，棉团在蛋清中湿透，然后再把“新青吹口散”滚上，送入宫颈部，这样也像外科的溃疡治法一样，药物也有了个载体，一日一换，拉出时可见棉团上有大量的分泌物，犹如外科的提脓生肌药换药时一样，能明显缩短宫颈糜烂的治疗时间。

4. 蛋黄　蛋黄主含蛋白质。甘平，滋阴润燥，治心烦不寐、烫火伤、湿疹等。黄连阿胶汤治少阴火化，心中烦，不得眠，即取其养阴之功。临床常用蛋黄油治湿疹，效果特好。主要用于小儿，因小儿皮肤娇嫩，用其他药刺激较大。我常用蛋黄油调“新青吹口散”如稀粥样，治小儿异位皮炎。此疾虽为小恙，却很顽固，用此法效奇佳。要说的是蛋黄油的制法。取蛋黄放锅中按碎，大火翻炒，待水汽散尽，继续大火熬制，蛋黄最终变黑，焦化成团，油也出来了，趁热滤出备用。很简单，但我嘱病家取时却弄不出来，怕是给大火熬坏了。蛋黄油还可治小儿消化不良，腹泻。每天取 5 ～ 10 毫升，分 2 次服，一般一两天，大便次数和性状便改变了，4 ～ 6 天可愈。若 3 天后无效就应寻求他法。

什么是药？很多是我们身边的东西，知道了就是药，能治病，不知道就是寻常之物。俗言道：药是路边草，不说不知晓！

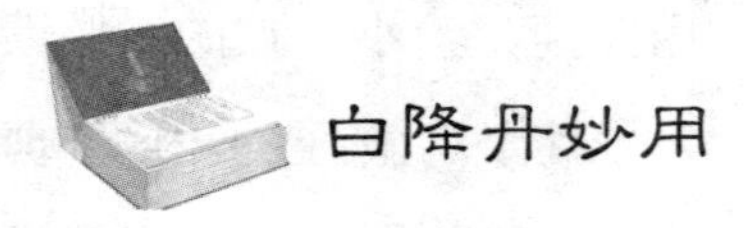

## 白降丹妙用

白降丹见于《医宗金鉴》外科心法。歌曰：“白降丹是夺命丹，提脓化腐立时安，朱雄汞与硼砂入，还有硝盐白皂矾，若去硼盐红升是，生肌长肉自不难。主治痈疽、恶疮、瘘管，阴阳证皆宜。”家传炼制法与书上所说大不一样，药力甚是霸道，应用也大大超出了书上主治，外贴治痛症，疗效神

奇，诸如肩臂腰腿痛等，包括现代医学所说骨质增生、椎间盘突出等。根据病痛大小、体质强弱而施药量。常在膏药上布三点、或七星、或九宫外贴，约4小时便药力发作，如烧灼般疼痛，2日内起疱如蚕豆大，用针于疱下点破，流出恶水，用棉球擦去，莫浸淫他处。若患者不耐痛，疱起便揭，撒布生肌散，旬日痂落，病若失。但这样遗留的瘢痕较大；若病者能耐受，药不揭二十日结痂，瘢痕较小。对于上述病痛，内服药力达不到者，贴此药无不应验。但此药用于患者，痛苦较大，还要注意患者汞过敏否（可做尺内药敏试验，针尖些许白降丹贴于尺肤，有针刺感便去，观察二日），是否瘢痕体质。

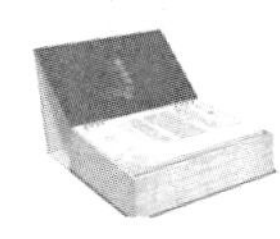

## 化裁大柴胡汤治胃病

胃病现代医学分类繁多，治疗多不尽如人意。常见痛、呕、嗳气、反酸、心下满、胁下痞硬等候。肝为乙木而治左，左旋而升清，己土也升矣，此常谓疏肝即可理脾；胆为甲木，胃为戊土，二府常通降为顺，戊土之不降，缘甲木横滞，此谓甲木贼戊，与肝无关。《伤寒论》云：呕、心下痞硬、心下急、郁郁微烦等，均为柴胡汤证。圣人予人以规矩而不能使人巧，全在医者临证之化裁。取仲景意而不全用仲景方，化裁大柴胡汤治疗胃病，效如桴鼓之应。只要见柴胡证便可用柴胡方，此所谓方证相应，有是证用是药。

处方：柴胡12克，黄芩10克，半夏10克，枳实20克，白术10克，芍药10克，甘草6克为主方，痛加玄胡、丹参；胁下痞加牡蛎；呕多用生姜；嗳气甚加旋覆花；吐清水、返酸加海螵蛸，甚者加吴茱萸；心下满甚者重用枳实；便结加大黄；寒多用干姜温中，热多用黄芩清胆。

此方关键在枳、术二药，不可惧枳实有推荡疏通之力而少用，多用至30克为善；不可喜白术有补益中气之功而多加，少用至10克为宜。胃府总以通降为顺，不可上逆；胆府亦应疏泄常治，焉能壅滞。慢性胃病患者影像检查多见胆囊炎，甚至有胆系结石，可为佐证。

# 跋

2010年夏，为执业药师网络再教育计，我购置了电脑，第一次接触了网络。在网上看到了诸多的医学网站，觉良莠不齐，最后选择了华夏中医论坛（现更名为百草居）作为我网上之家，结识了诸多医门同道者。他们有行医几十年，学识经验丰富的临床老医生，有和我一样正值壮年，还在艰苦探幽的临床中医师，还有很多中医学子和中医爱好者，从他们那里，我学到了很多医学知识和新观念，开阔了眼界。欣慰之余，我也发表了一点短文在网上，写了一些自己的临证感悟、治病经验与大家交流。原觉得自己水平还较低，现在并没有著书立说之意，本打算再多些临证经验，50岁以后再正式写作，后来随着发表文章的增多，受众多网友抬爱，令我有了先写一本书的念头，并申请加入论坛讲师队伍与大家共同学习进步。在论坛管理层和众好友的鼓励下，决定把我近30年来的行医经历和临床心得写一些出来。由于文字功底不怎么好，故多作医话与众友促膝而谈，乡俗俚语充斥字里行间，上不得大台面。在一年余的匆忙之中，涂鸦百余篇博文，集十余万碎语片言。缘愚钝学浅，阅历有限，渐觉江郎才尽，心中还有很多话语表达不出。该拙作，纯属于杏林广博幽深处拾一草芥，品之三昧而有感，离讲经布道、与人规矩还有天渊之遥，若无灾梨祸枣之嫌，能献只砖片瓦于中医学之广厦已属己愿。

医门广博，凿眼以通透丝光也属不易，升堂入室还得我终身修为。尚祈望有缘见此拙作的杏林大家勿嫌丑陋，若能加以斧正，愚感激涕泪拜谒云。

樊正阳

丙申年夏于襄阳凤翅医堂

# 中国科学技术出版社医学分社图书书目

| ISBN | 书　名 | 作　者 |
| --- | --- | --- |
| 名家名作 | | |
| 978-7-5046-7359-6 | 朱良春精方治验实录 | 朱建平 |
| 978-7-5046-8287-1 | 柴松岩妇科思辨经验录：精华典藏版 | 滕秀香 |
| 978-7-5046-8136-2 | 印会河脏腑辨证带教录 | 徐远 |
| 978-7-5046-8137-9 | 印会河理法方药带教录 | 徐远 |
| 978-7-5046-7209-4 | 王光宇精准脉诊带教录 | 王光宇 |
| 978-7-5046-8064-8 | 王光宇诊治癌症带教录 | 王光宇 |
| 978-7-5046-7569-9 | 李济仁痹证通论 | 李济仁，仝小林 |
| 978-7-5046-8168-3 | 张秀勤全息经络刮痧美容（典藏版） | 张秀勤 |
| 978-7-5046-9267-2 | 承淡安针灸师承录（典藏版） | 承淡安 |
| 978-7-5046-9266-5 | 承淡安子午流注针法（典藏版） | 承淡安 |
| 经典解读 | | |
| 978-7-5046-9473-7 | 《内经》理论体系研究 | 雷顺群 |
| 978-7-5046-8124-9 | 新编《黄帝内经》通释 | 张湖德 |
| 978-7-5046-8691-6 | 灵枢经讲解——针法探秘 | 胥荣东 |
| 978-7-5046-7360-2 | 中医脉诊秘诀：脉诊一学就通的奥秘 | 张湖德，王仰宗 |
| 978-7-5046-9119-4 | 《医林改错》诸方医案集 | 甘文平 |
| 978-7-5046-8146-1 | 《醉花窗》医案白话讲记 | 孙洪彪，杨伦 |
| 978-7-5046-8265-9 | 重读《金匮》：三十年临证经方学验录 | 余泽运 |
| 978-7-5046-9163-7 | 《药性歌括四百味》白话讲记① | 曾培杰 |
| 978-7-5046-9205-4 | 《药性歌括四百味》白话讲记② | 曾培杰 |
| 978-7-5046-9277-1 | 《药性歌括四百味》白话讲记③ | 曾培杰 |
| 978-7-5046-9278-8 | 《药性歌括四百味》白话讲记④ | 曾培杰 |
| 978-7-5046-9526-0 | 《药性歌括四百味》白话讲记⑤ | 曾培杰 |
| 978-7-5046-9527-7 | 《药性歌括四百味》白话讲记⑥ | 曾培杰 |
| 978-7-5046-9528-4 | 《药性歌括四百味》白话讲记⑦ | 曾培杰 |

| ISBN | 书 名 | 作 者 |
|---|---|---|
| 978-7-5046-9529-1 | 《药性歌括四百味》白话讲记⑧ | 曾培杰 |
| 978-7-5046-9487-4 | 《药性歌括四百味》白话讲记⑨ | 曾培杰 |
| 978-7-5046-7515-6 | 病因赋白话讲记 | 曾培杰，陈创涛 |
| 978-7-5236-0013-9 | 《运气要诀》白话讲记 | 孙志文 |
| 978-7-5236-0189-1 | 《脾胃论》白话讲解 | 孙志文 |
| **临证经验（方药）** | | |
| 978-7-5236-0051-1 | 中成药实战速成 | 邓文斌 |
| 978-7-5236-0049-8 | 用中医思维破局 | 陈腾飞 |
| 978-7-5046-9072-2 | 误治挽救录 | 刘正江 |
| 978-7-5046-8652-7 | 经方讲习录 | 张庆军 |
| 978-7-5046-8365-6 | 扶阳显义录 | 王献民，张宇轩 |
| 978-7-5236-0133-4 | 扶阳临证备要 | 刘立安 |
| 978-7-5046-7763-1 | 百治百验效方集 | 卢祥之 |
| 978-7-5046-8384-7 | 百治百验效方集·贰 | 张勋，张湖德 |
| 978-7-5046-8383-0 | 百治百验效方集·叁 | 张勋，张湖德 |
| 978-7-5046-7537-8 | 国医大师验方秘方精选 | 张勋，马烈光 |
| 978-7-5046-7611-5 | 悬壶杂记：民间中医屡试屡效方 | 唐伟华 |
| 978-7-5236-0093-1 | 悬壶杂记（二）：乡村中医 30 年经方临证实录 | 张健民 |
| 978-7-5046-8278-9 | 男科疾病中西医诊断与治疗策略 | 邹如政 |
| 978-7-5046-8593-3 | 百病从肝治 | 王国玮，周滔主 |
| 978-7-5046-9051-7 | 基层中医之路：学习切实可行的诊疗技术 | 田礼发 |
| 978-7-5046-8972-6 | 广义经方群贤仁智录（第一辑） | 邓文斌，李黎，张志伟 |
| 978-7-5236-0010-8 | 杏林寻云 | 曹云松 |
| 978-7-5236-0223-2 | 打开经方这扇门 | 张庆军 |
| **临证经验（针灸推拿）** | | |
| 978-7-5046-9477-5 | 针刀治疗颈椎病 | 陈永亮，杨以平，李翔，陈润林 |